U0110724

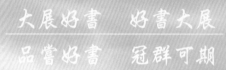

大展好書　好書大展
品嘗好書　冠群可期

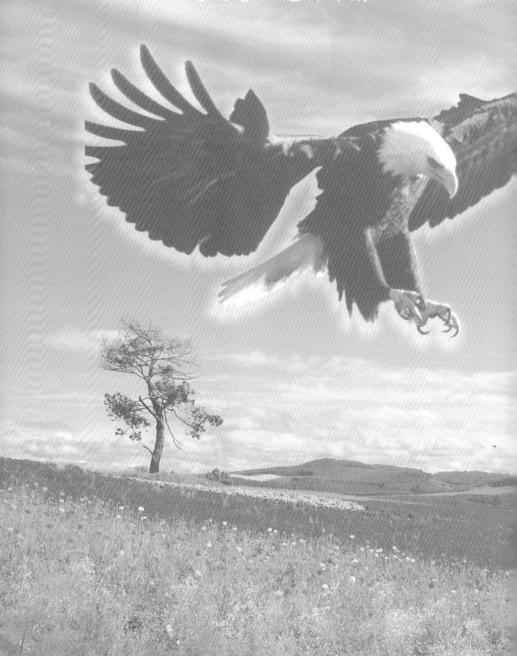

大展好書　好書大展
品嘗好書　冠群可期

科學養生瞑眩

（養生主立命瞑眩）

大展出版社有限公司

前　言

　　古往今來，數不清的智者孜孜不倦地探索養生之
道，留下了許多可資借鑒的寶貴經驗和健康養生要
訣，爲後人學習健康之道，講究養生之法，攀登長壽
高峰，提供了不可替代的捷徑。

　　《黃帝內經》說：「飲食有節，起居有常，不妄勞
作，故能形與神俱，而盡終其天年，度百歲乃去。」

　　孟子說：「養心莫善於寡欲。」

　　莊子說：「呼吸吐納，熊經鳥伸，爲壽而矣。」

　　荀子說：「以治氣養生，則後彭祖；以修身自名，
則配堯舜。」

　　白居易說：「枕上愁煩多發病，床上歡笑勝尋
醫。」

　　陸游說：「心安病自除。」

　　蘇東坡說：「善養生者，愼起居，節飲食，導引
關節，吐故納新。」

　　蔡季通說：「睡側而屈，覺正而伸，早晚以時。
先睡心，後睡眼。」

　　司馬光說：「醫書治已病，平心和氣治未病。」

　　孫思邈說：「多思則神殆，多念則智散，多慾則
智昏，多事則形勞，多言則氣乏，多愁則心懾。」

　　李時珍說：「晚食不節，殺人頃刻。」

馮夢龍說：「酒是燒身硝焰，氣是無煙火藥。」

萬密齋說：「養生之法有四：一曰寡慾，二曰慎動，三曰法時，四曰卻疾。」

楊慎說：「饑梳頭，飽洗澡。」

程頤說：「動靜皆宜，所以養生也；飲食衣服，所以養形也。」

李光庭說：「吃飯先喝湯，不用請藥方。」

……

古人所說的養生之道，涉及日常生活的眾多細節。事實也的確如此，我們日常生活的諸多細節，如吃、喝、拉、撒、睡、行、動、坐、臥、走……都涉及健康養生的原則和方法。健康養生的關鍵在於細節。細節決定健康，細節亦決定長壽。留意養生細節，必將健康長壽；而忽視養生細節，則會招致疾病。

養生是一個漫長的過程，需要我們持之以恒，從生活的點滴細節開始。養生方法越生活化，越簡便易行越好。容易落實到每個人日常生活中的方法，才能堅持長久，也只有長久應用，才能達到養生的效果。

本書介紹了眾多養生中不可忽略的細節，包括養生必備知識、秘訣及誤區等。全書分為十章，內容涉及健康養生的方方面面，包括飲食養生、睡眠養生、運動養生、保健養生、居家養生、職場養生、心理養生、疾病養生、兩性養生、四季養生。作者用生動的語言，流暢的文筆，把枯燥的養生知識娓娓道來，從而讓讀者能夠「一看就懂，一懂就用」。該書不僅提

出了如何科學有效地掌握養生知識，也列出了如何避免日常生活中常見的不良生活方式，從而能有效地避免疾病的發生。

　　本書由顧勇、顧菡、湯仁榮、陳麗娟、崔雪梅、孔勁松、陳建軍等編著，我們衷心地祝願本書能夠成爲您生活中的健康顧問，讓更多的人關注健康，關注養生。

作者

目 錄

第1章 飲食養生

古人云：「安身之本，必資於食……」飲食養生就是要合理地攝取食物中的營養，以增進健康，強壯身體，預防疾病，達到延年益壽的目的。而飲食不當，則是導致疾病和早衰的重要原因之一。

第2章　睡眠養生

中醫學認為，人們的睡眠是陰陽相互交替的結果，是正常生命活動的過程和體現，經由對睡眠節律的調節，做到安臥有方，對養生保健有重要意義。充分、合理的睡眠，不僅可以驅除疲勞，恢復體力，而且能保持體內各系統功能的正常與協調，達到養生防病、延年益壽的目的。

第3章 運動養生

　　運動養生就是運用傳統的體育運動方式進行鍛鍊。我們的祖先很早就認識到宇宙萬物，特別是人類的生命活動具有運動的特徵，因而積極提倡運動養生。現代醫學也認為「生命在於運動」，運動可以提高身體新陳代謝，使各器官充滿活力，推遲向衰老變化的過程，尤其是對心血管系統，更是極為有益。

第4章 保健養生

保健養生是一種全面維持健康的行為。保健養生追求
的不僅僅是長壽，更重要的是生活質量的提高，從而使我
們活得更健康、快樂。

第5章　居家養生

　　人的一生有70%的時間是在室內度過的,然而,現代人的室內生活環境不斷惡化,空氣污濁、各種輻射、室內污染已成為威脅人們居住的諸多隱形殺手。成功的事業換來不健康的居家環境,為健康帶來許多隱患。

第6章　職場養生

「身體是革命的本錢」，在高壓力、快節奏的生活工作中，不能因為工作而忽視了健康。越來越多的上班族開始崇尚「在工作中養生，在養生中工作」的新觀念。

第 7 章　心理養生

心理養生將成為 21 世紀的健康主題。有研究表明，人的心理活動和人體的生理功能之間存在著內在的相關聯繫。如果處在良好的情緒狀態，可以使生理功能處於最佳狀態，而且能創造出各種佳績；相反，則會降低或破壞這種功能，不僅影響工作和生活，還能導致各種疾病。

第8章　疾病養生

　　如今，由於生活方式等眾多因素的影響，肥胖、三高等發病率不斷攀高。養生專家提醒，健康不是以治病為本，因為治病還要經受肉體的痛苦折磨，人財兩空，健康是以養生預防為主，西方諺語：「一兩預防勝過一磅治療。」

第9章　兩性養生

現代醫學研究證明，兩性之間的親近和愛情，能促進個性的發展，有時還是奮發向上的力量源泉。許多人能從愛中獲得巨大力量，去克服各種困難。

第 10 章　四季養生

　　四季養生就是指按照一年四季氣候陰陽變化的規律和特點進行調養，從而達到養生和延年益壽的目的。科學掌握季節養生的保健知識，是健康生活的重要保障之一。《黃帝內經》裏所說：「故智者之養生也，必順四時而適寒暑。」「順四時而適寒暑」可以說是長壽的法寶。

第1章
飲食養生

　　古人云：「安身之本，必資於食……」飲食養生就是要合理地攝取食物中的營養，以增進健康，强壯身體，預防疾病，達到延年益壽的目的。而飲食不當，則是導致疾病和早衰的重要原因之一。

一、科學飲食

在日常生活中，飲食實行科學調配，保證食物的多樣性和攝入人體正常生命活動所需要的各種營養，只有做到合理調配，保持營養平衡，可增強體質，達到益壽目的。

1. 膳食平衡是飲食養生的重要原則

所謂「膳食平衡」，是指膳食中所含的營養素種類齊全、數量充足、比例恰當。「膳食平衡」是飲食養生的重要原則。

概括而言，日常生活中人體必需食物分為 5 類。

(1) 糧食類

熱量的主要來源。一般輕體力勞動者每天的攝入量以 300～500 克為宜，其餘的熱量由副食品供給，所以，糧食類食物的占熱能供給量為 60%～70%，約占膳食總量的 32%。

(2) 富含動物蛋白質的食物

包括瘦肉、蛋、禽、魚等，成人每天應攝入 70～100 克的蛋白質。據研究，人體對動物蛋白質的吸收率高於植物蛋白，較為理想的蛋白質攝入應是，動物蛋白占 1/4，豆類蛋白占 1/4，其餘 2/4 則由糧食供給。因此，營養專家建議，每人每天應攝入禽、畜肉類 50～100 克，魚蝦類

50 克，蛋類 25～50 克。此類食物應占膳食總量的 13%。

(3)豆、乳類製品

因豆類富含蛋白質、不飽和脂肪酸和卵磷脂等，其蛋白質氨基酸的組成接近人體需要，所以每人每天應補充豆類 50 克，奶類 100 克，此類食物應占膳食總量的 9.5%。

(4)蔬菜、水果

這是人體維生素、無機鹽和食物纖維的主要來源，但因蔬菜品種很多，營養成分也存在很大差異。如，綠葉類蔬菜含大量的胡蘿蔔素、抗壞血酸以及鈣、磷等無機鹽；根莖類蔬菜有豐富的澱粉、蛋白質和胡蘿蔔素；鮮豆類蔬菜中的碳水化合物、鐵及硫胺素是其他蔬菜所不能比的，所以，每人每天應攝入 400～500 克蔬菜，綠葉菜應保持 1/2 以上。

新鮮的水果是抗壞血酸的良好來源，可以提供大量的蛋白質、磷、鐵等無機鹽，所以，每人每天應攝入 100～200 克鮮果。此類食物應占膳食總量的 40%。

(5)油脂類

油脂類可供給熱量，促進脂溶性維生素的吸收，供給不飽和脂肪酸。植物油所含的必需脂肪酸比動物油高，而動物油的飽和脂肪酸多，動物脂肪熔點也比較高，因此不易為人體消化吸收，所以應少吃動物脂肪，多吃植物油。因此，營養學家建議油脂的攝入比例為飽和脂肪酸與多烯不飽和脂肪酸及單烯不飽和脂肪酸各占 1/3。油脂應按每千克體重每天攝入 1 克計算，約占膳食總量的 1.5%。

綜上所述，以上 5 類食物長期缺乏任何一種都會影響身體健康，為保持均衡膳食，人們每天的膳食不宜吃得太

精,更不應在節假日暴飲暴食,真正做到粗細搭配、有葷有素,如此,健康就會更有保障。

2. 粗細搭配有益養生

隨著生活水準的提高,現代人不吃糙米粗糧,只吃精米精麵,這與科學的養生之道背道而馳。

因為在稻麥的麩皮中,含有多種對人體來說較重要的微量元素及植物膳食纖維。如鉻、錳,若經加工精製後,就會大量減少。如果缺乏鉻、錳這兩種元素,就容易發生動脈硬化。

植物纖維能加速食物的排泄,使血中膽固醇降低。食物太精細,膳食纖維必然很少,往往食後不容易產生飽腹感,很容易造成過量進食而發生肥胖。如此,血管硬化、高血壓的發病率就會增高。

粗糧中含有大量的膳食纖維,膳食纖維本身對大腸產生機械性刺激,促進腸蠕動,使大便變軟暢通。這些作用,對於預防腸癌和由於血脂過高而導致的心腦血管疾病都有好處。

此外,膳食纖維還會與體內的重金屬和食物中的有害代謝物相結合排出體外。

所以,從人體健康養生的角度來看,不宜長期吃精食細糧,而應經常吃點玉米麵、綠豆等,做到粗細糧搭配食用。

但長期大量進食高纖維食物,會使人體蛋白質補充受阻,脂肪攝入量不足,微量元素缺乏,因而造成骨骼、心

臟、血液等臟器功能的損害，降低人體免疫抗病的能力。

那麼，吃多少高膳食纖維食物，即粗食才真正有利人體健康呢？

專家指出，一個健康的成年人，每天的膳食纖維攝入量以 10～30 克為宜。除了粗糧以外，蔬菜中膳食纖維較多的是韭菜、芹菜、茭白、南瓜、苦瓜、紅豆、空心菜、黃豆、綠豆等，也可適量食用，以替代粗糧攝取的不足。

3.「看天吃飯」益健康

傳統養生學認為，一年四季，天氣、氣候不同，飲食也須有所差異。

具體而言，如何做到「看天吃飯」呢？

(1) 濕潤偏熱天氣

空氣濕度高於 60%，氣溫在 20～30℃。我國許多地方的春季具有這種天氣特徵。在這種天氣下，人體的新陳代謝較為活躍，很適宜食用蔥、麥、棗、花生等食品。同時還要適當補充維生素 B 群，多吃一些新鮮蔬菜，如筍、菠菜、芹菜、薺菜等。

古人認為，春發散，宜食酸以收斂，所以春季要注意用酸調味。特別值得一提的是，春天裏的韭菜以它獨有的清香、鮮美，成為千家萬戶的佐餐佳品，而韭菜的營養則可以與一些肉食媲美。

(2) 濕潤高溫天氣

空氣濕度高於 60%，氣溫高於 30℃。這其實就是我國南方夏季的天氣特徵。此時，人的食慾普遍下降，消化能

力減弱。所以，夏季飲食應側重健脾、消暑、化濕，菜餚要做得清淡爽口、色澤鮮豔，可適當選擇具有鮮味和辛香的食物，但不可太過。由於氣溫高，不可過多食冷飲，以免傷胃、耗損脾陽；要注意飲食衛生，變質腐敗的食物不可食用，避免引發腸胃疾病。

(3) 乾燥偏寒天氣

空氣濕度低於 40%，氣溫在 5～20℃ 之間。依據我國季風氣候的規律，中國北方的秋季和南方的冬季，大都具有這樣的天氣特徵。

在乾燥偏寒天氣下，「燥邪」易犯肺傷津，引起咽乾、鼻燥、聲嘶、膚澀等燥症，宜少食辣椒、大蔥、酒等燥烈食品，而應多吃一些濕潤並具有溫熱性質的食品，如芝麻、糯米、蘿蔔、番茄、豆腐、菱角、銀耳、鴨肉、梨、柿、青果等，多飲些開水、蜂蜜水、淡茶、菜湯、豆漿等以及多吃些水果，以潤肺生津，養陰清燥。

(4) 乾燥寒冷天氣

空氣濕度低於 40%，氣溫低於 5℃。這種天氣在北方持續的時間較長。宜多吃一些熱量較高的食品。我國冬天的飲食習慣的確是多食蛋禽類、肉類等熱量多的食品，而烹調多半採用燒、燜、燉等方法，其中以「冬令火鍋」最受青睞。

當然，乾燥寒冷天氣下，也必須注意飲食平衡，尤其要注意多食蔬菜（火鍋也要盡可能地「葷素搭配」），同時還要適當吃一些「熱性水果」，如橘、柑、荔枝、山楂等。

根據不同的氣候特徵適當調整自己的飲食方式，就可以有效地預防疾病的發生，人自然會健康長壽。

4. 六種可以清除體內垃圾的食物

人體內的垃圾得不到有效的清除，就很容易使人患病。以下食物可以幫助我們有效地清除體內垃圾。

(1) 鮮果汁、鮮菜汁

鮮果汁、鮮菜汁是體內「清潔劑」。它能解除體內堆積的毒素和廢物，因為當多量的鮮果汁和鮮菜汁進入人體消化系統後，會使血液呈鹼性，把積存在細胞中的毒素溶解，由排泄系統排出體外。

(2) 海 帶

海帶膠質能促進體內的放射性物質排出人體，從而減少放射性物質在人體內的積聚，減少放射性疾病的發生率。

(3) 綠豆湯

綠豆湯能幫助排除體內的毒物，促進機體的正常代謝。

(4) 豬血湯

豬血湯的血漿蛋白，經過人體胃酸和消化液中的酶分解後，會產生一種解毒和滑腸作用的物質，與侵入胃腸的粉塵、有害金屬微粒發生化學反應，變為不易被人體吸收的廢物，從而最大程度地由排泄系統排出體外。

(5) 黑木耳和菌類植物

黑木耳和菌類植物有良好的抗癌作用，且能清潔血液和解毒，經常食用能有效地清除體內污染物質。

(6) 含胡蘿蔔素的食物

現代人生活環境中的有毒物質可使人體內產生自由基，它們會攻擊蛋白質、核酸和脂肪，使其受傷或者引起

性變，導致癌症、細胞衰老、中風等症發生。

　　據研究表明，含胡蘿蔔素的食物可消除人體的自由基，這些食物有紫菜、甜瓜、胡蘿蔔、柑、橘、紅薯、南瓜、柿子、木瓜、肝、牛奶、蛋黃、魚類等。

5. 能保健皮膚的食品

　　飲食養生必須注意細節。比如，在我們身邊就有許多能保健皮膚的食品。

(1)常吃蘋果

　　蘋果屬於鹼性食品，而日常生活中吃的穀物、肉蛋等為酸性食物。

　　酸性食物可使血液及體液中乳酸等有害物質增高，當乳酸不能及時排出時，就會侵蝕敏感的表皮細胞，使皮膚失去彈性。而蘋果中的鹼性物質能與乳酸等酸性物質中和，從而使皮膚細膩。

(2)常吃富含維生素的食物

　　當人體缺乏維生素 A 時，皮膚就會變得乾燥，有鱗屑出現，皮膚出現棘狀丘疹，異常粗糙等。如缺乏維生素 B，會出現口角乳白，口唇皮膚裂開，下唇微腫，脫屑及色素沈著等。為了防止上述現象的出現，可食用富含維生素 A、維生素 B 的食物。

　　富含維生素 A 的食物有動物的肝臟、魚肝油、魚卵、牛奶、奶油、禽蛋、菠菜、胡蘿蔔、檸檬、南瓜、杏、柿子等；富含維生素 B 的食物有動物的肝、腎、心、蛋、奶、豆類、蔬菜等。

(3)常吃芝麻、黃豆、花生、葵花子等食物

因為這幾種食物不僅含有豐富的蛋白質，而且還含有不飽和脂肪酸，如亞油酸等。當人體缺乏亞油酸時皮膚就會變得乾燥、鱗屑肥厚。此外，芝麻、花生、黃豆、葵花子中還含有豐富的維生素 E。

(4)多食富含鐵質的食物

皮膚的光澤紅潤，需要供給充足的血液，而鐵質是構成血紅素的主要成分之一，因此應多食用一些含鐵的食物，如蛋黃、動物的肝臟、海帶、紫菜、菠菜、萵苣等。常食富含鐵質的食物，可使皮膚滋潤，青春常在。

6. 巧用水果來養生

以下幾種水果對健康養生非常有益，在日常生活中，我們應該經常食用。

(1)葡　萄

葡萄營養豐富。它所含的糖分，大多是人體能直接吸收的葡萄糖，是消化能力較弱者的理想食品。

葡萄酒營養豐富，含十多種氨基酸和多種維生素，具有味甘性溫、滋補養人等特點，味道清甜爽口，經常少量飲用紅葡萄酒，可舒筋活血、有預防心臟病的功能；而經常少量飲用白葡萄酒則能開脾健胃、助消化、提神。

(2)香　蕉

香蕉的營養非常豐富，每 100 克果肉中含蛋白質 12 克、脂肪 0.5 克、碳水化合物 19.5 克、粗纖維 0.9 克、鈣 9 毫克、磷 51 毫克、鐵 0.6 毫克，還有胡蘿蔔素、硫胺素、

煙酸、維生素 E 及豐富的微量元素鉀等。

現代科學研究發現，香蕉中含有多種營養素，含鈉較少，不含膽固醇，可供給人體多種營養素，又不會使人發胖，經常食用對健康有益。

香蕉在體內可幫助大腦製造一種叫「血清素」的化學物質，這種物質可刺激神經系統，緩解抑鬱心情，給人帶來歡樂、平靜，甚至還有鎮痛的作用，因此，香蕉又被稱為「快樂食品」。

(3) 山 楂

現代營養學認為，每 100 克鮮山楂中，維生素 C 含量高達 89 毫克，比柑橘類高 2～3 倍，比蘋果高 17 倍。更引人注目的是含鈣量，每 100 克山楂含 85 毫克鈣，也居群果之首。此外，山楂還含有鐵、尼克酸、蛋白質、碳水化合物等營養素。

現代研究表明，山楂所含的三黃酮類成分，具有降低血液膽固醇、降壓、利尿和鎮靜等作用，是心、腦血管疾病患者的良藥。

(4) 柚 子

科學研究發現，柚子可以降低人體膽固醇從而有預防心臟病的功效。

膽固醇是一種脂肪物質，是細胞的重要組成部分。體內膽固醇過高可使人患心臟病的幾率增加 60%。如果體內已製造出足夠的膽固醇，人就不再需要從食物中攝取，所以，通常膽固醇過高意味著人體攝入過多的飽和脂肪，其結果就會形成一種附著在動脈壁上的低密度脂蛋白。久而久之，這種脂蛋白便會使動脈變窄，因而降低心臟、大

腦、腎臟及其他主要器官的氧氣以及營養物質的總量，這就會對心臟及腦構成潛在威脅。

　　研究表明，柚子中的果膠不僅可以降低低密度脂蛋白的水平，而且還能減少動脈壁的損壞程度。研究表明，8個柚子中的果膠足以干擾小腸對低密度脂蛋白膽固醇的吸收。這種果膠是一種黏性物質，與大豆蛋白粉混合後更易為小腸吸收利用，從而進一步增加其功效。

　　(5) 芒　果

　　芒果又被稱為「希望之果」。果實橢圓滑潤，果皮呈檸檬黃色，味道甘醇，形色美豔，給人一種溫馨親切之感，充滿詩情畫意。

　　芒果的營養價值很高，維生素 A 含量高達 3.8%，比杏子還要多出 1 倍。維生素 C 的含量也超過橘子、草莓。芒果含有糖、蛋白質及鈣、磷、鐵等營養成分，均為人體所必需。

　　芒果除食用外，具有極大的藥用價值，其果皮也可入藥，為利尿劑。其核仁肥大，含蛋白質 6%，脂肪 16%，碳水化合物 69%，仁與芒果樹葉均可入藥。

7. 大豆——保健養生食品

　　營養專家提醒我們，生活中應經常食用保健養生食品——大豆。

　　大豆富含優質蛋白質和人體必需的 8 種氨基酸，被營養學家稱為「植物肉」，是價廉物美的優質蛋白來源。

　　大豆還是很好的保健食品，大豆富含不飽和脂肪酸，

其中一些是人體不能合成的必需脂肪酸，它是細胞膜組成部分，為人體生長、發育和代謝所需，並且有降低膽固醇的作用。

大豆含大豆卵磷脂，能保護血管，使膽固醇沈積減少，促進脂肪代謝，防止脂肪肝。大豆含大豆皂甙，有抗衰老作用。

大豆含一種稱為金雀異黃酮物質，有抗氧化作用，對乳腺癌、前列腺癌有阻斷作用。大豆還含有寡糖，對糖尿病人有利。大豆製成豆漿後，營養更易吸收，所以，日常應多食豆漿等大豆食品。

8. 堅果保健得天獨厚

維生素 A、維生素 C、維生素 E 等抗氧化物可以控制體內的氧自由基，保護人體免疫系統。而天然食物，尤其是堅果，是這些抗氧化物的最佳來源。研究證實，如果每週吃 5 次堅果，就能使心肌梗塞的發病率顯著降低。由於堅果富含植物纖維，因此有助於消化和防治便秘，不會增加體重。

在對 8.4 萬名年齡在 34～59 歲的婦女進行 16 年的跟蹤調查後，美國哈佛大學的研究人員發現，多食堅果或花生醬能顯著降低 II 型糖尿病的發病風險。儘管調查對象均為女性，但研究人員認為，這一結論對男性同樣適用。在調查開始時，她們沒有任何糖尿病、心血管疾病和癌症等病史。在調查期間，約有 3200 人患了 II 型糖尿病。

調查結果顯示，每週吃 5 次以上、每次吃一把堅果的

婦女患Ⅱ型糖尿病的風險，比極少吃或從不吃堅果的人要低3倍。每週吃5次以上、每次至少食用一大湯匙花生醬的婦女，Ⅱ型糖尿病的發病率低2倍。

科學家還意外地發現，多吃堅果可以提高視力。因為眼睛的脈絡膜對眼球晶體具有調節作用，而脈絡膜的調節功能有賴於面部的肌肉，面部肌肉力量的增強則得益於咀嚼強度。也就是說，咀嚼強度對提高視力起著一定的作用。而現代人的食物日趨軟化，甚至汁化，進食時咀嚼很少或根本不需要咀嚼，致使面部肌肉力量變弱，脈絡膜對眼球晶體調節功能降低，視力也就容易隨之下降。因此，要提高視力，就要多吃較硬的食物，並長期堅持對食物進行充分咀嚼。

所以，我們每天應當吃15克左右的堅果。首選的堅果是杏仁、榛子、核桃、松仁、開心果等。

9. 番茄能提高人體免疫力

番茄中所含的維生素C因為有機酸的保護，因而在貯存和烹調過程中不易被破壞，並且容易吸收，對防治壞血病、癌症和提高人體免疫力有重要作用。番茄中還含有易於吸收的葡萄糖、果糖以及蘋果酸、檸檬酸和番茄素。其中，番茄素可以分解脂肪，幫助消化。因此，它有以下多種用途。

① 將新鮮番茄去皮，搗爛取汁，每天飲服100毫升，每天2～3次，可以生津止渴，健胃消食。喝不放糖的番茄汁可改善小孩口渴、厭食、便秘。

②夏季時，用鮮熟番茄 10 個，壓榨取汁，製成冷飲，每次服 20～30 毫升，每天 2～3 次，可以防治中暑。

③每天清晨吃新鮮番茄 1～2 個，連續 1 個月，可以輔助治療高血壓病及眼底出血。

④每天生吃 6 個番茄，可以治療牙齦出血等，約需持續 2 週。

⑤用番茄 100 克、鴨蛋 1 個，打散，燒成番茄蛋湯食用，可促進病毒性肝炎患者肝功能恢復。

⑥番茄汁 100 毫升、馬鈴薯汁 100 毫升，混合攪勻服用，早晚各 1 次，可以治療慢性胃炎。

⑦番茄 500 克，去皮搗汁，並用山楂 60 克煎取濃汁，二者混合後，每次溫服 30 毫升，每天 2 次，可以治療小兒厭食症，連服一週即可見效。

⑧取新鮮番茄 100 克，去皮搗汁，天麻 10 克煎取濃汁，二者攪勻飲服，每次 30 毫升，每天 2 次，可以治療高血壓病及高血脂症，需連服 1 個月。

⑨番茄和蜂蜜都含有豐富的蛋白質、維生素、礦物質及大量鈣、鉀、鎂等元素，可以使皮膚柔滑細嫩，防止皮膚衰老。因此，用番茄適量搗汁，加入少許蜂蜜，塗在面部等部位，每天 1 次，可以美容養顏。

10. 菌類——天然維生素的寶庫

食用菌類不僅味美，而且營養豐富，常被人們稱為保健食品。傳統養生學認為，經常食用菌類可使人「益智開心」、「堅筋骨、好顏色」，並有「益氣不饑、延年清

身」等奇妙作用。

菌類除了被公認為是一種高蛋白低脂肪的健康食品外，它還是天然維生素的寶庫。

① 含有豐富的 B 群維生素，維生素 B_{12} 的含量比肉類還高，成人每天食用 25 克菌類，就可滿足一天的需要，對素食者不失為一種佳品。維生素 B_{12} 有助於防止惡性貧血並改善神經功能。

② 含有較多的維生素 B_2，能有效地防止各種黏膜及皮膚炎症。

③ 雞油菌富含維生素 A，可防止視力失常及夜盲症，還能促進性腺功能。

④ 大部分菌類都含有維生素 D，香菇含量最高，多吃香菇可促進鈣質的吸收。

⑤ 草菇中富含維生素 C，對預防腫瘤有一定效果。

菌類中含有的活性多糖，如香菇多糖，可抑制體內膽固醇的形成及吸收，促進膽固醇的分解與排泄，從而有降低膽固醇，預防高血脂症的作用，此外，香菇多糖還有抗菌、抗病毒等作用。香菇多糖還可以由免疫啟動作用，恢復免疫能力，起到輔助抑制腫瘤的作用。因此，在我們日常的飲食中，尤其是進食動物性食物時，應配以香菇作輔料，是合理的搭配方法。

11. 常食玉米益壽養生

玉米營養豐富，除含各種營養素外，其中蛋白質和脂肪比大米、麵粉高，且所含脂肪一半為亞油酸，還有卵磷

脂，維生素 A、維生素 E 等。亞油酸可以降低膽固醇，防止其沈積在血管內壁上，對預防高血壓、心腦血管病有積極的作用。

美國科學家用含玉米油的飼料餵養乳牛產出的全脂奶中，發現一種亞油酸（CLA），它可以預防黑色素瘤、乳腺癌、結腸癌、卵巢癌、前列腺癌等，因為這種亞油酸可以清除細胞中的氧自由基，保護 DNA（脫氧核糖核酸）免受損害，能防止細胞突變而誘發癌症。

另外，玉米中含的谷胱甘肽也有抗癌的效用。玉米胚芽中維生素 E 的含量尤為豐富，它可增強機體新陳代謝，調節神經和內分泌功能，並使皮下組織豐潤。皮膚細胞富有彈性和光澤。營養家指出，如食物中 2/3 為大米，1/3 為玉米，那麼，蛋白質利用率可以從 58% 提高到 71%，這稱為蛋白質的互補作用。

食用玉米以六七分熟為好，太嫩水分太多，太老澱粉增加蛋白質減少，口味也欠佳。玉米洗淨煮食時最好連湯也喝，如能同玉米鬚同煮則降壓效果更為顯著。

12. 常食洋蔥可防病

洋蔥有「菜中皇后」的美譽。洋蔥的形態很美，紫中透白，光潔如玉。宴席上經常以洋蔥雕花以配佳餚，但不要以為洋蔥只是幫襯。

洋蔥微辣帶甜，營養豐富，可生可熟，可葷可素，吃法多樣。據測定，洋蔥含有多種營養成分，每 100 克可食部分中含蛋白質 1.8 克，糖類 8 克，鈣 40 毫克，磷 50 毫

克，鐵 1.8 毫克。其維生素含量也很豐富，每 100 克中有維生素 C 10～20 毫克，維生素 B_1 60 毫克，維生素 B_2 50 毫克，維生素 A 4 毫克，是維生素的良好補充源。

藥理實驗證明，洋蔥有抑制高脂飲食引起的血漿膽固醇升高，使纖維蛋白溶解的活性作用，可用於治療動脈硬化症。洋蔥還有提高胃腸道張力、增加分泌的作用，對腸無力症和非痢疾性腸炎患者有益。洋蔥還具有抗糖尿病的作用。民間還常用洋蔥作為利尿劑和祛痰劑。研究證實，洋蔥還有防癌、抗衰老之功效。

營養專家提醒，常吃適量洋蔥有利益壽延年，推遲人體衰老進程。

13. 多食甘蔗益於補血

甘蔗是人們喜愛的冬令水果之一，含糖量十分豐富，約為 18％～20％。值得一提的是，甘蔗的糖分是由蔗糖、果糖、葡萄糖三種成分構成的，極易被人體吸收利用。甘蔗還含有鐵、鈣、磷、錳、鋅等人體必需的微量元素，其中鐵的含量特別多，每千克達 9 毫克，居水果之首，故甘蔗素有「補血果」的美稱。

甘蔗不僅是冬令佳果，而且還是防病健身的良藥。傳統養生學認為，甘蔗味甘性寒，甘可滋補養血，寒可清熱生津，故有滋養潤燥之功，適用於低血糖症、心臟衰弱、津液不足、咽喉腫痛、大便乾結、虛熱咳嗽等病症。民間常用蔗汁、葡萄酒各 50 克混合，早晚各一次，對治療慢性胃炎、反胃嘔吐有很好的療效。

甘蔗還是口腔的「清潔工」，甘蔗纖維多，在反覆咀嚼時就像用牙刷刷牙一樣，把殘留在口腔及牙縫中的垢物一掃而淨，從而能提高牙齒的自潔和抗齲能力。同時咀嚼甘蔗，對牙齒和口腔肌肉也是一種很好的鍛鍊，有美容作用。

但是，由於甘蔗性寒，脾胃虛寒、胃腹寒疼者不宜食用。另外，甘蔗如生蟲變壞或被真菌污染有酒糟味時不能食用，防止引起嘔吐、昏迷等中毒現象。

14. 十一種保護心臟的食物

心臟是人體重要的器官之一，一分鐘都不能休息。它每時每刻都在努力工作，把富含氧氣的血液傳送到人體各處。要維持心臟的強健，有賴於含氧豐富的血液供應。當膽固醇過高，血流中充斥過多的脂肪時，心臟的肌肉首當其衝，承受痛苦的後果。

注意飲食是預防心臟和動脈疾病的最有效方法，應降低飲食中的全脂與飽和脂肪的含量。

(1) 多吃魚

多吃魚是保護心臟的好方法，因為魚肉比大多數的肉類所含的全脂與飽和脂肪都低。像鮭魚、刀魚、鯖魚等深海魚中所含的歐米加 –3 脂肪酸能幫助它們適應深海的棲息環境，從幾方面來看，歐米加 –3 脂肪酸都有益於心臟。

首先，歐米加 –3 脂肪酸有助於降低血壓。研究表明，這種脂肪酸能防止血液結塊，而當血塊嚴重凝結時，就會阻塞動脈，引發心臟病或中風。其他研究也顯示，歐米加

-3脂肪酸會增加「好」的膽固醇，協助清除血流中「壞」的膽固醇。

對已經患心臟病的人而言，多吃魚也有好處。研究顯示，曾經有一次心臟病發作經歷的人，假如每個星期多吃兩餐富含歐米加 -3 脂肪酸的魚類，會降低心臟病的再度發作，甚至降低致命的風險。

(2)保證大豆蛋白質的攝入量

植物性蛋白質，尤其是大豆蛋白質，也能降低膽固醇含量保持心臟血管暢通。大豆蛋白質中還隱藏另外一個秘密——植物雌激素。植物雌激素能降低膽固醇含量，尤其是危險的低密度脂蛋白含量。

(3)礦物質也不能少

鈣、鉀、鎂等礦物質對於心臟健康也很重要。鈣是某種有助於穩定血壓的蛋白質構成成分之一；鉀能調節血壓，保持心跳規律；鎂是健全心臟的重要營養素，能保護心臟，同時有助於控制血壓。

(4)B群維生素很重要

某些 B 群維生素也很重要，其中最重要的是維生素 B_6、維生素 B_{12} 和葉酸，因為這三種維生素都會不時攻擊一種叫「高半胱氨酸」的物質。高半胱氨酸是一種血流中的氨基酸，當高半胱氨酸數值太高時，就可能引起血管阻塞。有些研究顯示，假如人飲食中攝取的 B 群維生素不足，高半胱氨酸的數值就會升高。即使高半胱氨酸的數值維持正常，缺乏維生素 B_6 仍然可能提高罹患心臟病的風險。

深綠色的綠葉菜和豆類植物中，都含有豐富的葉酸鹽（由葉酸生成的自然化合物）；許多未經加工處理的食

物，如魚、全穀類、大豆食品、水果、蔬菜都含有豐富的維生素 B_6。

牛奶中也含有豐富的維生素 B_{12}，假如你喝低脂牛奶的話，就可得到維生素 B_{12} 的好處，又不至於攝取了太多動物脂肪。

(5) 多吃含有維生素E的食物

維生素 E 是一種抗氧化劑，它像「清道夫」一樣，清除掉人體內變質的氧化物。同時，維生素 E 能夠防止因血液結塊而引起的動脈阻塞。從健康的低脂飲食中攝取的維生素 E，已足以降低女性罹患心臟病的風險。

許多食物來源中，脂肪也很多。但是如果你能夠注意選擇，應該就可以避開脂肪陷阱，小麥胚芽、芒果、蘆筍以及全穀類早餐食品等，都是很好的選擇。

(6) 多吃西蘭花

屬於十字花科的西蘭花除了具有抗癌的作用之外，也因為含有豐富的膠氨基硫與維生素 C，從而能夠保護心臟。膠氨基硫有降低膽固醇、降低血壓、保護免疫系統的作用，也可降低罹患糖尿病的機率；維生素 C 這種抗氧化劑能保持動脈的彈性，防止血塊凝結。一份西蘭花就能夠提供每日所需維生素 C 的 97%。

西蘭花、菜花、包心菜，還有紫甘藍菜芽都屬於十字花科。

(7) 大蒜可保護心臟

大蒜具有殺菌作用，同時還是不可或缺的調味品。研究發現，大蒜能降低膽固醇，同時具有類似阿司匹林的作用，能阻止血塊凝結、附著在血管管壁上。

大蒜還具有抗氧化劑的功效。在動物實驗中證明還能預防胃癌。若要預防心血管疾病，最好每天都吃大蒜。生吃、煮熟吃，都對健康有益處。

(8) 多吃紅豆飯

食物中適量的鉀，有助於把鈉離子交換出細胞之外，以降低血液中的鈉濃度。每 100 克紅豆含有 1000 毫克的鉀，大約是牛奶的 10 倍。可以將綠豆、紅豆等富含鉀的豆類混在米裏面，煮成「五穀飯」。不過，有痛風的人，應該減少或避免食用。

(9) 燕麥片可降低膽固醇

一碗燕麥粥含有 0.9 克的纖維質，具有緩和血糖上升與降低膽固醇的效果，常吃燕麥片可降低體內的膽固醇。

(10) 多吃紫甘藍菜芽

紫甘藍菜芽、茄子、竹筍含有的纖維質屬於非水溶性，能促進腸道蠕動，增加腸道膽酸與膽固醇的排出。每 100 克煮過的紫甘藍菜芽含有 1.6 克的纖維質，約是茄子和竹筍的 2 倍。

(11) 多吃蘋果

一個中等大小、不削皮的蘋果能提供 3.5 克的纖維質，可降低膽固醇，緩和血糖的驟升。不妨每天吃一個蘋果。蘋果皮有豐富的纖維，最好連皮吃，但要注意仔細清洗。

15. 七種強健骨骼的食物

儘管我們的骨骼看起來十分堅固，但卻是活性組織，每天都在不斷變化。假如我們不注意補充營養，我們的骨

骼終有一天會發出抱怨，而「骨質疏鬆症」就是骨骼老化的徵兆。以下是營養專家為我們提供的 7 種強健骨骼的食物。

(1)牛 奶

鈣質隨著血液在骨骼中進出頻繁，如果流出的鈣質比積存的多，就得了骨質疏鬆症。一般認為，牛奶是最佳的鈣質來源，而且牛奶中的維生素 D 也能幫助鈣質吸收。

(2)乳製品

一般的乳製品也含有豐富的鈣質。像乳酪等乳製品，鈣質的含量甚至比牛奶更高。

但需要注意的是，乳酪雖然鈣質豐富，但是其中所含的鹽分也不低，這對心血管疾病的預防是不利的。因此，食用乳酪應該適量。

(3)植物蛋白

大豆中的異黃酮對骨骼有益處，尤其對停經後的女性，幫助更大。豆漿是大豆製品，含有豐富的植物性蛋白質，不過鈣的含量遠不如牛奶，並不適合取代牛奶作為鈣質攝取的來源。

(4)沙丁魚

沙丁魚含有豐富的維生素 D，魚骨是鈣的很好來源，同時含有豐富歐米加 –3 脂肪酸，不過沙丁魚的熱量較高，每 100 克魚肉的熱量約有 200 卡。

從攝取脂肪酸的觀點，油漬的沙丁魚罐頭較好；如果怕熱量攝取過高，可考慮水煮的沙丁魚罐頭。

(5)草 莓

草莓中維生素 C 的含量豐富，據統計，每 100 克草莓含有 80 毫克的維生素 C，在抗氧化食物排行榜上，草莓高

居前列。

(6)芝　麻

芝麻雖小，但是營養並不少，除了含有豐富的鈣（989毫克/100克）之外，也有磷（638毫克/100克）、鉀（475毫克/100克）、鎂（356毫克/100克）、鐵（15毫克/100克）和纖維。

(7)檸　檬

檸檬是維生素C的豐富來源，但是，也含有豐富的鈣與鉀，而且檸檬也有助其他食物中鈣的溶出。

檸檬中的鎂在鈣、磷、鈉、鉀與維生素C的代謝上，也扮演著重要的角色。

16. 營養搭配巧養生

食物搭配得好，不但有利於人體吸收食物的營養成分，還可以防病養生。

(1)豬肝+菠菜

豬肝、菠菜都有補血功能，一葷一素，相輔相成，共同吸收，對治療貧血有特效。

(2)羊肉+生薑

羊肉補陽取暖，生薑驅寒保暖，相互搭配，暖上加暖，同時可治寒腹痛。

(3)雞肉+栗子

雞肉補脾造血，栗子健脾，脾健則更有利於吸收雞肉的營養成分，造血機能也會隨之增強，老母雞煨栗子效果更佳。

(4)鴨肉+山藥

鴨肉既可補充人體所需水分，又可補陰，並可消熱止咳。山藥的補陰之力更強，與鴨肉伴食，可消除油膩，補肺效果更佳。

(5)鯉魚+米醋

鯉魚本身有滌水之功，人體水腫除腎炎外大都是濕腫。米醋有利濕的功能，若與鯉魚同食，利濕的功效更強。

(6)豆腐+蘿蔔

豆腐屬於植物蛋白，多食會引起消化不良。蘿蔔，特別是白蘿蔔的消化功能強，若與豆腐伴食，有助於豆腐營養被人體吸收。

(7)豆腐+魚類

豆腐熬魚可預防骨質疏鬆、小兒佝僂病等因鈣缺乏引起的疾病。因為豆腐中含有大量的鈣元素，若只吃豆腐，機體對鈣的吸收率會很低，但與富含維生素 D 的魚肉一起吃，就可大大增加機體對鈣的吸收利用。

(8)菠菜+胡蘿蔔

每天進食一定量的菠菜和胡蘿蔔可明顯降低中風危險。據研究資料顯示，每天吃一份菠菜的女性比一個月吃一份的女性中風概率低 53％；每天吃一份胡蘿蔔者比不吃者患中風率低 68％。這主要得益於胡蘿蔔素，它轉化成維生素 A 後，可防止膽固醇在血管壁上沈積，保持腦血管暢通，能夠有效預防中風。

(9)穀物+蔬菜+葡萄酒

美國癌症研究所的一項大規模調查發現，喜歡吃穀類雜糧、新鮮蔬菜，並適時飲用紅葡萄酒的人，其發生腸癌

的概率較普通人低 50%。

(10) 芝麻+海帶

芝麻與海帶同食能美容、抗衰老。芝麻能改善血液循環，促進新陳代謝，降低膽固醇。海帶則含有豐富的碘和鈣，能淨化血液，促進甲狀腺素的合成。若兩者同食，美容、抗衰老的效果則更佳。

17. 飯前、飯後少飲水

有的人食用饅頭、花捲等主食時，習慣用水就著吃；有的人吃高脂肪的食物時，愛喝濃茶，以消除油膩；有的人吃飯時總喜歡邊吃飯、邊喝水……這些都是與養生之道背道而馳的不良飲食習慣。

人的消化器官在吃飯時會條件反射地分泌消化液，如牙齒在咀嚼食物時，口腔分泌的唾液，胃分泌的胃酸等，這些消化液與食物充分混合在一起，這樣，食物中的大部分營養成分，就被消化成容易被人體吸收的物質了。如果在飯前、飯中或飯後喝茶飲水，而且數量較多，勢必會沖淡、稀釋唾液和胃液，並使蛋白酶的活力減弱，影響食物的消化吸收，導致營養不良。如果在飯前口渴得厲害，可以少喝點開水或熱湯，休息片刻再進餐。

此外，飽餐之後，更不宜大量飲用可樂、雪碧、汽水等碳酸飲料。這是因為，人在進食之後，胃黏膜分泌出較多的鹽酸，碳酸飲料中所含的碳酸氫鈉就會與胃中的鹽酸反應，而生成大量的二氧化碳氣體。由於飽餐後食物充滿了胃，往往會把賁門和幽門的上下通道阻塞，而喝下去的

碳酸飲料，產生大量的二氧化碳氣體也積聚在胃內，當胃超過其所能承受的壓力時，就有可能造成胃破裂出血，如果原來就是潰瘍病的患者，這種危險性就更大了。

18. 喝茶喝出健康來

千萬別小看了小小的茶葉。其實，喝茶也能喝出健康來。

(1) 菊花茶

由白菊茶和上等烏龍茶製成的菊花茶，是每天接觸電磁污染的辦公室一族必備的保健茶。因為此茶具有去毒的作用，對體內積存的有害物質有抵抗、排除的功效。

(2) 普洱茶

茶多數都有促進脂肪代謝的效果，普洱茶更是消除多餘脂肪的高手。茶中含有的微量元素，有增強分解腹部脂肪的功效。

(3) 烏龍茶

宴會上交杯換盞，氣氛越炙熱，醉酒的人越多。要想早些醒酒，喝杯烏龍茶。它能夠防身體虛冷，攝取酒精和積聚體內的膽固醇，帶來熱量。

(4) 枸杞茶

枸杞茶其實也是一道中藥。如果一個人連續三天沒有排便，就該買點沒有特別苦味的枸杞茶喝上一喝。因為枸杞茶能夠排除附著在腸壁上的宿便。

(5) 羅漢果茶

羅漢果茶雖然甜如砂糖，熱量卻幾乎等於零，喝得再

多也不用擔心發胖。

(6)蘆薈茶

吞雲吐霧的感覺真好，可是一旦吸菸引起病變後，其中的苦澀令吸菸者悔之晚矣。好吸菸者為了健康應該趕快戒菸。想抽上一口的時候，泡一壺蘆薈茶，那與香煙相似的獨特的苦味，是最好的代替品，**蘆薈茶不僅有助於戒菸，而且促進排便及新陳代謝**。

(7)艾蒿茶

出現浮腫，尤其是臉部浮腫，會影響工作和生活。浮腫的治療主要是排除體內多餘的水分，達到消腫的效果。在浮腫的日子裏，堅持喝艾蒿茶，它有利尿解毒的功效，是消腫的幹將。長期減肥而體重沒有明顯下降的人，不妨嘗試一下。

(8)減壓茶

工作、生活中的壓力，尤其是短期內的精神重壓，會引起血管收縮、虛冷，這樣脂肪就會積聚，長此惡性循環下去，會導致發胖。減壓茶由具有緩和不安、憤怒作用的草藥製成。在有壓力感的時候，不時喝上一杯減壓茶，讓血管的負荷降下來，也可防止身材臃腫起來。

二、飲食誤區

目前很多人都不瞭解膳食營養標準，更談不上在生活中按照這些標準來科學飲食了。營養知識缺乏、膳食不合理是造成高血壓、糖尿病、高血脂以及肥胖等慢性病增多的主要原因。科學養生必須遠離飲食誤區。

19.營養過剩不利養生

隨著生活水準的提高，人們在解決了溫飽問題之後，開始追求食品的營養。如今，人們在營養方面最怕的就是「缺」字，生怕缺這缺那，但很少有人關心「營養過剩」會怎麼樣。

應該說，目前人們更要關注的是「營養過剩」對人體健康的影響。人們只認為多吃好的營養不會缺，而大家卻不關心吃好東西背後會為此而多攝入多餘的「熱量」。

調查發現，如今人們主要的熱量來源於蛋白質、油脂、穀物，還有大量的甜食等。而如今人們的生活舒適度的增加、體力支出變少，攝入的熱量消耗不掉，從而產生「熱量蓄積」現象，而這種現象為人們帶來的是肥胖及高血壓、高血脂、冠心病、動脈硬化等一系列生理負擔和疾病。所以，必須改變人們的膳食意識。注意營養沒錯，但更應注意吃進熱量與所消耗的熱量是否平衡，千萬不要把

「熱量積蓄」看得無所謂。

但需要提醒的是，有意識地減少高熱量食品的攝入量，這種方式可以獲得控制「熱量積蓄」效果，不如用主動的消耗方式來對待多餘的熱量。因為主動消耗是在創造吸收，此時才可談到營養吸收及利用的意義。

20. 只吃素有損無益

生活中，許多人認為吃素有益健康。其實，一個人的健康與否是由多方面因素綜合決定的，不能僅僅歸結於吃素食上。那麼，吃素到底好不好呢？這裏，讓我們對素食和葷食所含營養作一個比較。

蛋白質：素食與葷食的最大區別，主要是蛋白質質量的優劣。肉類、奶類、蛋類的蛋白質是完全蛋白質，可稱為優質蛋白質。而素食中的植物蛋白質除了大豆外，質量均較差。由此可見，素食的蛋白質不如葷食的蛋白質質量好。

維生素：素食中的植物多含有維生素 C 和胡蘿蔔素，而葷食中往往缺乏，但有的葷食中，如魚類、肝類、蛋類所含維生素 A 和維生素 D 卻比植物性食物含量豐富。

纖維素：葷食含纖維素少，而素食卻很豐富。

從上面營養素的對比中可以看出，葷食中蛋白質、磷、鈣、脂溶性纖維素勝素食，而素食中不飽和脂肪酸、維生素 C 和纖維素又勝於葷食。

因此說，葷食和素食各有所長，又各有所短。從營養的角度看，素食和葷食都不能滿足人體的需要。因此長期

吃素食，除了個別人外，一般人，特別是青年人，由於攝取蛋白質的數量不足，將會影響身體的正常發育，降低人體抵抗疾病的能力，健康水準會受到很大影響。

21. 偏食與養生原則相違背

專家提醒，偏食不是一種好習慣，它和養生原則相違背。人體需要的營養應從品種眾多的食物中攝取，因為吃的食品越雜，取得的營養素越豐富、越完全，適應生活環境的能力也越強。

有偏食習慣的人，往往有的食品吃得多，有的食品吃得少，甚至根本不吃。這樣是不利於身體健康的，容易發生營養不良。就拿蔬菜來說，有的人不吃芹菜，可是芹菜裏含有豐富的礦物質和芳香油，其中芳香油可以增進食慾，促進血液循環，還可以起到降低血壓和健腦的作用；特別是芹菜含鐵豐富，常吃可以防止發生貧血。

再如有的人不吃胡蘿蔔，其實胡蘿蔔在蔬菜中營養最豐富，含有胡蘿蔔素可以轉化為維生素 A，常吃對身體有益，還可防止夜盲症，並可增強黏膜和皮膚的抵抗力，使皮膚細膩而不粗糙。

有的人不吃白薯或豆製品，實際上薯類含糖分很高，而大腦活動時的能量來源主要是糖。此外，薯類所含纖維素也很多，可以防止血壓增高並可通暢大便。平日我們常吃的豆製品是由大豆製成的，大豆中含有的卵磷脂，常吃有助於提高智力。

這些例子說明，日常飲食不應偏食，不可以根據愛好

偏愛某種食物，而應當從營養角度出發吃多種食物。如果有偏食的習慣，應該努力改掉。

22. 經常不吃早餐易患病

早餐對人體的健康有著重要作用，如果經常不吃早餐，會使人體患多種疾病。

(1) 消化道疾病

人經過一夜睡眠，早晨腸內食物已消化殆盡，急需補充。如果早餐吃不好，午飯必然會大增，造成胃腸道負擔過重，導致胃潰瘍、胃炎、消化不良等疾病。

(2) 降低大腦功能

饑餓時血糖降低，會使大腦出現障礙，產生頭暈、注意力不集中、記憶力減退，甚至影響大腦功能，導致智力下降。

(3) 體內膽固醇增高

不吃早餐的人比吃早餐的人膽固醇高33%，而大多數膽固醇高的人，血管中都有脂肪紋，它是動脈粥樣硬化的早期跡象。

(4) 膽結石

人在空腹時體內膽汁中膽固醇的濃度特別高。在正常吃早餐的情況下，膽囊收縮，膽固醇隨著膽汁排出。如果不吃早餐，膽囊不收縮，長期下去就容易產生膽結石。

(5) 影響兒童發育

兒童正值生長發育高峰期，如果吃不好早餐，身體所需熱能及各種營養供給不足，就容易引起營養不良，體重

不足，出現無力型、「豆芽式」體型。

可見，不吃早餐對人體的危害不容忽視，所以，應該時刻提醒自己，改掉不吃早餐的壞毛病，即使在繁忙的情況下，也要擠出時間吃早餐。

23.晚餐不當害處多

一個健康的胃大約只有拳頭大小，當我們吃下太多食物，把胃撐得過大，又塞得滿滿時，會讓消化過程受到很大的阻礙，就像爐子加了太多煤炭，沒有留些空氣助燃，反而會阻礙燃燒。科學研究發現，晚餐不當易引起多種疾病。

(1)冠心病

晚餐經常攝入過多熱量，可引起膽固醇增高，過多的膽固醇堆積在血管壁上，久而久之就會誘發動脈硬化和冠心病。

(2)肥胖症

晚餐過飽，血液中的糖、氨基酸、脂肪酸濃度就會增高，再加之晚上人們活動量小，熱量消耗少，多餘的熱量在胰島素的作用下合成脂肪，逐漸使人發胖。

(3)尿道結石

研究認為，尿道結石與晚餐太晚有關。這是因為尿道結石的主要成分是碳酸鈣，而食物中含的鈣除一部分被腸壁吸收外，大部分被排出體外。研究表明，人們排尿高峰一般在飯後 4～5 小時，如果晚餐過晚，排尿高峰期人處於睡眠狀態，尿液全部留在尿道中，久而久之就會形成尿道

結石。

(4)高血脂、高血壓

大量的臨床醫學和研究資料證實，晚餐經常進葷食的人比經常進素食的人，血脂一般要高 3～4 倍。而患高血脂、高血壓的人，如果晚餐經常進葷食，等於火上加油，使病情加重或惡化。

(5)腸 癌

晚餐過飽，必然有部分蛋白質不能被消化吸收，這些物質在腸道細菌的作用下，產生一種有毒有害的物質，再加之睡眠時腸壁蠕動減慢，相對延長了這些物質在腸道的停留時間，促進腸癌的發生。

(6)神經衰弱

傳統養生學認為，「胃不和，臥不安」。晚餐過飽，必然造成腸胃負擔加重，緊張工作的資訊不斷傳向大腦，使人失眠、多夢等，久而久之易引起神經衰弱等疾病。

(7)急性胰腺炎

如果晚餐暴飲暴食，容易誘發急性胰腺炎，使人在睡眠中休克，若搶救不及時，往往危及生命。如果膽道有結石嵌頓、蛔蟲梗阻、慢性感染等，則更容易誘發急性胰腺炎而死亡。

24. 飯後六不宜

人們在就餐完畢後，有很多不良習慣。殊不知，這些習慣對人體健康有著很大的影響。我們在飯後應注意以下 6 種情況。

(1)不宜立即洗澡

飯後立即洗澡，易使腸胃的消化功能減弱，還會使腰圍增粗，小腹日漸突出。

(2)不宜立即放鬆褲帶

飯後將褲帶放鬆，會使餐後的腹腔內壓下降，引起胃下垂，更易出現上腹脹、腹痛、嘔吐等消化系統疾病。

(3)不宜立即喝茶

茶葉中含有大量的單寧酸，進入胃腸與食物混合後，會使食物中的蛋白質變成不易消化的凝固物質。

(4)不宜立即吃水果

飯後立即吃水果易形成腹部脹氣，以致出現便秘。

(5)不宜立即吸菸

據有關專家考證，飯後吸一支菸，吸收的有毒物質大於平時吸十支菸的總和。

(6)不宜立即幹活

飯後立即幹活，會迫使血液去滿足運動器官的需要，造成腸胃供血不足、消化液分泌減少，引起消化不良和慢性腸胃炎等疾病。

25. 燻製食品有害健康

燻製食品就是用煙燻而製成的食品。一般用柴草、炭火、煤煙來燻製肉、魚、豆腐等而形成燻肉、燻魚、燻豆腐。燒烤食品由於也接觸煙氣，因此其性質類似燻製食品。燻製食品中都含有一定量的苯並芘。苯並芘主要由有機物燃燒不完全而來，此外，空氣、水、土壤中的苯並芘

也可由各種途徑污染食品。苯並芘是一個由五個苯環構成的多環芳烴，很容易由食物和飲水從腸道吸收，分佈於全身。已經證實，苯並芘對多種動物有致癌性。

經口一次給予小鼠 0.2 毫克苯並芘即可誘發前胃腫瘤，1 千克飼料中含有 250 毫克苯並芘可誘發胃腫瘤，餵飼時間長還可誘發肺腫瘤及白血病。如餵 1 天此種飼料，癌症的發生率為 0；餵 2～4 天，癌症的發生率為 10%；餵 5～7 天，癌症的發生率為 30%～40%；餵 30 天則為 100%。一次經口給大鼠 100 毫克苯並芘，9 只中有 8 只發生乳腺癌。除大鼠、小鼠外，豚鼠、兔、鴨、猴等也可誘發腫瘤。

關於人類腫瘤與苯並芘的關係也有許多流行病學上的調查報導。匈牙利西部一地區胃癌發生率較高，調查認為與此地居民經常吃家庭自製含苯並芘較高的燻肉有關。

既然苯並芘對動物有致癌性，我們就應該引起高度重視，為了每個人的健康，應少吃或不吃燻製食品。

26. 六大不良的就餐習慣

日常生活中，一些不良的飲食習慣嚴重影響了人們的身體健康，遠離這些飲食養生的誤區，對健康大有裨益。

(1)甜　食

長期嗜吃甜食的人，血中葡萄糖濃度就會過高，易導致人體內環境失調，降低機體的抗病能力，引起感冒、齲齒、骨質疏鬆症等，還可能導致肥胖和血管硬化，帶來高血壓和心臟病隱患。吃糖過多，還容易導致胃酸過多而促

成胃潰瘍發生。

(2)鹹　食

有些地區的人喜歡吃過鹹的食物，菜裏、湯裏總是放很多鹽。鹹食過多是誘發潰瘍病和胃癌的危險因素，最大危害是容易造成高血壓。

(3)燙　食

燙食會損傷食道黏膜，刺激黏膜增生，並留下瘢痕和炎症，長久下去還可誘發癌變。

(4)快　食

有的人吃飯「狼吞虎嚥」，這很容易造成胃炎和潰瘍。

(5)暴　食

暴食會引起嚴重的消化不良、腹痛和腹瀉，有的還會發生急性胃擴張和胃出血，如搶救不及時，還可能危及生命。暴食還是肥胖和糖尿病的發病因素。

(6)蹲　食

一些人有蹲食的習慣，其實經常蹲食既容易引起消化功能失調，還可能形成消化道潰瘍。

27.飢餓時勿吃八種食物

以下 8 種食物是不宜飢餓時食用的，否則會給健康埋下隱患。

(1)香　蕉

由於香蕉含有較多的鎂、鉀元素，空腹時大量吃，可使人體中的鎂、鉀元素突然增高，破壞人體血液中的鈣、鎂平衡和鉀、鈉平衡，影響心血管系統的功能，不利於身

體健康。

(2)大　蒜

由於大蒜含有強烈辛辣的蒜素，空腹吃蒜，會對胃黏膜、腸壁造成刺激，引起胃腸痙攣、胃絞痛，並影響胃、腸消化功能。

(3)番　茄

由於番茄內含豐富的果膠、柿紅酸及多種可溶性收斂成分，如果空腹吃，以上這些成分容易與胃酸起化學反應，生成難以溶解的硬塊狀物，引起胃腸脹滿、疼痛等症狀。

(4)柑　橘

柑橘內含有大量糖分及有機酸，空腹食用，會使胃酸增加，使脾胃不適，嗝酸，反胃，使胃腸功能紊亂。

(5)山　楂

山楂含有大量的有機酸、果酸、山楂酸、枸櫞酸等，空腹食用，會使胃酸猛增，對胃黏膜造成不良刺激，使胃脹滿、吐酸水。

(6)冷　飲

許多人喜歡在運動後或空腹時，大量飲用冷飲，這樣會強烈刺激胃腸道，刺激心臟，使這些器官發生突發性的攣縮現象，久而久之可導致內分泌失調、女性月經紊亂等病症發生。

(7)糖

糖是一種極易消化吸收的食品，空腹大量吃糖，人體短時間內不能分泌足夠的胰島素來維持血糖的正常值，使血液中的血糖驟然升高容易導致眼疾。而且糖屬酸性食

品，空腹吃糖還會破壞機體內的酸鹼平衡和各種微生物的平衡，對健康不利。

(8)優酪乳、牛奶、豆漿

空腹飲用優酪乳，會使優酪乳的保健作用減弱，而飯後兩小時或睡前飲用，既有滋補保健、促進消化作用，又有排氣通便作用。牛奶、豆漿中含有大量的蛋白質，空腹飲用，蛋白質將「被迫」轉化為熱能消耗掉，起不到營養滋補作用。

正確的飲用方法是與點心、麵餅等含麵粉的食品同食，或餐後兩小時再喝，或睡前喝均可。

28. 濫食野生動物危害健康

濫食野生動物不僅破壞了生態環境，而且對人體健康也會造成很大的危害。

蛇是人們常食的野生動物，但專家在蛇身上發現多種對人體有害的寄生蟲。以榕蛇為例，專家在蛇的皮下、肌肉內和腹腔中發現數以千計的寄生蟲。這種寄生蟲經實驗室鑒定為「曼氏迭宮縧蟲」的幼蟲——裂頭蚴，一旦進入人體內，即可使人感染裂頭蚴病，引起眼、口腔、皮下、腦及內臟各部的疾病。裂頭蚴在腸道內發育為成蟲，即曼氏迭宮縧蟲，可導致腹部不適，噁心嘔吐，嚴重時還會危及生命。

蛇膽雖是一味中藥，但其藥用與食用迥然不同。藥用蛇膽的來源、炮製方式、服用方法和用量都有嚴格精確的規定。而餐桌上的蛇膽，講究個「鮮」字，都是從蛇腹中現取的。

鮮蛇膽裏面雖含有促進消化的成分，但也含有許多由肝臟輸出的有毒物質乃至鞭節舌蟲等寄生蟲。盲目吞服鮮蛇膽，極易損害體內器官，誘發肝、腎功能衰竭。

動物疾病專家指出，靈長類動物、齧齒類動物、兔形類動物、有蹄類動物、鳥類等多種野生動物與人的共患疾病有 100 多種，如狂犬病、結核、B 病毒、鼠疫、炭疽、A 肝等。

此外，專家指出，當前人們食用的野生動物，大多數生存環境不明、來源不明，衛生檢疫部門又難以進行有效監控，許多疾病的病原體就在對野生動物的獵捕、運輸、飼養、宰殺、儲存、加工和食用過程中擴散、傳播。

工業「三廢」、生活污水、汙物，殺蟲劑、滅鼠藥等高殘留的農藥對環境污染加劇，也對野生動物造成毒害，人吃了這種環境下的野生動物就更有中毒的可能。更有甚者，一些偷獵者常常採取毒殺的方法獲取野生動物，而且採用的毒藥毒性大，不易降解，殘留在被毒殺動物體內，食用這樣的動物就有被繼續毒害的危險。

現在有些人吃奇、吃特已經成為他們追求的「時尚」，甚至被看作是身份的象徵。再加上「藥補不如食補」的片面認識，很多人相信野生動物的食補作用，導致濫食野生動物。營養專家在對家禽、家畜和幾種野生動物的營養分析比較中發現，它們在蛋白質、碳水化合物、能量等主要指標上相差無幾。

所以，在飲食上，我們一定要杜絕濫食野生動物的惡習，多吃一些家禽、家畜，這樣身體就會減少了許多患病的機率。

29. 橘子好吃不宜貪多

橘子含水量高、營養豐富，且含大量維生素 C、枸櫞酸及葡萄糖等十餘種營養物質。食用得當，能補益機體，特別對患有慢性肝炎和高血壓患者，多吃蜜橘可以提高肝臟解毒作用，加速膽固醇轉化，防止動脈硬化。

適當食用可增進食慾，但如食用不當反而無益，甚至影響健康。因此，在食用橘子時應注意以下幾點。

(1)控制食用量

據研究，每天吃 3 個橘子，就能滿足一個人一天對維生素 C 的需求量。若食用過多，過量攝入維生素 C 時，體內代謝的草酸會增多，易引起尿結石、腎結石等病症。

(2)橘子不宜與蘿蔔同食

蘿蔔進入人體後，會迅速產生一種叫硫酸鹽的物質，並很快代謝產生一種抗甲狀腺的物質——硫氰酸。若這時進食橘子，橘子中的類黃酮物質會在腸道被分解，而轉化成羥苯甲酸和阿魏酸，它們可以加強硫氰酸對甲狀腺的抑制作用，從而導致甲狀腺腫。

(3)橘子與牛奶不宜同食

牛奶中的蛋白質易與橘子中的果酸和維生素 C 發生反應，凝結成塊，不僅影響消化吸收，還會引起腹脹、腹痛、腹瀉等症狀。

30.「吃香喝辣」當心前列腺

營養專家提醒，青年男性要想避免患上前列腺炎應在

生活飲食方面有所節制。

(1)酒

酒是一種有血管擴張作用的飲品，平時人們經常看到的所謂「一喝酒就臉紅」的現象，就是酒精擴張面部血管的結果。對於外表看不見的內臟器官，酒精擴張血管引起臟器充血也是明顯的，前列腺當然也不例外。由於一些青年男性有長期飲酒，甚至酗酒的習慣，容易患上前列腺炎。

(2)菸

吸菸對身體健康有害。雖然人們對吸菸的危害大多有所瞭解，但對吸菸也可以影響前列腺的知識卻知之甚少。其實，香菸中的煙鹼、焦油、亞硝胺類、一氧化碳等有毒物質，不但可以直接毒害前列腺組織，而且還能干擾支配血管的神經功能，影響前列腺的血液循環，也可以加重前列腺的充血。

(3)辛辣食品

大蔥、生蒜、辣椒、胡椒等刺激性食物會引起血管擴張和器官充血，某些患前列腺炎的病人有吃辛辣食品的飲食習慣，常常在疾病症狀較重時能夠節制，但症狀緩解時故態重萌，這也是引起前列腺炎的重要原因。

總之，為了避免前列腺組織長期、反覆的慢性充血，必須忌菸、酒，戒辛辣。

31. 喝牛奶的禁忌

人們都知道喝牛奶有益健康，但對喝牛奶的禁忌卻鮮

為人知。以下便是養生專家提出的喝牛奶的幾大禁忌。

(1) 牛奶放入保溫瓶易中毒

牛奶飲用之前一定要煮沸消毒，煮後馬上飲用為好，不宜放入保溫瓶中。因為經煮沸的牛奶放入保溫瓶後，會損失牛奶中的維生素。

另外，隨著時間的推移，溫度會逐漸下降，而瓶內的空氣中帶有許多細菌，在適宜的溫度條件下，牛奶將成為優良的培養基，使細菌大量繁殖。幾個小時之後，瓶中的牛奶就會變質，喝了以後容易引起腹脹、腹痛、腹瀉、消化不良或發生食物中毒。

因此，牛奶煮後應立即飲用。如果一次喝不完，宜分次煮飲，並將剩餘的牛奶放入冰箱中保存。如果牛奶中產生氣泡或變酸就不能再飲用，以免中毒而影響健康。

(2) 空腹喝牛奶不利於消化

有人認為空腹尤其是早餐，飲用一杯熱牛奶既省時又有營養。其實，這種方法不可取。

我們知道，人體熱能的供給來源，最主要、最經濟的應當是碳水化合物（1 克碳水化合物產熱 4 千卡），其次是脂肪（1 克脂肪產熱 9 千卡），再次才是蛋白質（1 克蛋白質產熱 4 千卡）。

牛奶是含蛋白質豐富的食品，如果空腹飲用不利於蛋白質消化和吸收。這是因為牛奶的蛋白質要經過胃和小腸的分解形成氨基酸後才能被人體吸收，而在早晨空腹狀態下，胃、腸的排空是很快的，因此，牛奶還來不及消化就被排到了大腸。

再有，食物中被吸收的蛋白質，只有在熱能充足的基

礎上才能構成人體組織的一部分，倘若熱能不足，吸收的蛋白質就會被作為熱能燃燒消耗掉，這樣既起不到蛋白質本身的作用，又是一種浪費。

合理的食用方法在飲用牛奶的同時，吃一些澱粉類食物，如麵包、饅頭、餅乾等，同時在牛奶中放入適量的白糖（糖尿病病人除外）。

(3)牛奶沖雞蛋不衛生

有人喜歡用煮沸後的牛奶沖打散的生雞蛋吃，認為可以補上加補，其實由於牛奶的溫度不夠高，雞蛋並沒有完全熟透，因此，這種吃法是不衛生的。

生雞蛋有可能帶有致病的沙門氏菌，這種細菌的殺滅需要一定的溫度，僅僅靠牛奶的溫度，細菌是不能全部殺滅的，食後易引起腸胃炎。生的雞蛋中含有抗生物素蛋白，它會妨礙生物素在腸道內的吸收。生雞蛋的蛋白質不易吸收。

因此，不能用牛奶沖雞蛋，雞蛋只有在熟透後吃，才能達到既保證營養又符合衛生的要求。

32.喝水也須常注意

科學養生必須注意細微之處。日常生活中，喝水也須注意下列細節。

(1)不要一桶純淨水喝上幾週

目前人們熱衷的桶裝純淨水並非「保險」無憂，只是在夏季48小時內，冬季一週內，飲用較為優質、安全。

衛生部門公佈的在生產企業現場抽檢的純淨水，其合

格率為 90％以上。通常在檢測中發現，即使合格的淨水樣品，夏季存放 48 小時後細菌總數有不少超過國家規定的飲用水標準——每毫升含有 100 個細菌。而至第四五天，那些純淨水中細菌往往繁殖更多。

儘管這些細菌中致病菌並不多，但顯然與喝純淨水的初衷相去甚遠。因此，專家認為，一些人把一桶水喝上幾週的做法不科學，而為圖方便和價廉，家中再貯存幾桶的做法更是不妥。喝純淨水不但要選好品牌，注意其本身質量，在使用過程中更要講究衛生，如儘量喝得新鮮，在較短時間內喝完；一桶水裝上飲水機後放流一些再飲用，飲水機要定時清洗消毒等。

(2)開水不要反覆燒開

有人認為，反覆燒開的水中細菌都被殺滅了，為什麼還不好呢？這是因為開水中含有少量的亞硝酸鹽，但不構成對人體的影響。如反覆燒開，就會增加水中的亞硝酸鹽。亞硝酸鹽的中毒劑量為 0.3～0.5 克，致死量為 1～3克。

亞硝酸鹽是一種很強烈的有毒物質，它大量地進入人體後，能將血紅蛋白中的二價鐵氧化成三價鐵，使血液失去攜氧能力，導致人體缺氧窒息。

亞硝酸鹽還有另一種危險的潛在毒性，它在胃內可與胺類物質化合成亞硝胺，亞硝胺是一種強致癌物質。所以，反覆燒開的水不宜喝。

(3)運動時飲水過多會損害健康

鍛鍊少不了喝水，如果你問運動員訓練的必備品是什麼，大多數人會說是水，而不是其他東西。的確，訓練中

的一個基本原則是要防止脫水，避免肌肉痙攣。

但是，據研究表明，飲水過多和飲水過少一樣，是不利於身體健康的。

專家提醒，運動中一有機會就喝水，有可能導致嗜水等嚴重的生理問題，會引起血液中鹽濃度下降或鹽溶液發生電解，以致產生目眩或呼吸困難等問題，在馬拉松比賽中一些人因此而倒下，也就不奇怪了。

當然，專家並不反對訓練時補充水分。一般說來，成年人每天要由流汗和其他途徑散失約一升的水分，正好相當於4杯水的量。但是，在運動中失去的水分要比這多得多。做一個小時的體育鍛鍊，由流汗你就會散失一升的水分，天氣熱的時候損失更多。如果不及時補充失去的水分就會因體溫不斷升高而脫水，甚至中暑。

但是，想喝多少就喝多少的觀念是錯誤的。那麼，到底喝多少才算好呢？專家建議：每做一小時運動補充500毫升的水就可以了，不必喝太多，除非天氣特別炎熱。

三、營養學知識自測

請選擇你認為正確的答案。

1　哪種食物蛋白質含量最高？（　　）

　　A. 牛肉　B. 雞蛋　C. 牛奶

2　什麼是 II 型（非胰島素依賴型）糖尿病的最初危險因素？（　　）

　　A. 家族史　B. 飲食中的糖　C. 超重

3　哪種營養素同癌的關係最密切？（　　）

　　A. 碳水化合物　B. 脂肪　C. 鹽

4　老年人與年輕人需要同樣數量的維生素嗎？（　　）

　　A. 相同　B. 不同

5　進餐時，儘量不吃含澱粉的食物，如麵包或馬鈴薯等。（　　）

　　A. 是　B. 不是

6　減肥的最好辦法是（　　）。

　　A. 無脂肪飲食　B. 高蛋白飲食　C. 多鍛鍊

7　增加肌肉最好的辦法是（　　）。

　　A. 多吃雞蛋　B. 多吃牛肉　C. 多鍛鍊

8　吃零食對人的健康是否有好處？（　　）

　　A. 是　B. 不是

9　家庭烹調的新鮮蔬菜總比罐頭或冷凍蔬菜更有營養？（　　）

　　A. 是　B. 不是

10　同樣重量的蛋白質、脂肪、碳水化合物含的熱量（　　）。

　　A. 一樣多　B. 蛋白質多　C. 脂肪多

11　只要注意飲食花樣，就可攝取足夠的營養。（　　）

　　A. 是　B. 不是

12 維持人體生存所需要的鹽每天攝入量為（ ）。

A. 15克 B. 5克 C. 1克

13 體重正常說明你營養適中嗎？（ ）

A. 是 B. 不是

14 對冠心病患者來說，什麼是最重要的危險因素？（ ）

A. 高血壓 B. 高膽固醇 C. 吸菸

15 不吃肉、魚等食物，人是否也可以保持身體健康？（ ）

A. 是 B. 不是

16 哪一種癌症與飲食有關？（ ）

A. 前列腺癌 B. 乳房癌 C. 兩者都有關

17 高蛋白和低糖食譜是不是最理想的減肥措施？（ ）

A. 是 B. 不是

18 在飲食中，哪種脂肪是原發性心臟病的危險因素？（ ）

A. 飽和脂肪 B. 不飽和脂肪 C. 都不是

19 下列哪一種食物含膽固醇最少？（ ）

A. 500克花生醬 B. 500克瘦牛肉 C. 500克羊肉

20 哪種牛奶對正在學步的小孩最好？（ ）

A. 全脂牛奶 B. 低脂牛奶 C. 無脂牛奶

21 所有的纖維素都相同嗎？（ ）

A. 相同 B. 不同 C. 不完全相同

22 用化肥生產的糧食與用自然肥生產的糧食營養一樣。（ ）

A. 一樣 B. 不一樣

23 低膽固醇和低脂肪飲食具有下列哪種作用？（ ）

A. 增加動脈壁脂沈積 B. 減少動脈壁脂沈積 C. 無關

24 攝取過量的維生素並不能使人更有勁。（ ）

A. 是 B. 不是

25 下列三者中哪一個含熱量最多？（ ）

A. 馬鈴薯　B. 牛肉　C. 麵包
26 作為飲食的補充，自然維生素比人造維生素好。（　　）
A. 是　B. 不是

評分及說明：
每答對 1 題加 1 分，然後把總分加起來，你的總分是　　　　　。

1（C）　　2（C）　　3（B）　　4（A）　　5（B）　　6（C）
7（C）　　8（A）　　9（B）　　10（A）　　11（B）　　12（C）
13（B）　14（B）　15（A）　16（C）　17（B）　18（A）
19（A）　20（C）　21（B）　22（A）　23（B）　24（A）
25（C）　26（B）

24～26 分：你的營養知識非常豐富。

20～23 分：你的營養知識較豐富，但仍應努力。

12～19 分：你的營養知識有點欠缺，要進一步學習，不斷豐富自己的營養知識。

11 分及以下：努力補充營養知識是你的當務之急，否則，必將會影響到你的身體健康。

四、飲食合理度自測

請選擇最符合你的答案。

1 你每天都喝牛奶或脫脂牛奶嗎？（ ）

　A.幾乎每天都喝　B.一週喝三四次　C.從來都不喝

2 你吃東西很快嗎？（ ）

　A.非常慢　B.很快　C.比一般人快一點

3 你看電視的時候吃東西嗎？（ ）

　A.經常這樣　B.從來不這樣　C.偶爾這樣

4 你在情緒非常激動或精神緊張的時候，吃的東西是否比平時多？（ ）

　A.是　B.沒什麼區別　C.比平時要少

5 你的主食、主菜和配菜搭配著吃嗎？（ ）

　A.基本不搭配，各吃各的

　B.每天有兩餐搭配吃

　C.三餐全搭配著吃

6 每頓飯你是否都吃得過飽？（ ）

　A.基本　B.偶爾　C.保持八分飽

7 你每餐都要吃蔬菜嗎？（ ）

　A.幾乎不吃　B.每天兩餐　C.基本上每餐都吃

8 你每天都吃淺色蔬菜嗎？（ ）

　A.從來不吃　B.每週吃三四次　C.每天吃

9 你是否注意食品的營養結構？（ ）

　A.不太注意　B.有時注意　C.經常注意

10 你吃方便食品嗎？（ ）

　A.幾乎天天吃　B.有時吃　C.基本不吃

11　你可以列舉出昨天你吃過的所有食品嗎？（　　）

　　A. 不能，一點也不記得了

　　B. 全都可以列出來

　　C. 只能列出一部分

12　你每餐都吃富含蛋白質的食物嗎？（　　）

　　A. 偶爾吃一餐或基本不吃

　　B. 每天有兩餐吃

　　C. 幾乎每餐都要吃

13　你是否吃植物油烹調的菜餚？（　　）

　　A. 不經常吃　B. 每週吃三至五次　C. 基本上天天吃

14　你走路時吃東西嗎？（　　）

　　A. 從來不吃　B. 偶爾這樣　C. 經常如此

15　你的三餐是否有規律？（　　）

　　A. 每天基本吃兩餐　B. 偶爾每天吃兩餐　C. 基本正常

　　評分及說明：

　　以上每題選 A 者得 1 分，選 B 者得 2 分，選 C 者得 3 分，最後累積並算出總分。你的總分是　　　　　　　　。

　　36～45 分：飲食很科學，說明你對食品的營養結構和自己的飲食習慣非常注意，對飲食非常講究，飲食上不存在問題。

　　26～35 分：飲食安排得一般，飲食有規律，同時也注意營養結構，但一些細節地方不太注意，要找出這些不足加以改正。

　　16～25 分：飲食不夠科學，對飲食的營養結構及飲食習慣不重視，進食沒有規律，飯量受情緒影響較大，時多時少。要注意改變飲食習慣，注意營養結構。

　　15 分及以下：飲食急需改變，否則會嚴重影響你的健康，要科學安排自己的飲食，多學習營養知識，要克服自己不良的飲食習慣，自己定下明確的飲食計劃，爭取早日改善自己的飲食狀況。

第２章
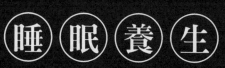

　　中醫學認為，人們的睡眠是陰陽相互交替的結果，是正常生命活動的過程和體現，經由對睡眠節律的調節，做到安臥有方，對養生保健有重要意義。充分、合理的睡眠，不僅可以驅除疲勞，恢復體力，而且能保持體內各系統功能的正常與協調，達到養生防病、延年益壽的目的。

一、科學睡眠

　　健康生命的持續離不開睡眠，科學的睡眠是重要的養生方法之一，正如民謠所言「睡眠是天然的補藥」。只有學會了科學睡眠的方法，有效提高睡眠的質量，才能以更加充沛的體力和旺盛的精力投入到學習和工作中去。

33.入夜而眠健康長壽

　　養生專家提醒，入夜而眠是睡眠養生的關鍵。

　　人與大自然和諧同步，生命才能有序。自然界有多種生靈按日出日落而作息。人類體內的生物鐘是順應天地日月循環的自然規律形成的，入夜而眠是睡眠週期與晝夜更迭週期相一致的重要一環。

　　在夜間睡眠中，人體內釋放大量生長激素，誕生大量新細胞以替代衰亡的老化細胞，給人以生命活力。如黏膜上皮細胞 2～3 天就要更新再生一次，這一再生修復過程，就是在夜間胃腸道休息時進行的；再如皮膚也是在夜間進行修整。

　　夜裏細胞分裂加快 200%，凌晨 1 點鐘是皮膚細胞生長最強勁的時間；又如在睡眠中大腦得到休息。

　　身體在睡眠時為大腦補充能量，特別是在酣暢熟睡中能夠充分地補充能量，因而使腦功能旺盛，而腦功能旺盛

有利於體內各組織器官的代謝，延緩組織器官的老化，使人長壽。

人在夜間的睡眠中，體內便生出一種胞壁酸的物質 T 細胞，能夠使免疫體系恢復「戰鬥力」，即可使免疫功能正常。因而對維護身體健康和延續生命有重要作用。

34. 掌握睡眠時間有益養生

夜間睡眠不足的人白天常常無精打采，從而影響工作和學習。

養生專家告訴我們，睡眠時間與睡眠質量的關係非常密切，掌握合理的睡眠時間對健康養生極其重要。

那麼，每夜睡足多少小時才是最正確的呢？合理的睡眠應該是，每夜睡足 7～9 小時，這是睡眠質量的核心。每夜睡 7～9 小時，恰好是由入睡到睡醒需要完成有規律的睡眠時間。

成年人入睡後，首先是腦垂體增加分泌生長激素，促使細胞新陳代謝，使體力得到恢復，積蓄體能。這一過程大約需要 80～90 分鐘，屬於「身體的睡眠」階段。

隨後進入腦血流量增加，使腦力得到恢復，神經系統得到保養。這一過程大約需要 20～30 分鐘，屬於「腦的睡眠」階段。

再後又轉回「身體的睡眠」與「腦的睡眠」，如此反覆 4 次共需 7～9 小時，恰好是由入夜到黎明之時，早晨起床後，體力充沛，精神旺盛，宛如充足了電。

35. 早睡早起是科學的養生之道

俗話說，早睡早起身體好。但是，這種說法到底有哪些科學根據呢？

研究證實，與常熬夜的人相比，早睡早起的人精神壓力較小，其精神健康程度較高。這種狀態對身體健康大有裨益。

據《日本農業新聞》報導，厚生勞動省的研究人員以日本滋賀縣的 440 名職員為研究物件，向他們分發了早睡早起型、「夜貓子」型生活方式調查表和自我判斷精神抑鬱度問答表。此外，科研人員還分別測量了被研究物件上班和回家時唾液中皮質醇的指標。

對有效回答調查表的 345 人的分析結果表明，早睡早起者唾液中的皮質醇指標較低，因此，他們的精神抑鬱度也較低。檢測結果還表明，早睡早起者的不安和失眠指標都比常熬夜者低。

據科研人員介紹，人體激素分早晨型和夜晚型兩種，皮質醇是早晨型激素的代表，起著分散壓力的作用。沒有壓力的生活是不存在的，因此，這種激素對守護人類健康起著重要作用。早睡早起者的皮質醇指標較低，說明他們的焦躁情緒較少。

科學的睡眠時間是晚上 10 點到 10 點半，一小時到一個半小時進入深度睡眠，而且晚上 12 點到凌晨 3 點是人體自然進入深度睡眠的最佳時間，這樣，睡眠的質量才高，第二天工作起來才精神百倍。

36. 適當午睡有益健康

很多人都喜歡在中午睡上一覺，也就是午睡，這是一個有利於身心健康的好習慣，不過，好習慣也只有在科學的基礎上進行才能達到最好的效果。

那麼，人為什麼要午睡呢？

原因一，科學研究表明，人在一晝夜中有兩個自然睡眠「峰期」，主要「峰期」在午夜兩點多，「次要峰期」在下午兩點左右，這說明午睡符合睡眠規律。

原因二，人的睡眠有慢波睡眠和快波睡眠之分，其中慢波睡眠中的深度慢波睡眠對健康最為有益，午睡的深度慢波睡眠較豐富，能補充晚間睡眠的不足。

養生專家提醒，午睡的時間一般不應過長，而且根據個人條件的不同也會有所不同。一般來講，兒童的睡眠要求時間較長，午睡時間也可適當長些。青少年和成年人在睡眠超過一小時後，腦組織中的毛細血管網就會部分關閉，流經腦組織的血液相對減少，體內代謝過程逐漸減少，若在此時醒來，就會感到周身不舒服而更加困倦。這是由於被抑制了的大腦皮層還未解除，關閉的毛細血管還未開放，大腦出現暫時相對的供血不足，造成一時性植物神經功能紊亂所致。

「上班族」的午睡時間可以更短些，並可以根據環境選擇睡眠姿勢，不一定非得臥床午睡。老年人的夜間睡眠中深度慢波睡眠較少，應適當增加午睡時間以補充一下。

最後需要引起足夠注意的是，午睡是人體生物鐘調節的結果，只有需要午睡才睡。千萬不要強迫自己午睡，更

不能為午睡而服用安眠藥。

37. 睡眠姿勢影響睡眠質量

睡眠的姿勢直接影響到睡眠的質量，因此，我們必須注意。

(1)俯臥睡眠

這種睡眠姿勢不好。因為在俯臥時胸部直接受壓，胸廓不能展開，肺的氣體交換和心臟的收縮舒張都會受到限制；為了呼吸，頭部要偏向一側，面頰受到壓迫；由於頸部過度偏轉，頸肌得不到放鬆；俯臥位時兩下肢必定要直伸，致使肌肉不能全部放鬆休息。

(2)仰臥睡眠

採取這種睡眠姿勢的人不少。有人認為仰臥能使人感到全身舒展、輕鬆自如，實際上在仰臥時，上下肢體是處於伸直緊張狀態，肌肉並沒有得到足夠的鬆弛。仰臥時容易將手放置於胸前，心臟和肺部受到手的壓力，會引起呼吸不暢，促使大腦做噩夢，嚇醒後還會感到胸口發悶。

(3)側臥睡眠

這種睡眠姿勢較好。側臥時，身體脊柱略向前彎，肩部向前傾，四肢可以自由彎曲放在比較舒適的位置，全身肌肉都可得到充分放鬆，容易消除疲勞。

一般來說，向右側臥的睡眠更為可取，右側臥時心臟在上，受不到壓迫，有利於血液的搏出。由於胃臟的 3/4 在左上腹，十二指腸在右上腹，所以，右側臥時，便於胃中食物向十二指腸移送。

當然，以上所提的睡眠姿勢都是相對而言，人們在睡眠中會有多次不自覺的翻身來改變睡姿，使睡眠舒適，特別是在入睡時或淺睡眠時，可以採取合適的睡眠姿勢，以便能夠睡得香甜，休息得好。

38. 找到最佳的睡眠環境

養生專家提醒，睡眠質量的好壞，與環境因素息息相關。雜訊、缺氧、陰暗、過分強烈的光照及環境污染等，都對睡眠不利，所以要儘量使我們所處的環境優美、安靜、空氣流通、光照適宜，有合適的濕度和溫度，保持清潔衛生等。以下環境因素，對睡眠質量的提高有一定益處。

(1)通風好

居室通風的好壞，對於睡眠質量的影響較大。如果居室通風不好，空氣中的二氧化碳濃度過高，往往會影響人的大腦功能，白天會使人感到疲倦，工作效率下降。入夜後污濁的空氣中陽離子增多，可使人睡眠的質量大為下降，即使深熟的睡眠也總會感到不解乏。

因此，我們要注意居室內的通風，最好在睡前先打開門窗讓空氣流通一下，然後再關上門窗睡覺。

(2)採光好

光是人類生存不可缺少的條件，是重要的外界環境因素。光線刺激視網膜產生神經衝動，經視神經等通路到達大腦皮層，由它的機能活動，影響機體的生理過程，物質代謝、全身的緊張狀態，以及睡眠的規律等。

日光還可以改善人的一般感覺，提高情緒和工作效

率。因此，合理的採光照明，既能保證視覺機能的需要，又有助於睡眠質量的提高。

(3)溫度適宜

溫度在 18～22℃時，最有利於人們的工作、生活，如果室內外的溫度過高，就會影響人們的大腦活動，增加機體的耗氧量。夏日的居室如果條件允許的話，可以用空調或電風扇來調節室溫，從而改善睡眠質量。

(4)濕度適宜

空氣的濕度太大或過於乾燥也不利於健康，會使人感到不適，不利於正常的生活。如果居室的濕度太大，可以由通風、光照，或安裝去濕設備來調節；倘若是空氣過於乾燥，可以在地板上灑一些水，或在睡覺前取一盆涼水放在床頭，這樣可能會將濕度調節一下。

(5)噪音污染少

噪音不僅損傷聽覺器官，對神經系統、心血管系統等其他系統也有不良影響。據研究發現，較強的噪音長時間作用後，除可導致聽力下降外，還可引起頭暈、頭痛、耳鳴、失眠、乏力、記憶力衰退、血壓波動及心律失常等症狀。在腦力勞動時，嘈雜擾人的噪音會分散注意力、降低工作效率。過強的噪音還可引起鼓膜出血、神經錯亂、休克乃至死亡。因此，防止雜訊污染，保護環境安靜，對保護人健康的體魄，擁有良好睡眠，有著十分重要的意義。

39. 情緒平穩有利睡眠

自古以來，養生學家都一致認為，睡眠之前必須保持

思想安靜、情緒平和，切忌憂慮、惱怒。因為怒則氣血上湧，情緒激動，煩躁不安，神不守舍，難於成寐。非但惱怒，任何情緒的過度波動，都會引起氣機失調，導致失眠。古人曾指出：「先睡心，後睡眠。」所謂先睡心，即指睡前一定要保持情緒平穩，不要再興奮激動。那麼，又如何先睡心呢？

就是說，睡前高度用腦的娛樂應有所節制，例如下象棋、打撲克之類的娛樂，有時玩一二小時或許有益，但時間太久或通宵達旦，就會使人頭昏眼花，難以入睡。尤其是有高血壓、動脈硬化的中老年人，長時間集中精力在牌桌和棋盤上爭鬥，可能因此而誘發心絞痛、血壓升高，甚至發生中風。

由於一首激動人心的歌曲，一部感人肺腑的文學作品，或一場發人深省的戲劇、電視、電影，足可使人情感發生很大的變化，或使人高興，或使人氣憤，或使人悲傷、害怕……這些情感變化會干擾睡眠。因此，為了夜間能安穩入睡，過分刺激和激動人心的娛樂活動不宜安排在臨睡之前。

有些人還習慣上床之後看一會書、報，直到昏昏欲睡時便入眠，如果確已成為習慣，不看便不能入睡，又不影響睡眠時間，就不必改掉，順其自然。

但一般而言，躺在床上看書的習慣，既容易引起和加重近視眼，又可導致失眠，因為書、報，特別是文藝類的作品，容易使人浮想聯翩，情緒隨之波動，往往干擾了正常睡眠。

40. 睡前不可忽略的養生細節

下面這些養生細節，是我們睡前所不可忽略的。生活中，注意這些養生細節，將使我們擁有高質量的睡眠，也將使我們的身體更加健康。

(1)睡前飲食要科學

《黃帝內經》記載：「胃不和則臥不安。」說明飽食之後不可立即就寢，其原因是睡眠時消化功能減弱，吃多了會加重消化系統負擔，使睡眠不深。若晚上飲水過多，夜尿過頻，也會影響睡眠。當然，餓著肚子或口渴去睡覺，也不能使人入睡。

由此看來，晚飯的時間適當與否對晚上睡眠影響很大。一般認為，晚飯應在入睡前 4 個小時，也就是下午5～6 點為宜。有人在睡前飲酒，認為有助於睡眠，這種想法是沒有科學道理的。睡眠之前吸菸，也是不好的習慣，在床上吸菸不僅有火災隱患，而且還可導致失眠。

此外，睡前也不宜大量飲茶或喝咖啡。因為茶與咖啡中都含有興奮中樞神經作用的生物鹼、咖啡因，這些東西均干擾正常的睡眠。

(2)睡前散步有益健康

人在晚間，一天的學習、工作、生活，大事小事無不留存在大腦之中。大腦在晚間的活動十分激烈。此時，安排一個短時間不用思維活動的行為是有益於身心健康的，其中最簡便而有效的方法是到室外散步。

晚飯後出外散步，有利於消化，還能領略自然界的夕照佳景，呼吸新鮮空氣，對身體健康十分有益。

(3)睡前刷牙有益健康

有人會問，在人體的各個部位中，何處細菌最多？正確的答案應是「口腔」。據實驗證明，每克牙垢中就有100億個細菌，而當夜間人們睡著時，它們繁殖的最多，其原因是睡眠時口腔保持靜止，唾液分泌減少，最適合細菌的繁殖。

如果睡前不刷牙，白天的食物殘屑附著在牙齒表面，特別是堆積在牙縫裏，容易發生齲齒或牙周炎。古醫書《金丹全書》上曾明確指出，晚上刷牙比早上更重要。

(4)睡前洗腳好處多

上床前用溫水洗腳，不僅可去足垢，冬日使足部溫暖，而且能引血氣下行，使人心寧神安而入睡。數百年來，中國民間流傳著這樣一首《洗腳歌》：「春天洗腳，升陽固脫；夏天洗腳，暑濕可除；秋天洗腳，肺潤腸濡；冬天洗腳，丹田溫灼。」可見，睡前洗腳好處極多。

此外，溫水洗腳，還有助於凍瘡、脫疽等足部疾病的預防和治療。

41. 科學飲食有助睡眠

營養專家告訴我們，吃以下幾種食物有助於睡眠。

(1)龍　眼

又名桂圓，古人說它「益智寧心」、「養血安神」。用桂圓50克，蓮子、芡實各30克燉湯，睡前服食；或用桂圓500克，去皮、核後放入碗中，加白糖50克，反覆蒸、晾3次，待其色澤變黑後，裝入瓶中，放冰箱保存，

每次吃 5 粒桂圓，每日兩次，可收到利眠之效。

(2) 蓮 子

醫書記載蓮子「補中養神」、「治夜寐多夢」等。晚餐飲一碗蓮子湯，或蓮子糯米煮粥，可寧心安神，促進睡眠。

(3) 黃花菜

又名金針菜，古書記載它「安五臟，利心志」，可治「夜少安寐」。晚餐喝黃花菜湯能促人熟睡。

(4) 小 米

小米可健脾除濕，和胃安眠。其色氨酸含量為穀類之冠，能刺激腦細胞分泌有催眠作用的 5- 羥色胺。晚餐喝小米粥，可收到催眠功效。

(5) 紅 棗

紅棗有「滋養脾胃、潤心肺、生津悅色、補益氣、養血安神」之效，古人有「紅棗治不眠」的經驗。腦力勞動者常吃紅棗，可預防神經衰弱，增進睡眠質量。

(6) 牛 奶

牛奶除營養豐富外，還含有使人產生疲倦感的色氨酸，鮮牛奶中還含微量嗎啡，有鎮靜安眠的作用。

42. 睡前飲醋巧養生

醋有很高的保健價值，可促進糖代謝，消除疲勞，降低膽固醇，防止動脈硬化等。綜觀食醋對健康的積極作用，主要有以下幾點。

(1) 有利於身體對鈣的吸收

人體內的鈣，大約 99％是以鈣鹽的形式存在於骨骼之

中的，其餘則以結合或游離的離子態存在於軟組織、細胞外液和血液中，統稱其混溶鈣池。骨骼中的鈣不斷地釋出進入混溶鈣池，混溶鈣池中的鈣也不斷地沈積於成骨細胞中，混溶鈣池不斷地從消化道中獲得鈣，也不斷地從體液中排出鈣，從而保持了人體鈣的平衡。為了維持這個平衡，人體每天都需從食物中獲得一定量的鈣，以維持正常的鈣代謝和骨骼的生長發育。人體對鈣的吸收主要受消化道可溶性鈣濃度、降血鈣素、維生素 D、甲狀旁腺素等因素的影響。食醋的作用就在於把食物中不溶性的鈣、鐵、磷等轉化為可溶性鹽類，從而提高了消化道中可溶性鈣的濃度。實驗研究證實，只有可溶性鈣才能被人體吸收，而吸收鈣的部位又主要集中在酸度最高的十二指腸。因此，多食用一點酸性的食用醋，有利於身體對鈣的吸收。

(2)提高人體的消化功能

食醋有較好的健脾胃和助消化作用，醋中乙酸的含量大約在 3%～5%，是一種弱酸，其酸度要比胃液中的酸度小十多倍，適量地食醋能調節胃液的酸度，幫助消化，故中醫認為食醋能「開胃養肝」，這種觀點的確有一定的科學道理。

(3)有美容駐顏的作用

研究發現，經常食醋具有美容駐顏的作用。美國醫學家研究認為，醋不但能把食物中的鈣轉化為可溶性鈣，使其容易被人體吸收，食醋還能增強人體上皮細胞的功能，延緩皮膚老化，並逐漸消除皮膚上的黑斑。

(4)有降脂減肥和防治動脈硬化的作用

美國專家認為，食用醋中所含的氨基酸，不但可以消

耗體內脂肪，而且可以促進糖、蛋白質等新陳代謝順利進行，有良好的減肥效果和防治動脈硬化的作用。

總之，睡前飲用一小杯醋的益處很多，但也需注意食醋的選擇，一般以飲用高級米醋為宜；用量也不宜過大，一般以每晚 15 毫升為宜。

43. 枕頭和床有講究

科學睡眠，必須注意枕頭和床的選擇。

(1)枕頭的選擇

日常睡眠時應選擇什麼樣的枕頭？一般來說，枕頭可以分為軟枕和硬枕兩大類。

選用枕頭要做到軟硬適中。如果枕頭過硬，頭枕在上面會感到硌腦袋，而且局部會壓痛、壓麻，夜裏不得不時時翻身，這樣就會妨礙睡眠。相反，如果枕頭太軟，頭枕在上面得不到支援，陷入枕內，側臥時會使呼吸換氣感到不暢，也不利於睡眠。

枕頭的高度也很有講究，應以符合頸椎的生理要求為標準。如果枕頭過高，就會破壞平衡。就常人來說，肩寬（一側）在 12～15 公分之間，所以枕頭高度也應以 12～15 公分高度為宜。這樣，在側臥時可使頸椎保持正直，仰臥位時頸椎處於生理彎曲，可使肌肉鬆弛得到休息，胸部呼吸保持通暢，腦部血液供應正常，從而有利於睡眠、休息和健康。

(2)床的選擇

人在床上度過的時間幾乎占了一天的 1/3，因此，選

擇一張有益健康的床是必要的。

但大部分的人都有一個錯誤觀念，以為床柔軟度愈好，睡起來就愈舒服，事實上剛好相反。全身的肌肉、骨骼和脊椎會完全放鬆緊貼著柔軟的床，就無法支撐身體的重量，反而會使身體下陷，身體無法平衡放鬆，睡醒以後容易腰酸背痛。

人體中的骨骼，長期睡在支撐力差的床上，脊椎就會逐漸傾斜、變形，很可能會因此而導致彎腰駝背。如果家中採用木板床，只要在上面鋪一層薄的墊子就可以，對脊椎就不會有傷害。由此可見，床對人體的健康有著何等重要的作用。所以，一定要選擇一張適合自己，能夠使自己健康的床。

44. 被褥常曬保健康

被褥是否清潔對健康有重要的影響，因為包圍我們身體的皮膚，大約有 2 平方公尺的面積，在皮膚裏分佈著眾多的汗腺、皮脂腺和神經血管。夜裏蓋的被子，長期不曬會變得潮涼，蓋在身上很不舒服，影響睡眠和休息。所以，要注意保持被褥的衛生。

首先，起床後不要忙著疊被，因為夜裏被子吸附了許多水分和氣體，如果不讓其散發就立即疊好，不但受潮的被子使用壽命會受到影響，而且對人體健康有害。正確的方法是，起床後隨手將被子翻個面，並將窗戶打開通風換氣，讓被子的水汽自然蒸發。吃了早飯以後再去疊被子。如果褥子受潮，還應將被子挪開，晾一段時間。

其次，被褥要常曬太陽，最好一週曬一次。被褥在陽光照曬下，可使潮氣蒸散，被褥就又恢復輕鬆軟暖，蓋在身上非常舒服，睡得也會很香甜。此外，曬被褥時陽光裏的紫外線能殺滅附在上面的細菌，等於進行了一次消毒，對皮膚衛生和身體健康益處極大。

45. 睡前養生操

睡前做些運動放鬆自己，將更有利於自己輕鬆入睡，擁有一個高質量的睡眠。

(1) 旋轉頸部

身體直立，手臂自然下垂，盡可能地向左、右、前、後伸展頸部。

(2) 轉　肩

頭不動，慢慢地向前轉肩，再慢慢向後轉肩。

(3) 兩臂上舉

兩手臂置於頭上，十指交叉，兩臂緊貼耳部，做最大幅度的手臂上伸動作；然後十指分開，兩臂在空中自然抖動，放鬆上肢肌肉。

(4) 站　立

兩臂在體前放鬆甩動並抖動，以放鬆上肢肌肉；用手捶打大腿肌肉，再用雙手搓動大腿肌肉，使大腿放鬆。

(5) 仰　臥

雙手托住腰，並努力使臀部和下肢向空中豎起，在空中進行下肢的振動，藉以放鬆大腿肌肉；再屈膝坐於床上，用雙手搓動小腿的「腿肚子」，從而放鬆小腿肌肉。

(6)滾　動

在床上或地毯上，兩手抱膝而坐，然後呈球形前後滾動。球形滾動是放鬆背部肌肉比較安全的方法，可減輕腰痛症狀。

46.音樂與睡眠養生

聽音樂可以調節人的情緒，讓人有一個良好的睡眠。

清代醫學家吳尚先曾說：「七情之病，看花悶，聽曲消愁，有勝於服藥也。」

的確，音樂是一劑「良藥」，由音樂的節奏、旋律、音色、速度、力度，可以影響人的精神世界。

對失眠或患有其他睡眠障礙的人來講，常聽一些舒緩的民樂、輕音樂等，可以使其情緒平穩、放鬆，安然入睡。

經過一段時間的音樂調節後，失眠者的精神壓力會逐漸減輕，精神狀態也會日趨好轉，可以不同程度地解除自己的焦躁不安與憂鬱心理，從而使自己的睡眠得到改善，尤其那些有文藝修養的人，在傾聽當中跟著樂曲哼唱，使一切憂愁全部遺忘，既陶冶了情操，又煥發了精神。可見，音樂也是改善睡眠的一劑良藥。

47.調節失眠的心理養生術

研究發現，心理因素是導致失眠的重要原因之一。但也不必緊張，因為只要能夠自我調節心理活動，它又可以

成為克服失眠的有利武器。以下是幾種心理調節方法，對於糾正失眠，改善睡眠，確有很好的療效，失眠患者不妨一試，尤其是由心理因素所致的失眠，採用以下方法加以調節，其療效會更加顯著。

(1)放鬆情緒法

失眠固然不好，但失眠本身的危害遠不如對失眠恐懼與憂慮所造成的危害大。對失眠的恐懼與憂慮，會產生惡性循環的精神交互作用，即失眠─恐懼─緊張─失眠─加重─恐懼加重─緊張加重─失眠更重……因此，患了失眠症後，放鬆情緒，冷靜地接受現實至關重要。

(2)鬆笑導眠法

平臥靜心，面帶微笑，進行 6 次深而慢的呼吸後，轉為自然呼吸，每當吸氣時，依次意守（注意力集中）頭頂─前額─眼皮─嘴唇─頸部─兩肩─胸背─腰腹─臀和雙腿─雙膝和小腿─雙腳，並於每一次呼氣時，默念「鬆」且體會意守部位鬆散的感覺，待全身放鬆後，就會自然入睡，必要時可重複 2～3 次。

(3)逆向導眠法

對思維雜亂無法平靜的失眠者，可採取逆向導眠法。就寢後，不是去準備入睡，而是舒坦地躺著，想一些曾經經歷過的愉快事件，並沈浸在幸福情景之中。若是因雜念難以入眠時，不但不去控制雜念，反而接著「雜念」去續編故事，而故事情節應使自己感到身心愉快，故事的篇幅編得越長越久遠越好。這些有意的回想與「編故事」既可消除患者對「失眠」的恐懼，又可因大腦皮層正常的興奮疲勞而轉入保護性抑制狀態，促進自然入眠。

(4)緊鬆搖頭法

仰臥床上後，先將雙上肢收縮用勁，持續 10 秒後放鬆，並體會放鬆感覺，重複 3 次後，同法依次做下肢、頭、面部和全身的緊張後放鬆訓練。待徹底放鬆後，微閉雙眼，將頭部以正位向左右搖擺，擺身為 5～10 度，擺速為 1～2 秒一次，一邊擺一邊體會整個身體越來越鬆散深沈，搖擺的幅度和速度也漸小，這樣的自我搖擺彷彿嬰兒睡在晃動的搖籃中，睡意很快就會來臨。

48. 克服失眠的八個妙方

許多人抱怨在夜裏醒來無法再入睡，對此，他們常用的方法是吃安眠藥物，但是，這一方法是失眠症研究人員最不提倡的。近年來，隨著醫生和有關研究人員的努力，有關專家提出了 8 個自我克服失眠症的方法。

(1)不要補覺

如果你在夜裏醒來，15 分鐘內還不能重新入睡，那就打開收音機聽聽廣播，等有了睡意再關掉廣播。記住，不管你在夜裏睡得好不好都要在第二天早上按時起床，即便是週末也不能試圖補補覺，因為這種做法對克服失眠症沒有任何幫助。

(2)不要養成賴床的習慣

等你真的感到困了時再上床睡覺，如果你在床上躺了 15 分鐘還不能入眠，那就起來做些單調而輕鬆的事情，譬如看書、織毛衣、看電視或者看一下家庭賬本。

切記，不要做讓自己激動的事情。有了困意就上床，

到了床上又不困了的話就再起來做上述的事情，直到上了床能夠很快入睡。要養成每天都準時起床的習慣。

(3)睡覺之前要使心情平靜下來

有些人一天到晚都很忙，到了晚上躺在床上才想起來要把白天所發生的事情細想一遍。這麼做的結果當然不利於睡眠。正確的方法是在睡覺前的一兩小時抽出十幾分鐘集中精力把白天的事情想一想，做出該如何處理問題的決定，之後將第二天要做的工作簡單地做個計劃。這種方法可以幫助你減少煩惱、放鬆大腦，使你能夠一上床就很快入眠。

(4)睡前不喝咖啡不抽菸

咖啡、可口可樂和巧克力都含有使人興奮的咖啡因，因此睡覺之前不要食用這些東西。抽菸也容易使人興奮，一定要改掉睡覺之前抽菸的習慣。

(5)睡前不飲酒

一些人為了放鬆自己，喜歡睡覺之前喝點酒，以為這樣可以幫助睡眠，其實這是錯誤的。因為酒精抑制了你的中樞神經，也破壞了你的睡眠，過幾個小時後，由於酒精的刺激你還會醒來，並會感到頭痛。長期下去對你的健康有百害而無一利。

(6)養成睡前停止思考的習慣

睡覺之前，聽聽曲調委婉、節奏舒緩的音樂，或者學會傾聽大自然的聲音，如雨聲、蟲鳴等。傾聽大自然的聲音開始做起來會有些困難，不過只要堅持下去就能學會。

(7)晚間散步

長期患失眠症的人也可以在晚間散散步，地點最好選

擇居家附近，距離不要太長。散步可放鬆肌肉，使身體發熱，通常當體溫降下來時，人也就會感到困乏，想睡覺。

(8)睡前洗個熱水澡

人在入睡時體溫低，而白天體溫是最高的。根據這個理論，人在睡覺前兩三個小時洗個熱水澡可以幫助睡眠，因為洗澡能將體溫升高，等到了睡覺時間，體溫也就降下來了。

二、睡眠誤區

熬夜、賴床、補覺……隨著人們生活方式的多樣化，原本簡單的睡眠問題愈發撲朔迷離起來。現代科學研究證實，有 80 餘種疾病與長期不良睡眠相關，你離良好的睡眠質量越遠，疾病的警報就來得越快。

49. 睡眠不足壽命短

科學研究發現，因睡眠出現問題而引發的疾病多達 80 餘種。

關於睡眠時間，一般說來，成年人 7～9 小時，新生兒 20 小時，嬰兒平均 16 小時，4 歲兒童 12 小時，小學生 9～10 小時，中學生 8～9 小時，老年人 8～10 小時。

美國醫學專家威廉‧德門特說：「睡眠是抵禦疾病的第一道防線。」他發現，凡是在凌晨 3 點鐘起床的人，第

二天的免疫力就減弱，血液中有保護作用的殺傷病菌的細胞減少了 1/3。這樣一來，就增加了患癌症的危險。

人體內的生長激素是在夜間睡眠中釋放的。睡眠不足將導致生長激素分泌減少，而生長激素減少會導致脂肪增加，肌肉減少，身體活力下降，最終導致衰老加速；睡眠不足，調整進食後血糖為正常值的時間是正常睡眠者的 2 倍；睡眠不足，也會阻礙甲狀腺激素的分泌，還會增加血液中緊張激素皮質醇的含量，因此，影響調節血糖和肌肉及骨質中蛋白質及控制體內脂肪分佈等。總之，睡眠不足的結果是，提早衰老和百病叢生。

如果我們通宵工作，我們體內就幾乎不產生生長激素。因此，我們需要真正地睡個「美覺」。白天的小睡彌補不了睡眠不足造成的損失。因為白天恰恰是分泌生長激素很少的時候。

研究表明，如果兩個晚上不睡覺，血壓會升高。如果每晚只睡 4 個小時，胰島素的分泌量會減少，僅在一週內，就可以令健康的年輕人出現糖尿病的前驅症狀。

英國科學家的一項研究表明，如果兩個晚上不睡覺，免疫系統就會發生變化，使人難以抵抗傳染病。免疫系統功能的減弱，還會使抵禦早期癌症的能力降低。

心理學家實驗表明：連續 5 天減少 1 小時睡眠的人的智力測試成績降低 15%左右。

美國交通事故每三起中就有兩起與睡眠不足有關。可見，睡眠不足不僅影響個人的身體健康，還會對社會造成危害。

越來越多的研究表明，睡眠不足的影響會累加，最終

嚴重危害健康。也就是說，昨天睡眠不足，今天多睡一些時間補上昨天的不足是無濟於事的。累加到一定程度後，就會爆發出嚴重的後果。「睡眠不足的影響會累加起來」的結論應該引起人們的高度重視。

長期睡眠不足，會釀成「睡眠赤字」和「健康透支」，必然衰老加速、百病叢生，縮短壽命。

50. 晝夜顛倒是患病的根源之一

晝夜顛倒，對神經系統、循環系統、內分泌系統、肌肉的神經反射皆有明顯影響。如腎上腺皮質激素在夜間睡眠時幾乎不分泌，而在白天清醒時分泌加強；生長激素、催乳激素等在夜間睡眠時分泌增多，白天清醒時幾乎不分泌。可見，將晝與夜的時間完全顛倒，就會使「生理時鐘」失常，其結果必將危害身體健康。

夜間睡眠與在白天睡眠的作用是不同的。人體在晚上9點鐘到凌晨1點鐘之間，細胞分裂與修復達到高峰。換句話說，只有在夜間睡眠才能使人體細胞得以順利分裂與修復。經常上夜班的人，雖然睡眠時間並不一定減少，但是他們的臉色難看，缺少光澤。可見晝夜顛倒對身體健康是不利的。

人體的體溫、脈搏、血壓、腦電以及生活作息，均與24小時的晝夜週期相對應。人體的這種規律是長期受自然環境特別是日出日落的影響而形成的。順應人體生理時鐘的規律，可有效地保養身體。反之，則有增大患病的可能性。

　　時下的雙休日對人們來說，能得到更好的休息，有利於健康長壽。但是，有些人一到週六、週日就來個晝夜顛倒，什麼麻將、歌舞、上網……常常通宵達旦。結果到白天便頭暈腦脹、疲憊不堪。如此人為地破壞生理時鐘，五六天反覆一次，形成惡性循環。天長日久，諸如感冒、消化不良、胃潰瘍、神經衰弱等疾病便會找上門來，高血壓、中風、心肌梗塞也時有發生。

　　因此，千萬不要在雙休日人為地磨損生理時鐘，還是按生理時鐘的規律來工作和休息吧！

51. 長期熬夜免疫力下降

　　生活中，習慣熬夜的人越來越多。甚至對於有些人，熬夜已經成為一種生活方式。但是從健康的角度來說，熬夜還是害處很多的。

　　熬夜會對身體造成多種損害：經常疲勞，免疫力下降。人若經常熬夜，所造成的後遺症，最嚴重的就是疲勞、精神不振，人體的免疫力也會跟著下降。自然的，感冒、胃腸感染、過敏等自律神經失調症都會找上你。

　　晚上 11 時到凌晨 3 時是美容時間，也就是人體的經脈運行到膽、肝的時段。這兩個器官如果沒有獲得充分的休息，就會表現在皮膚上，皮膚容易出現粗糙、臉色偏黃、黑斑、青春痘等問題。對於不習慣早睡的人來說，最遲也要在凌晨 1 時的養肝時間進入熟睡期。

　　而且，更糟糕的是長期熬夜會慢慢地出現失眠、健忘、易怒、焦慮不安等神經、精神症狀。

在不得不熬夜時，事先、事後做好準備和保護是十分必要的，至少可以把熬夜對身體的損害降到最低。

比如雖然晚睡但按時進餐，而且要保證晚餐的營養豐富。魚類、豆類等有補腦健腦功能，也應納入晚餐食譜。熬夜過程中要注意補水，可以喝枸杞大棗茶或菊花茶，既補充營養又有祛火功效。

熬夜之後，第二天午間的 10 分鐘小睡也是十分有用的。此外，打打羽毛球，多去戶外走動，有助於你的身體健康和精神愉快，也是擺脫熬夜後萎靡狀態的好方法。

52. 睡覺時不宜開燈

專家提醒，開燈睡覺對健康不利。

科研人員研究證實，入睡時開燈將抑制人體內一種叫褪黑素的分泌，使得人體免疫功能遭到破壞。因此，許多人在挑燈夜戰後，很容易受到病毒的威脅就是這個道理。

醫學專家警告，開燈睡覺不僅影響免疫功能，而且容易患癌症。國外研究表明，空姐、醫生、護士等夜班一族，癌症的發生率比正常人要高出兩倍。

不僅睡覺不宜開燈，就是半夜醒來上廁所，也不要把燈全部打開。因為即使短暫的燈光也會使人體體內分泌褪黑素的酶分泌量銳減。褪黑素是人體體內的調節激素，由它的調節，才能使人體白天、夜晚、四季的生理時鐘規律正常運行。褪黑素在夜晚分泌量大增。但晚上接觸光線將使褪黑素分泌量銳減，因而體內的生理時鐘被擾亂，將會導致疾病的發生。

所以，睡覺時不宜開燈。

53. 貪睡賴床是健康養生的大敵

在時下快節奏的生活中，學習和工作十分緊張，充足的睡眠是人體生命活動所不可缺少的，也是解除疲勞、恢復體力和精力所必需的。可是，有人卻錯誤地認為，多睡有益健康，尤其是有利於青少年生長發育，以致有機會就賴在床上不起來，使睡眠時間大大超過需要，這也是一種不良習慣。據研究，長此以往，將有損身心健康。

人的生活規律與體內激素分泌是密切相關的，生活及作息有規律的人，下丘及腦垂體分泌的許多激素，早晨至傍晚相對較高，而夜晚至黎明相對較低。

如果平時生活較規律，逢節假日貪睡，就可能擾亂體內生物鐘的時序，使激素水平出現異常波動，結果白天激素水平上不去，夜間激素水平下不來，使大腦興奮與抑制失調，使人夜間久久不能入睡，白天心緒不寧，疲憊不堪。這還會導致機體抵抗力下降，容易感染病原體，誘發多種疾病，所以，必須注意睡眠時間的均衡，保持良好的生活規律。

清晨臥室內空氣較為混濁，經測定，空氣中含有大量細菌、黴變和發酵顆粒、二氧化碳氣體、灰塵等，以致容易損害呼吸系統，誘發感冒、咳嗽、咽喉炎及頭昏腦脹等，時間長了，還可損害記憶力和聽力。

經過一個晚上，腹中空空，已出現明顯的饑餓感，胃腸道準備接納、消化食物，分泌各種消化液。這時如果賴

床不起，勢必打亂胃腸功能的規律，時間一長，胃腸黏膜將遭到損害，容易誘發胃炎、潰瘍及消化不良等疾病。

人在床上躺著，尤其是入睡後，新陳代謝降低，能量消耗減少，特別是現在生活水準提高，營養豐富，如果睡覺時間超過正常需要，就會使體內能量「入大於出」，以脂肪的形式堆積於皮下，不需要多長時間就會成為「小胖子」。

因此，愛護自己的身心健康，就必須改掉賴床的不良習慣。

54. 當心睡出啤酒肚

年過 40 的中年男子似乎很難避免身材走樣，雙下巴、啤酒肚幾乎已成了中年男子的標記。

究竟是什麼原因讓中年男性身材走樣呢？

根據最新的調查研究顯示，睡眠質量是主要原因之一。

根據美國芝加哥大學發表於美國醫學協會會刊的最新研究報告指出：男性隨著年齡的增長，睡眠中的深眠階段也就越來越少，進而影響成長激素的分泌，使男性身材走樣。深眠的時間越少，促進成長的激素分泌也就減少。成長激素的缺乏會使得體內脂肪組織增加並囤積於腹部，還會減少肌肉的質量、力量及運動的負荷量，而且年紀越大影響越大。如果我們增加深眠的時間，所分泌的成長激素就會隨之增加。

所以，男性最好從 35～40 歲之間就開始進行一些改善

睡眠的措施，如，睡前洗個熱水澡增高體溫；運動 20 分鐘以上，每週 3～4 次，這些都有助於增加深眠時間。

55. 面對面睡覺有害健康

生活中，經常有面對面睡覺的情形，比如恩愛夫妻之間、母子之間，往往是面對面相對而睡，表現雙方的恩愛和關心。這種面對面睡覺的情況，對雙方身體健康有害。

在人體內以腦組織的耗氧量最大。一般情況下，成人的腦組織占全身耗氧量的 1/6 左右。兩個人面對面地睡覺時，雙方長時間吸收的氣體大部分是對方呼出來的「廢氣」。這樣由於氧氣吸入不足，易使睡眠中樞的興奮性受到抑制，出現疲勞，因而容易產生睡不深或多夢等現象。同時，因睡眠中樞興奮性受到抑制而出現的疲勞，其恢復過程比較緩慢，使人醒後仍感到昏沈，萎靡不振。

兩人經常面對面睡覺，還有可能引起大腦的睡眠中樞興奮和抑制功能發生障礙，出現記憶力減退，思維分析能力下降，以致影響工作和學習。

所以，為了自己和家人的身體健康，睡覺時還是不要面對面的好。

56. 蒙頭睡覺不可取

養生專家提醒，蒙頭睡覺對身體健康有害。

在蒙頭睡覺時，被子裏的空氣不流通。由於不斷地呼吸，被子裏的氧氣量逐漸減少，吸入體內的氧氣也就明顯

減少，這樣，體內新陳代謝和產生能量所需要的氧氣就不充足，體內營養物質的氧化作用也不完全，代謝紊亂就會引起不舒服的感覺。

醫學研究證明，空氣裏如果含有20%以上的氧氣，人就會感到呼吸舒暢，精神爽快，即使含有5%的二氧化碳，也不至於產生有害的作用。相反，如果氧氣下降到17%，即使吸入4%的二氧化碳，也可產生喘息、窒息感，甚至發生生命危險。

蒙頭睡覺使氧氣吸入減少，二氧化碳在體內蓄積，這樣就會產生憋悶、透不過氣的感覺，這種異常情況上報給大腦，就引起一些皮層區域的興奮活動，睡眠中就易做噩夢。

經常蒙頭睡覺，不但影響睡眠質量，而且會使身體虛弱、心肺功能降低、頭痛頭暈。所以，蒙頭睡覺對健康不利，不是好習慣，應當予以糾正。

57. 睡眠養生六不宜

睡眠時有許多需要注意的問題，以下6項尤其需要牢記。

(1)不可憂慮、惱怒

睡前憂愁、惱怒等不良情緒會引起氣血的紊亂，導致失眠。

(2)不可進食

臨睡前進食容易增加胃腸負擔，既影響入睡，又有礙健康。如睡覺前感覺饑餓，應於進食後稍休息一段時間再睡。

(3) 不宜說話太多

睡覺前說話過多會使精神興奮，思想活躍，從而影響入睡，導致失眠。

(4) 不可張口

鼻腔內有鼻毛，鼻黏膜有豐富的毛細血管，能分泌黏液，對吸入的空氣有過濾、加溫及濕化作用。睡眠時若張口呼吸，可使未經過鼻腔過濾、加溫及濕化的乾燥空氣直接吸入肺內，易發生肺部疾病。

(5) 不可掩面

睡眠時以被覆面，會影響氧氣的吸入，對身體健康極為不利。

(6) 不可吹風

睡眠時開窗，有利於房間內的氣體交換，對身體健康有利。但在冬天窗戶不宜開得太大，床鋪應遠離窗戶，以不覺得有寒氣直吹為宜，要特別注意預防受涼感冒等。

58. 這樣午睡不科學

專家提醒，科學午睡必須注意以下 3 點。

(1) 不趴在桌上午睡

趴在桌上午睡會影響消化，如果吃了午飯就立刻趴在桌上睡午覺，胃的消化功能很容易受到影響，造成胃部的脹氣。而且入睡後人的心率會逐漸減慢，流經組織的血液速度也相對變慢，流入大腦的血液會比平時減少。

午飯後較多的血液要進入胃腸道，幫助消化，趴著睡會加重腦部的缺血，最終導致頭暈、耳鳴、腿軟腳麻等症

狀。

趴在桌上午睡還會影響呼吸。由於它使身體彎曲增加，導致呼吸不通暢，胸廓也不能很好地舒展，體內氧氣供應自然會不充足。女性壓迫胸部的姿勢還會誘發各種心臟及乳房疾病。

同時，眼科醫生認為，趴在桌子上睡覺的姿勢還有可能壓到眼球，使眼睛充血，造成眼壓升高，尤其對高度近視的人而言更加不利。

(2)不以手代枕

不少在辦公室裏工作的人都有肩痛、手臂酸痛等問題，這些可能都與平時用胳膊當枕頭睡覺有很大關係。

因此，午睡時最好不要直接趴在手臂上，不如帶個小墊子、小枕頭，甚至拿外套當枕頭都會好一些。

(3)注意午睡時間

人的睡眠分為淺睡和深睡兩個階段。一般人在睡眠80～100分鐘後，便由淺睡轉入深睡。

為什麼有的人午睡後「越睡越困」呢？

因為人處在深睡時，大腦各中樞的抑制過程加深，腦組織中許多毛細血管暫時關閉，腦血流量相對減少，這時醒來，由於被抑制的大腦皮層和關閉的毛細血管尚未開放，從而使大腦出現暫時性供血不足，植物神經功能紊亂，使人感到「越睡越困」，難受不適。

所以，午睡時間過長（90～120分鐘），反不如時間短（40～80分鐘）醒來後精神狀態好。因此，午睡時間不宜過長，以1小時以內為宜，這樣既有助於機體疲勞狀態的消除，又可避免出現「越睡越困」的現象。

59. 醒後不宜立即下床

研究表明，清晨醒後立即下床對身體健康有害，容易誘發心腦血管等疾病。

人在睡眠時，大腦皮層處於抑制狀態，各項生理機能都維持著「低速運轉」，這時人體新陳代謝降低，心跳減慢，血壓下降，呼吸變緩，部分血液滯留於四肢。早晨一覺醒來後，呼吸、心跳、血壓、肌張力等在大腦由抑制轉為興奮的一瞬間，即要迅速恢復「正常運轉」，此時會導致交感神經興奮，腎上腺素的分泌增加，引起心跳加快、血管收縮、血壓上升。

而由於經過一夜時間的體內代謝，尿液和不顯性失水會丟失體內水分，以致血液變稠，血流變緩，循環阻力加大，心腦供血不足。所以，醒後如果立即下床活動，對本來已經負擔過重的心臟來說，無疑是雪上加霜，最容易誘發心腦血管等疾病，甚至造成意外死亡。

因此，早晨醒來後的第一件事不是倉促起身穿衣，而是賴床 5 分鐘，取仰臥位，進行心前區和頭部的自我按摩，做深呼吸、舒展腰身和四肢，然後慢慢坐起，從容不迫地穿衣，再緩緩地下床，使剛從睡夢中醒來的身體功能逐步適應日常活動。這一點，對於中老年人來說，顯得尤為重要。

三、睡眠質量自測

1 根據以往的經驗，你的睡眠類型是（　　）。

A. 很快入睡並且一覺睡到天亮。

B. 雖然每晚起來 1～2 次（上廁所），但回來很快能入睡。

C. 睡覺輕，但半夜醒來又入睡很難。

2 當你每天起床後常有的感覺是（　　）。

A. 感到精力充沛，並且整天神清氣爽。

B. 感到疲憊，但經活動後漸覺精力充沛。

C. 感到疲憊，一天都提不起精神。

3 你每天是否在同一時間睡覺和起床為（　　）。

A. 總是如此　B. 大部分時間　C. 起居時間很不規律

4 你覺得臥室裏的溫度（　　）。

A. 合適　B. 冷　C. 熱

5 你每晚睡幾小時為（　　）。

A. 5～8 小時　B. 大於 8 小時　C. 小於 5 小時

6 你是否有規律地進行運動（　　）。

A. 是　B. 經常　C. 否

7 你是否在睡覺前一小時內進行運動（　　）。

A. 否　B. 偶爾　C. 是

8 你臥室的噪音水準（　　）。

A. 偶爾有些聲音　B. 非常安靜　C. 非常吵鬧

9 請描述睡覺時你臥室的光線水準（　　）。

A. 漆黑一片　B. 非常黑　C. 亮如白晝

10 你習慣在床上看書，看電視或工作嗎？（　　）

A. 否　B. 有時　C. 是

11　睡前一小時左右你是否經常吃東西？（　　）

　　A. 否　B. 視情況而定　C. 是

12　你是否吸菸？（　　）

　　A. 否　B. 有時　C. 是

13　你是否在睡前喝點酒以助儘快入睡？（　　）

　　A. 從未　B. 偶爾　C. 經常

14　你是否有臨睡前回顧一天所發生的要事的習慣？（　　）

　　A. 否　B. 偶爾　C. 是

15　你是否有固定的睡前活動（如：洗個熱水澡，看 15 分鐘書）？（　　）

　　A. 每晚如此　B. 偶爾　C. 否

16　你是否需要安眠藥，以助睡眠？（　　）

　　A. 否　B. 偶爾　C. 是

17　你早晨起床困難嗎？（　　）

　　A. 否　B. 偶爾　C. 是

18　你有半夜從夢中驚醒的經歷嗎？（　　）

　　A. 幾乎沒有　B. 有時　C. 常常

19　該睡覺了，但你突然覺得饑腸轆轆，你會：（　　）。

　　A. 喝杯牛奶再睡

　　B. 大吃一頓填飽肚子再睡

　　C. 餓著上床睡覺

20　請評價你的床：（　　）。

　　A. 軟硬適中　B. 硬邦邦　C. 軟，翻身費勁

評分及說明：

選擇 A 者得 2 分，選擇 B 者得 1 分，選擇 C 者得 0 分。

　　按選項得出每題分數，各題分數相加得到總分，滿分40分。你的總分是。

　　31～40分：你的睡眠質量非常高，你懂得經營自己的睡眠環境，遠離不良習慣。

　　22～30分：你的睡眠質量尚可，雖然會有些睡眠障礙，但不影響你的生活、學習、工作。

　　21分及以下：你的睡眠質量差，長此以往，將嚴重影響你的生活、學習、工作，需要好好改進。

四、阿森斯失眠量表自測

1　你能按時睡覺嗎？（　　）
　　A. 沒問題　B. 輕微延遲　C. 顯著延遲
　　D. 延遲嚴重或沒有睡覺

2　你夜間醒來對你的睡眠有影響嗎？（　　）
　　A. 沒影響　B. 輕微影響　C. 顯著影響
　　D. 嚴重影響或沒有睡覺

3　你比期望的時間早醒嗎？（　　）
　　A. 不早醒　B. 輕微提早　C. 顯著提早
　　D. 嚴重提早或沒有睡覺

4　你有足夠的睡眠時間嗎？（　　）
　　A. 足夠　B. 輕微不足　C. 顯著不足
　　D. 嚴重不足或沒有睡覺

5　你對你的睡眠質量滿意嗎？（　　）
　　A. 滿意　B. 輕微不滿　C. 顯著不滿
　　D. 嚴重不滿或沒有睡覺

6 你白天的情緒怎麼樣？（ ）
A. 正常　B. 輕微低落　C. 顯著低落　D. 嚴重低落

7 睡眠對你白天的身體功能有影響嗎？（ ）
A. 正常　B. 輕微影響　C. 顯著影響　D. 嚴重影響

8 你白天想要睡覺嗎？（ ）
A. 不思睡　B. 輕微思睡　C. 顯著思睡　D. 嚴重思睡

評分及說明：

選 A 者得 0 分，選 B 者得 1 分，選 C 者得 2 分，選 D 者得 3 分。

按選項得出每題分數，各題分數相加得到總分，你的總分是 ＿＿＿＿ 分。

4 分及以下：你的睡眠質量很好。

5～6 分：你可能失眠。

7 分及以上：你失眠了，需要治療。

第3章
運動養生

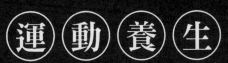

運動養生就是運用傳統的體育運動方式進行鍛鍊。我們的祖先很早就認識到宇宙萬物，特別是人類的生命活動具有運動的特徵，因而積極提倡運動養生。現代醫學也認為「生命在於運動」，運動可以提高身體新陳代謝，使各器官充滿活力，推遲向衰老變化的過程，尤其是對心血管系統，更是極為有益。

一、運動養生

　　掌握科學的運動方式，可以使我們的生活和工作充滿朝氣蓬勃的活力和輕鬆愉快的樂趣；可以幫助我們建立生活的規律和秩序，提高睡眠的質量，保證充足的休息，提高工作效率；可以提高人體的適應和代償機能，增加對疾病的抵抗力……總之，運動可以使人健全體魄、防病防老、延長壽命。

60. 運動養生三部曲

　　運動對身體健康非常重要，一方面，適度運動可以促進血液循環和新陳代謝，調節和興奮大腦神經中樞，增加和提高免疫力；另一方面，運動還可以增強食慾，提高睡眠質量。但在鍛鍊身體的時候，要把握好鍛鍊前、鍛鍊中和鍛鍊後這 3 個環節，這樣才能達到鍛鍊的最佳效果，才能讓你的免疫力得到提高。

(1)鍛鍊前的準備工作要做好

　　鍛鍊應該選擇適宜自己的運動方式。鍛鍊是為了強身健體，要根據自身的身體狀況量力而行。

　　在開始鍛鍊前要選擇好地點和時間。適宜鍛鍊的地點應是環境幽靜、陽光柔和、空氣清新、地勢平坦，既不偏僻也不繁華。老人尤其應該選擇周圍有人的地方鍛鍊，遇到緊急情況的時候好有人照應。同時，還要結合自身的健

康狀況、季節、天氣等因素，考慮鍛鍊的地點是選擇離家近的小區內，還是稍微遠些的公園裏。

在時間安排上，有晨練和暮練。科學研究證實，還是暮練比較科學。因為晨練存有諸多弊端，如早晨人體的組織和器官機能運轉較遲，對外界的反應敏感性也差，特別是年老體弱者，在晨練時容易發生意外。早晨近地面的空氣污染物尚未擴散，氣溫較低，易患傷風感冒，引發舊疾。另外，在春秋季節，早晨多霧，空氣中的有害物質對健康不利。

(2)鍛鍊中精神要放鬆

在鍛鍊的時候，始終保持樂觀的心情，意念放鬆，先做好伸展運動。放鬆的順序自上而下，從頭部、頸部、兩肩、兩胯、兩腿到兩足。然後活動四肢，伸伸腰腿，使肌肉和韌帶都逐漸放鬆。在運動過程中，一定要循序漸進，運動量由小到大，動作由慢到快，運動時間由短到長。運動快要結束了，要做好調整運動，不要驟然停止。如閉目靜默、調整呼吸，以及做一些輕微的、小運動量的動作，甩手擺腿，身體前屈後仰，輕輕轉腰等。這樣可以使因運動而滯留於下肢血管中的血液回流至心臟，防止發生意外。

在鍛鍊的時候，感覺身體不適應立即停止。鍛鍊應持之以恒，但前提是身體狀況要好，如果帶病堅持鍛鍊反而適得其反。有的人在鍛鍊時感到不舒服，如頭暈、心慌、憋氣、胸悶、腹痛等，遇到這種情況，應該立即停止鍛鍊。如果休息後還不見好轉，應及時就醫。

(3)鍛鍊後要注意調整

鍛鍊結束後，一定要根據身體反應隨時調整運動量和

運動方式。

經過鍛鍊，睡眠和飲食狀況是否得到了改善，這樣的運動量身體是否吃得消，可以自己測量一下運動後的心率、血壓，定時稱體重，判斷自己的運動量是大了還是小了，適當增加或減少運動時間，確保最佳的運動效果。此外，運動後的飲食也很重要。

61. 運動後的飲食很重要

劇烈的體育運動後，特別是在長途跋涉或長距離跑步之後，人們往往感到腰腿或全身肌肉酸痛，疲憊不堪，也許還有饑渴難耐之感。在這種時候，該喝什麼飲料為宜，又該吃什麼食物為好呢？

一般情況下，在勞動或鍛鍊之後應當吃鹼性食品。在動物性食品中，只有奶類和動物血屬鹼性食品，其他都屬酸性食品。在飲料方面，最好是喝牛奶、豆漿和飲茶水、果汁（不加糖），礦泉水或白開水亦可。

至於運動後適宜喝鹽水還是喝糖水，應根據具體情況靈活掌握。一般來說，在出汗較多的情況下，特別是夏天進行劇烈運動時，應適當喝些淡鹽水。據測定，跑一次馬拉松，隨汗液帶走 30 克氯化鈉。而一個人每天從食物中攝取的氯化鈉只有 10～15 克，這樣勢必引起機體缺鹽，以致疲乏無力，甚至引起肌肉痙攣或抽筋。因此，夏季從事劇烈運動時，適當喝些淡鹽水是必要的。

在強度不太大、時間不太長、環境溫度不太高的情況下運動，體內產生的熱量較少，不會產生大量排汗和無機

鹽丟失現象。這時，既不需要喝鹽水，也不需要喝糖水。

如果運動時間比較長，如跑馬拉松，長距離騎自行車等，體內能量消耗比較多，就應適當喝些糖水或糖鹽水。至於一般的體育鍛鍊，就沒有必要喝糖水了。

最適宜於在鍛鍊之後吃的食物莫過於豆腐、豆腐乾和各種豆製品，還有新鮮水果、瓜類及各種蔬菜。這些都是很好的鹼性食品。海帶被稱為「鹼性食物之冠」。

此外，將芝麻與黃豆炒熟，加生薑絲和少許鹽，用開水沖泡著吃，止渴又可充饑。芝麻、黃豆、生薑都是很好的鹼性食品，吃了以後對降低血液中的酸度和消除疲勞，同樣是很有益處的。

62. 擠出時間來運動

日常生活中，人們常苦於擠不出時間進行體育鍛鍊。其實，只要你有心，有許多行之有效的健身方法，只要持之以恒，同樣對身體非常有益。

例如，利用收拾床鋪的機會，儘量拉伸背、腰腿部肌肉韌帶。彎腰時，要努力使背部保持水平，挺直脊柱。蹲下時，兩個腳後跟不要離地，這對防治腰背痛有好處。梳頭時，儘量將胳膊肘向上拉。最好用冷水洗臉，並把臉浸到水中，然後反覆用手摩擦整個面部。用冷水浸潤眼睛，能使眼睛感到舒服。

上下樓少乘電梯，爬樓時挺直腰板，踮起前腳掌，以增強腿部肌肉；上下班盡可能步行；乘車時最好站著，並不斷調整身體平衡來進行鍛鍊。站立的姿勢要挺胸、收

腹，努力使兩個肩膀收攏。頭頂向上，意想要頂到車廂頂棚，這樣可增強腹肌，挺直脊柱，舒展頸椎。

事實上，運動並不一定需要場地、固定的時間，只要自己想運動，就可以利用一切空餘的時間來運動。這些看似簡單的運動，對身體健康大有好處。

63. 散步走出健康來

散步也是較好的運動方式，但這常常為人所忽略。當然，散步要散出健康來，就必須掌握科學的散步方法。

(1)端正姿勢

頭正平視，收腹縮臀；雙腳平行，腳尖朝前；步幅均勻，步態穩健；手臂適度擺動，或用力前後擺動，以增進肩和胸廓的活動，這對有呼吸系統慢性病者尤為適用；患有消化不良者可一邊行走一邊按摩腹部，以促進胃液分泌和胃的排空。

(2)掌握呼吸

呼吸應採用吸氣鼓腹、呼氣收腹的方法；呼氣應均勻緩慢，比吸氣時間長。老年人和心血管病患者開始時不宜走得過快，如心跳過快，呼吸困難，應放慢速度，過一段時間再逐漸加快步伐。

(3)選擇步頻

普通散步為每分鐘 60～90 步，快速散步每分鐘 100 步以上。普通散步適用於一般的自我保健；快速散步一般以 7 天為一個階段，應根據自我感覺和脈搏來決定是否轉入下一階段，不要操之過急。

(4)散步時間

應儘量避開每天空氣污染高峰，即太陽升與落的前後
1 小時左右。注意不要在污染嚴重的工業區散步。

(5)穿著舒適

散步時應穿得輕便一些，衣褲不宜繃得過緊，不要穿
高跟鞋。

(6)持之以恒

散步鍛鍊，貴在堅持，每週最少 5 天，每天最少 45 分
鐘。養成鍛鍊的習慣後，可適當延長散步的距離和時間，
以稍出一點汗為好。

64. 健身走的學問

健身走是一種時尚的運動，但不得要領往往會帶來負
面影響。因此，掌握健身走的學問，就顯得比較重要了。

健身走的標準走姿是：提臀抬腿，全腳掌著地，昂頭
挺胸，肩部舒展，走得輕鬆自然，並富有彈性。只有這
樣，才不會因長期震動導致椎間盤遭到傷害、關節和神經
受損、足部韌帶撕裂。

健身走還要注意選擇環境。在空氣清新、污染較少的
田野、大道上走，會使人心曠神怡，心情舒暢。

健身走的定量也可自我控制。在運動次日清晨起床前
數一下脈搏，高於運動前 5～10 次／分鐘，是運動過度。
一般來講，初練者在步行 3 個月之後，安靜時的脈搏平均
下降 5～6 次／分鐘，是有效的標誌。

什麼時間走也有不少學問。一般肝功能欠佳者不宜在

飯後 1 小時以內走動，因為這樣會使血液在運動中分流到四肢，使肝血流量減少 20%～50%，不利於肝細胞的修復。

常常進行健身走，能讓你更健康，不失為一種有益的運動養生方式。

65. 快走的健康秘訣

「行如風」是形容走路速度比較快。研究表明，用較快的速度走路，對於促進心血管系統的活動能力、提高呼吸肌的功能、降低血液中膽固醇含量、避免高血壓症的發生，都有良好的作用。

美國保健體育學教授詹姆斯認為，要想預防疾病，達到體態健美必須做到每分鐘消耗熱量達 14.63 焦耳以上的運動。而以較快的速度走路，則是達到健身、健美的重要方法。

那麼，怎樣的快速步行有利於身體健康，在快速步行時應注意哪些呢？

① 快速步行與平時的走路稍有不同，快速步行在速度、持續時間以及步頻上都有一定的要求。時間一般持續在半個小時左右，速度以每分鐘 120 步左右為宜。

② 快速步行時，要求身體略向前傾斜，雙臂自然下垂，協調地前後擺動於身體兩側，全身重量著力於腳掌前部。步態要均勻、沈穩而有規律，著地重力要一致。要精神抖擻，矯健輕鬆，充滿活力。

③ 在進行快速步行健身時，每人應根據自己的身體情

況，做到量力而行。如體質較強的可在步行中結合慢跑進行，而年邁者則需循序漸進地由慢逐漸到快速，距離由短到長。

66. 慢跑跑出好身體

慢跑比步行運動量增大，人體各種機能的活動都比步行加快，對預防、延緩或減輕動脈粥樣硬化，減少心絞痛的發作，促進心血管病患者的康復，預防神經衰弱及消化、呼吸系統疾病都有好處。慢跑的速度可用心率控制，適宜心率等於 170 減去年齡；鍛鍊時間 20～30 分鐘，最好每天練習一次，間隔時間不要超過 1 天。用於慢跑的地面應避免過硬，並要注意由腳掌至腳跟的緩衝，防止損傷。

步行和慢跑雖各有好處，但都要得法才能有益。慢跑也有時間長短之別，對每個人而言，要看身體健康狀況和條件來定，以運動量適當為宜。如何測定運動量的大小呢？現在一般以脈搏跳數來定。健康人以年齡減演算法測定，即 170 減去年齡為公式來計算，每分鐘的脈搏高於得數，則為運動量偏大，應減速或改跑為走；如低於得數，則為運動量偏小，可加速或改散步為快走，改快走為慢跑。另一種計算法是淨增心率計算法，即運動完後的最高心率減去靜態時的心率，等於淨增心率。體弱者淨增心率不超過 20 次為宜，強壯者不超過 60 次為好，身體狀況一般者可在 20～60 次中間選擇。

剛開始鍛鍊的人，可先從散步開始而後快步而後慢跑而後長跑，逐漸適應，逐漸加大運動量。

67. 長跑的養生之道

最簡便易行的健身鍛鍊就是跑步。近年來，長跑運動在國內外頗為盛行。長跑對增強人的心肺功能特別有好處。有的人把跑步比作欣賞音樂，因為兩者都可以使神經系統興奮，給人帶來樂趣。堅持長跑還是防止身體超重和治療肥胖症的有效方法之一。怎樣長跑才能有利健康呢？

① 跑步動作要自然放鬆，呼吸要有節奏而深長，不要憋氣。

② 跑步的距離和速度要量力而行，循序漸進，不要突然快速跑或衝刺，以每次晨跑有舒服感為宜。

③ 在清晨跑步時，要十分小心。跑的速度要慢些，注意安全。

④ 如果跑步後感到身體不適或反應較大，應立即停止鍛鍊，並進行相應的醫療檢查。

⑤ 長跑鍛鍊是一種健身的好方法，但亦要注意安全，特別是老年人、心臟病患者更需注意，不可勉強，不可要求過急。

⑥ 出現無力、噁心、頭暈等現象時身體無疾病者不必驚慌，只要有意識地加深呼吸，減慢一些速度，堅持跑下去，反應很快就會消失，這時身體會感到異常舒服、輕鬆。

68. 登樓梯也得有講究

登樓梯是許多人都在做的運動，但登樓梯也得有講究。以下便是一些登樓梯運動的注意事項：

① 每次登樓梯的運動時間不宜過長,以 10～15 分鐘較為合適。身體素質一般的青年和中年人,運動後脈搏分別為 110～150 次／分鐘和 100～130 次／分鐘為宜。健康的老年人以 100～130 次／分鐘為宜。中年以上健康狀態欠佳者,脈搏以 90～110 次／分鐘為宜。

② 登樓梯運動是比較激烈的有氧運動形式,參加鍛鍊者必須健康狀況良好,同時具有一定的鍛鍊基礎,有嚴重心肺疾患的人,嚴禁參加這一運動。

③ 要熟悉開展登樓梯活動的地理環境,對樓梯梯段的臺階數要熟悉,以便於計算臺階數。一般的樓梯梯段大致為 9～14 個臺階。

④ 登樓梯的速度和運動度應保持適中,以不感到明顯的緊張和吃力為宜。登樓梯的腳步要儘量踏實,以免踏空跌倒,造成運動損傷。

⑤ 樓梯過道要相對寬敞、明亮,空氣新鮮。不要在堆放物品的樓梯和拐彎處鍛鍊。

⑥ 鍛鍊前應先活動腰、膝和踝關節。鍛鍊時應穿軟底鞋,動作要輕緩,不要勉強做難度高的動作,如一步登 3 個以上臺階的動作,要量力而行。

69. 拍打養生術

歷代養生專家在實踐中創造出一套拍打養生術。它有強筋壯骨、活動關節、促進血液循環、增強內臟功能和代謝的積極作用,對中老年人尤為適用。這種健身方法通常是用自己的手掌或握拳拍打全身。拍打後會感到全身輕

鬆、動作敏捷、頭腦清醒、精神愉快，這種辦法靈活、機動，既經濟又能收到實效。配合其他鍛鍊方法，調節飲食，即可延壽強身。

當然不是隨便的拍打，而是需要有一定的方法。

① 拍打運動先輕後重，先慢後快，剛柔相濟，快慢適中，不要用力過猛。

② 姿勢要正確。開始時兩腿自然分開，頸直挺胸。拍打時全身要放鬆自然，不要緊張，呼吸平穩，排除雜念。

③ 拍打運動前要適當做些準備活動，運動時根據季節情況選擇適宜的服裝，飯前飯後要適當掌握用力程度。

④ 拍打時間以 15～30 分鐘為好，有病痛的部位可多拍一會兒，強度以個人感覺舒服為宜。拍打運動最好在晨起後進行，一般每天 1～2 次即可。

70. 倒行運動對健康有益

養生專家告訴我們，倒行運動對健康有益。

人向前走時，是足跟先著地，重心逐漸移向足尖；而倒退行走時，是足尖先著地，然後重心向後移到足跟，這樣更有利於靜脈血由肢體末梢向心臟方向回流，更有效地發揮雙足「第二心臟」的作用，有利於血液循環。

另外，倒行時，改變了腦神經常規支配運動的定式，啟用了不少平時不常運用的神經結構，強化了腦的功能，可防止腦廢用性萎縮。

一個人每天至少要走 3000 多步，多者可達 10000 多步。長期向前行走，會使人體的肌肉分為經常活動和不經

常活動兩大部分，其中腰部肌肉往往總是處於緊張狀態，長時間的部分肌肉緊張和另一部分肌肉的鬆弛會影響人體的微妙平衡。而倒行從生物力學角度上講則可以彌補向前行走的不足，在給予不經常活動的肌肉刺激的同時，可有效地使緊張的肌肉趨於鬆弛，建立機體新的平衡。例如退著走，腳向後邁步時，骨盆傾斜的方向與向前走時的方向相反，從而使腰部肌肉及下肢肌肉充分放鬆。因為倒行鍛鍊是一種自然的活動方式，所以倒行時，可使人精神集中，心理趨於安定，神經的自律性得以增強。

例如足球比賽中，每當後衛倒退回防時，顯得格外靈活和精力充沛。的確，如果從功能方面考慮的話，倒行100 步，其健身功能比得上向前行 1000 步。所以，只要有條件，倒行可以作為一項有益的放鬆性健身方法。

倒行能使腰背部肌肉有規律地收縮和鬆弛，有利於腰部血液循環的改善，提高腰部組織的新陳代謝。由於許多人特別是中老年人有不同程度的腰肌勞損，故經常開展倒行運動，可以減輕疼痛，長期堅持這項運動，不但能治療腰肌勞損，而且能矯正姿勢性駝背，對提高脊柱關節及四肢關節的功能均有益處。當然，進行倒行運動時必須注意安全，應選擇平坦、寬闊、遠離車輛的地方進行。

71. 甩手養生法

甩手運動簡單易行，不分年齡、性別，不需要場地、器材，隨時隨地可以進行，更適用於中老年體弱者和一般慢性病人鍛鍊。

(1)甩手的好處

甩手具有調節神經系統功能的作用，有助於神經細胞從興奮狀態進入抑制狀態，使過度興奮而致功能紊亂的神經細胞恢復正常，它對於治療神經衰弱、高血壓、頭痛等有一定的作用。甩手運動時，由於兩臂的牽拉，使胸廓的活動增加，呼吸加快、加深，呼吸功能增加，因而有助於慢性氣管炎、肺結核的治療。甩手對胃潰瘍、肝炎、胃炎、消化不良等也有一定的治療效果。

(2)甩手的方法

甩手前，身體應站直，兩眼平視前方，兩腳分開與肩同寬，兩臂自然下垂，掌心向內。

甩手時，兩臂前後或左右來回擺動，前擺時兩臂與身體的垂夾角不超過 60 度，後擺時不超過 30 度。

擺動頻率，每分鐘不宜超過 60 次，每日鍛鍊 1～2 次，每次甩手 100～500 次。

(3)甩手的注意事項

做甩手運動時，要心平氣和，呼吸自然，輕鬆愉快。時間以早晨起床後最好；地點應選擇在空氣新鮮、環境安靜的院落、田野或河、湖旁。

一般每天鍛鍊 2 次為宜，甩手的次數應根據個人的體質情況，選擇在 100～500 次之間。饑餓和飽飯後不宜立即進行甩手鍛鍊。甩手的次數應隨鍛鍊時間的延長而逐漸增加，甩手結束後，要進行整理活動，如深呼吸、散步、做操等。

如果在甩手過程中出現頭暈、胸疼、兩臂酸沈、精神不振等現象，說明甩手運動過量，應適當減少甩手次數。

長期堅持甩手運動，會使人食慾旺盛，精神振奮，體力充沛，睡眠良好，所患疾病的症狀也會減輕或消失，獲得健身強體之功效。

72. 傍晚鍛鍊有益健康

俗話說：「一日之計在於晨。」大部分人習慣於早晨鍛鍊，認為這能振奮精神。然而，國外的一些醫學保健專家研究認為，傍晚鍛鍊亦大有裨益。

美國某大學健康中心研究指出：人體的各種活動都受「生物鐘」的控制，在一天 24 小時內，人的體力最高點和最低點都有一定的規律性，而體力發揮到最高點的時間，多數是在傍晚，在這段時間裏，人的肢體反應的靈敏度及適應能力都達到最高峰，心率及血壓的上升率也最為平穩，在這段時間內鍛鍊，引起心跳加速及血壓上升率較低，對健康有益。

研究還認為，傍晚運動距睡眠時間較短，所產生的疲勞能促使較快入睡。

另外，傍晚鍛鍊更適於腦力勞動者。經過一天的腦力勞動，許多事情都存在於腦海之中，如在晚餐半小時後選擇一幽靜之處，舒筋展腰，鬆弛精神，既能使思維清新，又能改善睡眠狀態，可謂一舉兩得。

73. 居室內也可輕鬆運動

運動不一定需要很大的場地，即使在屋室內也可以輕

鬆進行。以下就是一些屋室內的簡便運動方法。

① 側臥床上，背部略拱起，雙腿及雙臂做一字型伸直，然後做翻滾動作。左右側各轉動 4 次。

② 側臥，雙腿合併彎曲，雙手抱膝，使膝蓋彎近前胸，下頜也俯垂至胸部。保持此姿勢 5 秒鐘，然後向另一側滾動。每側各做 4 次。

③ 平躺在床上，雙腿彎曲，腳底緊貼床面，雙手開始平放在大腿上，然後頭部抬起，下頜內收至胸部，雙手觸摸膝蓋，保持此姿勢 5～8 秒鐘，重複練習 4 次（注意練習中身體位置是彎曲，而並非坐直）。對於加強下背部及腹肌的彈力最有幫助。

④ 坐在床沿上，緩慢地把身體向前彎俯，雙手設法觸及腳趾，維持此姿勢約 5 秒鐘；然後緩慢地恢復坐的姿勢。同樣動作重複 4～5 次。如此可減少骨骼因長期受壓而產生的不適。

⑤ 兩腿開立，與肩同寬，兩手舉在頭上，兩手指交叉握，向上翻掌；然後兩臂直臂隨上體儘量向上伸，腳跟抬起，提踵站立，保持此姿勢 2 分鐘；接著上體向前屈，兩臂自然下垂。重複練習 4 次。

⑥ 身體直立，呈挺胸收腹緊腰狀；兩臂側平舉，以兩肩關節為軸，然後雙臂分別向前和向後做轉動動作。前後轉動各 20 次。

⑦ 原地跑步 3 分鐘。剛開始時慢些，之後加速，再放慢。

74. 四個三分鐘運動

4個3分鐘運動，是醫學理論指導下的一種有效的健身鍛鍊方法。

(1)腹式呼吸3分鐘

仰臥，解開腰帶，放鬆全身，然後吸足一口氣，有意識地使肚子鼓足，憋一會兒再慢慢呼出去。腹式呼吸是對全身重要內臟器官的運動，由於膈肌上下運動幅度增大，肺部擴大，心臟及大動脈等胸腔內的器官活動增加，腹內臟器以及血管神經得到緩和而有節奏的運動，有助於消食化痰。入睡前運動還可以幫助入眠。

(2)頭低位運動3分鐘

即在起床後或臨睡前，做一次「雙手攀足固腎腰」的操作。方法是站立呈彎腰低頭，雙手儘量俯身觸地，1秒鐘1次，1分鐘彎60次。開始時可以少彎幾次，由少到多。這種運動可逐步增加腦血管的抗壓力，以預防中風。但有血管硬化或心臟病的人做這種運動時要謹慎，以防發生意外。

(3)冷水澡洗3分鐘

冷水浴，是全身「血管操」，特別對皮膚微循環大有好處，可促進全身血液循環，預防心血管和腦血管疾病。

(4)搓手3分鐘

兩手相對不斷揉搓，直到手心感到微熱為止；再將手背相對，來回摩擦，最後是十指互相交叉，不停上下揉擦。手上有很多經絡穴位，按摩這些穴位可以對其對應的內臟有很好的保健作用。

75. 游泳是很好的運動方式

炎炎夏日，許多人都喜歡游泳，游泳不僅是夏季較好消暑的運動方式，而且具有很好的養生保健作用。

(1) 游泳能消除多餘脂肪

人在水中游泳時，會使身體大量為生熱量，加上人體在水中不停地運動，機體能量的消耗更大。為了維持機體的平衡，身體需要動員大量的貯備能源物質加速分解，補充散失和運動消耗的熱量。另外，游泳過程中身體受到冷水刺激，還會反射性引起甲狀腺素分泌增加，甲狀腺素可達到減肥保持正常體重的目的。

(2) 游泳能降低血漿膽固醇濃度

游泳鍛鍊可促進血漿中高密度脂蛋白含量增加，高密度脂蛋白是膽固醇的「剋星」。它不僅參與膽固醇的逆向運輸，促使血漿固醇返回肝臟被轉化利用，而且當它的含量足夠多時，還能使已經沈著在動脈壁上的膽固醇被剝離下來，從而起到調節血漿膽固醇濃度的作用，有助於預防動脈硬化。

(3) 游泳能增強心血回流的功能

游泳時，水波對皮膚血管有拍打擠壓的「按摩」作用，有利於靜脈血液回流，促進血液循環加快，這對心臟工作極為有利，可減輕心肌負擔，有助於改進心肌的微循環功能和營養供應，使心肌更發達，收縮更有力。

(4) 游泳能治療慢性疾病

慢性關節炎患者，在水中鍛鍊，利用水的浮力，使雙腿的關節部位處於放鬆狀態，使之屈伸自如，輕鬆舒適地

得到鍛鍊，比慢跑療效更好。因為慢跑時，患者必須用雙腳支撐體重，關節總是處於緊張狀態，雖然也活動，效果卻減半。游泳還可以改善四肢血液循環和新陳代謝，可減輕骨關節的增生和肌肉酸痛。

哮喘病患者也可以從游泳中得到益處。由於水面空氣新鮮、濕潤，也沒有刺激性很強或其他引起過敏的物質。只要控制好水溫，患者在游泳時不易誘發哮喘病，還可防止因其他運動方式引起的支氣管痙攣。

(5)游泳能調節大腦功能

繁忙的工作，頭暈腦脹，到水裏遊上幾十分鐘，頓時感到精神振作，頭腦清醒，工作效率肯定會大大提高。

76. 適合一生的運動養生方案

以下是一套能讓人一生受用的運動養生方案。需要說明的是，這一套運動養生方案適合於所有人，不一定要從頭開始，只要找到對應於自己的年齡段就可以了。當然，如果能從 20 歲開始遵照執行，對身體將更有益處。

(1)20歲

可選擇高衝擊有氧運動、跑步或拳擊等運動方式。對你的身體而言，好處是能消耗大量卡路里，強化全身肌肉，增進精力、耐力與手眼協調。

在心理上，這些運動能幫助你解除外部壓力，讓你暫時忘卻日常煩惱，獲得成就感。同時，跑步還有激發創意、訓練自律力的優點；而拳擊除了培養信心、克制力與應對衝突的能力等好處外，更適合拿來當作「出氣筒」。

(2) 30歲

建議選擇攀岩、溜冰或者武術來健身。除了減肥，這些運動能加強肌肉彈性，特別是臀部與腿部；還有助於增強活力、耐力，能改善你的平衡感、協調感和靈敏度。

在心理上，攀岩能培養禪定般的專注工夫，幫助你建立自信與策略思考力；溜冰令人愉悅，忘卻不快；武術幫助你在衝突中保持冷靜、自強與警覺心，同樣能有效增進專心的程度。

(3) 40歲

選擇低衝擊有氧運動、遠行、爬樓梯、網球等運動。對身體的好處是能增加體力，加強下半身肌肉，特別是雙腿，像爬樓梯既可以出汗健身，又很適合忙碌的城市上班族天天就近練習。網球則是非常合適的全身運動，能增加身體各部位的靈敏度與協調度，讓人保持精力充沛，同時對於關節的壓力也不如跑步和高衝擊有氧運動來得大。

而在心理上，這些運動讓人神清氣爽，緩解緊張和壓力。以爬樓梯為例，有規律地爬上爬下常是控制自己，讓心情恢復穩定的好方法；同樣，打網球除了有社交作用，還能拋開壓力與雜念，訓練專心、判斷力與時間感。

(4) 50歲

適合的運動包括游泳、重量訓練、划船以及打高爾夫球。游泳能有效加強全身各部位的肌肉與彈性，而且由於有水的浮力支撐，不如陸上運動吃力，特別適合療養者、孕婦、風濕病患者與年紀較大者。重量訓練能堅實肌肉、增加骨骼密度；提高其他運動能力；而打高爾夫球時如果能自己走路、自己背球袋，而且加快腳步，常有穩定心臟

功能的效果。心理上,游泳兼具振奮與鎮靜的作用,專心的划水讓人忘卻雜務;重量訓練有助提高自我形象滿意度,讓壓力與煩躁都隨汗水宣泄而出;團隊一起划船能培養協同與團隊精神;打高爾夫球則可讓人更專心、更自律。

(5)60歲以上

多做散步、交誼舞、瑜伽或水中有氧運動。散步能強化雙腿,幫助預防骨質疏鬆與關節緊張;交誼舞能增進全身的韻律感、協調感和優雅氣質,非常適合不常運動的人選擇嘗試;瑜伽能使全身更富彈性與平衡感,能預防身體受傷;水中有氧運動主要增強肌肉力量與身體的彈性,適合肥胖、孕婦或老弱者健身。

這些都不算是劇烈的運動,但是在健身之外,它們的最大功用是能使人精神抖擻,感覺有趣,並且有社交的作用,是讓老年人保持年輕心態的一個好方法。

進行必要的體育鍛鍊,能夠達到健身祛病,防病抗衰,延年益壽的目的。但是運動必須要講究科學的鍛鍊方法,不能只憑熱情、願望,盲目地進行運動,否則不但達不到預期的效果,還會發生運動型損傷而有害於身體健康。

二、運動誤區

進行必要的體育鍛鍊,能夠達到健身祛病,防病抗衰,延年益壽的目的。但是運動必須要講究科學的鍛鍊方法,不能只憑熱情、願望,盲目地進行運動,否則不但達不到預期的效果,還會發生運

動型損傷而有害於身體健康。

77. 運動過量不利養生

運動專家提醒，健身鍛鍊應以適度為宜。

因為，劇烈的大運動量會損害人體免疫系統的功能，使淋巴細胞、T 細胞、巨噬細胞對病原微生物的防禦能力受到不同程度的削弱。過度劇烈的運動可使胸腺所分泌的胞腺素減少，致使肌體的整個調節反應受損，降低人體免疫力，不利於對病原微生物的防禦，為此運動專家主張鍛鍊適度。

生活中，不少人認為，鍛鍊就是穿上運動衣，到體育場跑上 10 圈、20 圈，或到健身房運動上幾小時，才算真正的運動。其實，日常生活中，不乘電梯登樓梯，不坐汽車步行上下班，早晚散步等活動也屬鍛鍊。另外，騎自行車、游泳、打太極拳等中等量的體育活動也是健身好方式，其運動效果遠比大運動量的跑步等劇烈運動好得多。一個成年人，每天只進行 30 分鐘的中等量運動就足以達到健身的目的了。而這 30 分鐘，不必是一次性的，可分兩三次進行。老年人和心血管疾病患者，更不能進行劇烈運動，否則會導致骨質損害，尤其是心血管患者劇烈運動後易引起猝死。

78. 空腹運動有害健康

生活中，許多人都習慣在早晨做運動，但若不吃早餐

就開始健身運動，對身體反而是一種傷害。運動專家提醒，空腹運動可能影響心肌功能，引起心律失常，甚至造成猝死，尤其是中老人更應小心防範。

運動專家告訴我們，人體在運動時所需的能量供給，主要靠食物中攝取而來的糖類。經過一夜的睡眠，胃腸中已無食物，如果立刻運動，其能量來源轉向脂肪，此時血液中的脂肪酸會明顯升高，過度活躍的脂肪酸可能損傷心肌，引起心臟毛病。尤其是 50 歲以上的人，危險更大。

因此，晨起後可先喝杯牛奶或吃些麵包等食物，防止血糖過低，但不宜飽餐。如果來不及吃早餐，千萬不可做劇烈運動或慢跑，不妨散散步或伸展一下筋骨，較為安全。

79. 晨起運動養生三大禁忌

以下是運動專家提供的晨起運動養生的 3 大禁忌。

(1) 晨練不宜過早

清晨 4 時左右，人體的血液黏滯性最高，流動性最差，易凝結形成血栓，阻礙血液循環，是心血管疾病多發的時間，另外，室外晨練過早並突然劇烈運動，肌肉中血流量急劇增大，會加大心臟的收縮強度與頻度，心肌會因供氧不足而過早疲勞，以致產生胸悶、肋痛等現象。晨練應根據機體適應性原則，負荷或強度按小—大—小的規律循序漸進，做到練前做好準備活動，練中控制好強度。

(2) 晨練不宜不專心

晨練過程中，背誦外語單詞或者聽錄音、廣播，都會

影響大腦皮層感覺中樞中運動刺激信息反饋的穩定性和皮質運動中樞下達「命令」的準確性，破壞中樞神經系統持續穩定的興奮性，造成運動情緒上的不規則波動，打破機體系統的調節規律，使晨練效果大打折扣。

(3)晨練後不宜立即進餐

運動後，人體血液大多滯留在體表血管內，胃腸道血流量相對很小，不利於食物的消化、吸收，這時進食，會給消化系統增加負擔，易產生腹脹、噁心等症狀。

80. 運動養生的時間誤區

並非所有的時間都適合運動，以下便是一些運動養生的時間誤區。

(1)進餐後

進餐後有較多的血液流向胃腸道，以幫助食物消化吸收。此時運動會妨礙食物的消化，時間一長會導致疾病。

(2)飲酒後

酒中的酒精很快被消化道吸收入血液中，並進入腦、心、肝等器官，此時運動，將加重這些器官的負擔。與餐後運動相比，酒後運動對人體產生的消極影響更大。

(3)霧 天

霧天運動對身體非常有害。城市中的霧的最大特點是含有對人體有害的物質。隨著城市工業、交通運輸業的發展，大氣中的煙塵和有害氣體大量增加。空氣中飄塵、降塵、一氧化碳、二氧化硫污染嚴重，它們的微粒凝結核能吸附飄浮在空氣中的水氣而形成霧。

在污濁的霧氣中運動鍛鍊，會吸入各種有毒物質引起咽喉炎、氣管炎、眼結膜炎和過敏性疾病。此外，在晨霧中運動，由於濃霧水氣大，妨礙肺泡進行氧氣和二氧化碳的交換，使身體器官組織供氧不足，因此，有人在霧中運動，往往感到呼吸不暢，胸悶不適，容易疲勞。

81. 運動養生四不宜

日常生活中，許多人在劇烈運動之後，立即大量飲水、立即停下來休息、立即吹空調、立即洗冷水澡等，殊不知，這些習慣對身體有害無益。

(1)不宜立即大量飲水

許多人習慣於在劇烈運動後大量喝水，這樣一來會使血液中鹽的含量降低，加之出汗，鹽分更易喪失，導致鈉代謝失調，發生肌肉抽筋現象。而且，一次性喝水過多，胃腸會出現不舒適的脹滿之感，若躺下休息更會因擠壓影響心肺活動。

所以，劇烈運動後，口雖渴也不宜一次性喝水過多，應採用「多次少飲」的方法喝水。

(2)不宜立即停下來休息

劇烈運動時，人體的血液多集中在肢體肌肉中。由於肢體肌肉強力地收縮，會使大量靜脈血迅速回流到心臟，心臟再把有營養的動脈血送至全身，血液循環極快。如果劇烈運動剛一結束就停下來休息，肢體中大量的靜脈血就會淤積在靜脈中，心臟就會缺血，人體也就會因心臟供血不足而出現頭暈、噁心、嘔吐、休克等缺氧症狀。

(3)不宜立即吹空調

有人劇烈運動剛一結束，馬上就進入空調室。實際上，這會帶走身體很多熱量，使皮膚溫度下降過快，由神經系統反射活動，會引起上呼吸道血管收縮，鼻纖毛擺動變慢，降低局部抵抗力，此時寄生在呼吸道內的細菌病毒就會大量繁殖，極易引起傷風、感冒、氣管炎等疾病。

(4)不宜立即洗冷水澡

有些人劇烈運動後立即進行冷水浴，但由於肢體溫度和水溫相差懸殊，這樣極易發生小腿抽筋。因此，劇烈運動後應先擦汗液，等不再出汗時，再進行冷水浴較為妥當。

以上所說的劇烈運動，並不是指超負荷的運動，因為運動養生以適度為宜。這裏的劇烈運動，是相對而言的。而且，運動養生4不宜，在炎熱的夏季更加應該重視，不要因為圖一時之快而損害了健康，那樣就得不償失了。

82. 走跑不當易損傷

走跑運動是比較普及的運動形式，雖然動作簡單，但是同樣會產生運動性損傷，如果得不到充分的重視，甚至會造成較為嚴重的身體損害。常見的損傷如下。

(1)肚子疼

肚子疼產生的主要原因是在正式運動前未進行準備活動，因為心臟惰性大，不能適應運動負荷，引起呼吸肌紊亂「岔氣」，或是飯後、飲水後使腸系膜受到過分牽拉。

預防：減速，調節呼吸節奏，加深呼吸，同時用手按壓，可減輕疼痛。

(2)肌肉酸痛

小腿肌肉酸痛屬於運動過程中的正常生理現象，肌肉收縮產生能量的同時，肌肉內發生一系列變化，三磷酸腺苷、磷酸肌酸、糖苷分解釋放能量，若強度過大，血液循環跟不上，氧氣供應不足，乳酸堆積，刺激了神經系統，引起了疼痛。

處理：熱水燙腳、按摩、洗腿。

(3)肌肉痙攣

俗稱腿抽筋，它是一種強直性肌肉收縮不能緩解放鬆的現象，冬季多發，天冷，未進行準備活動或小腿肌肉受到冷的刺激均會引起肌肉酸痛。而且，必須注意運動適度，應根據自身情況來確定運動量的大小。

處理：保暖、牽引、按摩，適度運動。

(4)胸　痛

走跑運動中呼吸不均，沒有用鼻呼吸，冷氣直接吸入肺，致使肺血管收縮，血液循環障礙，長時間挺胸跑，胸部持續緊張均會引起胸痛。

預防：走跑過程中用鼻呼吸，做好保暖工作。

(5)跟腱炎

跟腱炎是指跟腱背側深筋膜和腱組織之間的滑膜層及其結締組織損傷，造成血液循環障礙，導致腱圍及腱組織的損傷性炎症。由於走跑場地不平，過硬，會造成跟腱炎。扁平足、足弓過高、後群肌肌力不足也是主要的發病原因。

預防：在鞋跟內加一層軟墊，有助於減緩跟腱緊張。

(6)足底筋膜炎

足底筋膜是一種堅韌及低延展性的纖維組織，它起到

了維持足弓的正常彎度的作用，足底筋膜炎患者通常在早上起床或久坐後起來步行時疼痛最為劇烈，行走一段時間後會減輕，因此很多人不注意，繼續跑步會導致惡化，原因主要是：扁平足；小腿肌痙攣加重這種損傷。

處理：減少走跑的時間。冰敷，避免足趾上翹動作。

預防：做伸展運動，進行肌力練習。

(7)尿色有變化

尿色顏色變深，屬於正常生理；尿中出現白色渾濁，是因為體內供應能量的代謝旺盛，磷酸鹽排泄增加；尿色變紅或醬油色，尿中出現紅血球、血紅蛋白，造成腎血液循環障礙，毛細血管通透性增加，即運動性蛋白尿，這種損傷只有在強度較大時才會發生。

預防：降低運動強度。

83. 感冒後應多睡覺少運動

對於感冒，專家認為目前治療的主要手段不是藥物，而是休息。

在睡眠時，人體的免疫細胞能製造一種叫「胞壁酸」的特殊物質，這種物質不僅可促進睡眠，而且還能增強人體的免疫功能，對感冒患者頗有好處。感冒患者發熱也是一種促進體內「胞壁酸」產生的過程。因此，若感冒時劇烈運動或睡眠減少，則體內的「胞壁酸」生成就會減少。這樣，機體的抵抗力下降，病毒便會伺機繁殖，以致病期延長或並發多種疾病，如支氣管炎等。

為此，專家建議，凡是感冒患者有發熱（體溫超過

37.5℃），或出現明顯的咳嗽、渾身酸痛等症狀時，應放下工作或學習，休息兩三天，至退熱及症狀消失時為止。休息期間，應以臥床為主，也可在房間或庭院裏散散步。每日應保持 10 小時睡眠，同時注意多飲水，吃一些營養豐富和易消化的食物，身體才會很快地恢復健康。

84. 運動不當易引起五大婦科病

鍛鍊能使身體更健康，精力充沛，但若鍛鍊不當，尤其是超負荷運動，有可能引致婦科疾病。常見的如下。

(1) 月經異常

專家調查從事較大運動量的少女，月經異常者占相當大的比例，多表現為月經初潮延遲、週期不規則、繼發性閉經等，且運動量愈大初潮年齡越晚。

其原因主要是由於劇烈運動會抑制下丘腦功能，造成內分泌系統功能異常，影響體內性激素的正常水平，從而干擾了正常月經的形成和週期。

(2) 外陰創傷

運動中不慎，如外陰部與自行車的坐墊、橫襠或其他硬物相撞，容易發生外陰部血腫，嚴重者傷及尿道和陰道，甚至盆腔。外陰部的大陰唇皮下組織疏鬆，靜脈叢豐富且表淺，受外力碰撞後很容易引起血管破裂出血，造成較大面積淤血。

(3) 子宮下垂

女性做超負荷運動，特別是舉重等訓練可使腹壓增加，引起子宮暫時性下降，但不會出現子宮脫垂。若長期

超負荷運動，就會發生子宮脫垂。研究發現，子宮位置正常的女性負重 20 千克時，宮頸位置沒有明顯變化；負重 40 千克時，宮頸就有明顯的向下移位。

(4)卵巢破裂

劇烈運動、抓舉重物、腹部擠壓、碰撞等都可引起卵巢破裂，從而出現下腹部疼痛，甚至波及全腹。卵巢破裂一般發生在月經週期第 10～18 天，其中 80%的黃體或黃體囊腫破裂，腹腔穿刺有血。

(5)子宮內膜異位症

經期劇烈運動有可能使經血從子宮腔逆流入盆腔，隨經血內流的子宮內膜碎屑有可能種植在卵巢上，形成囊腫。得了子宮內膜異位症後，患者常出現漸進性加劇的痛經，還常引起不孕。

85. 健身房中的健康隱患

去健身房健身已經成為人們運動休閒的首選。但專家提醒，健身房的室內污染問題應該重視。

健身房，尤其是新建的健身房，常常會有建築污染，比如放射性氡、氨氣污染，以及裝飾和室內家具造成的甲醛、苯污染等。這些污染都會給健身者的健康帶來隱患。

到健身房健身的人們，自身也會造成空氣污染，主要包括以下幾種。

(1)二氧化碳污染

研究證明，人的活動量不同，呼吸所產生的二氧化碳數量也不同，在激烈運動時產生的二氧化碳是靜止時的 10

倍左右。尤其是健身房內人群密集，呼吸的二氧化碳也容易使人產生噁心、頭痛等不適症狀。

(2)可吸入顆粒物污染

在運動過程中，難免會有一些場地的揚塵，以及衣服、鞋襪上的塵埃等，這些微粒物可能被吸入人體的呼吸系統，甚至深入肺部。它們不僅可能成為微生物的載體，其本身還含有有毒物質或其他致病物。

(3)體表排出的臭氣和微生物

室內空氣中的惡臭物質主要有氨、甲基硫醇、硫化氫、苯乙醛、苯乙烯等。同時細菌、病毒與空氣顆粒物也相伴存在，隨空氣塵量變化而變化。特別是在人員集中的公共場所內，這些空氣中的微生物和懸浮顆粒物更多，也就更容易對人體造成危害。

(4)噪音污染

噪音污染也是需要注意的一種污染。在做運動時，嘹亮的口令聲、震耳的音樂聲是健身房的標誌，但如果聲音過高將會成為一種噪音污染。噪音會加速人的心肌衰老，增加心肌梗塞的發病率。長期接觸噪音的人，還可使體內腎上腺分泌增加，出現血管收縮、血壓升高、心率加快、頭痛健忘、注意力下降、消化力減弱等一系列不適症狀。

86.健身運動八大誤解

要做到科學運動，就要從思想上、觀念上，糾正對健身運動的誤解。以下健身運動的 8 大誤解，是必須改正的。

(1)跑步是最好的健身方法

沒有哪一種健身方法是最好的，對青少年來說，盡可能選擇自己喜歡的運動。其實，求快也是一種誤解，取得健身效果需要時間和耐心。

(2)如果你不是每天1小時、每週5天鍛鍊，做什麼都白做

不要相信這種偏激的理論。事實是，即使每天堅持鍛鍊一點點時間也會有很多益處。研究表明，每週兩三次半小時的行走就能明顯降低心臟病發病率、降低血壓、緩解壓力以及增強精力和免疫力。

(3)只要你小心注意，鍛鍊前不做熱身運動也可以

大錯特錯！訓練前、後輕柔地拉伸及放鬆肌肉能有效防止多種嚴重運動損傷的發生。

(4)沒有「疼痛」就沒有收穫

疼痛是身體某處出問題的信號。鍛鍊過程中感到疼痛應減慢運動，直到停止鍛鍊。要想發達肌肉、增強耐力，多少應該經受些不適，但那絕不應是疼痛。

(5)熱敷可使損傷處痊癒快些

運動損傷（如腳踝扭傷）之所以疼痛，是因為傷處內有出血及腫脹，熱敷加速血液循環，只會加重出血及腫脹。正確的處理是損傷24小時之內冷敷（如冰塊），24小時後用熱療來減輕疼痛和腫脹。

(6)肉類有利於肌肉生長

肉類含有大量蛋白質，但在加速提供能量方面效果卻很差。理想的飲食是含糖量高的食物，如麵食、馬鈴薯、麵包等。糖分是最好、最容易利用的能量，因為你今天運

動需要的能量是以你昨天的飲食為基礎的。

(7)最好的鍛鍊時間是清晨

最好的鍛鍊時間並非只有一個。最好的鍛鍊時間是你有鍛鍊慾望並符合你的時間安排時。有些人喜歡以晨練開始一天，而有些人認為一天工作結束後鍛鍊是重新獲得能量和放鬆的好辦法。

(8)每天鍛鍊身體的同一個部位能最快增強力量

每天鍛鍊身體的同一個部位最易造成損傷。要增強力量，應該讓肌肉負重訓練至疲勞點，接下來給這些肌肉一天的時間去休息、恢復。過度鍛鍊會引起肌肉拉傷及疼痛。

87. 運動後不宜吃雞、魚、肉、蛋

許多人在體育鍛鍊後常有肌肉發脹、關節酸痛、精神疲乏之感。為了儘快解除疲勞，他們就會買些雞、魚、肉、蛋等大吃一頓，以為這樣可以補充營養，滿足身體需要。其實，此時食用這些食品不但不利於解除疲勞，反而對身體有不良影響。

人類的食物可分為酸性食物和鹼性食物。判斷食物的酸鹼性，並非根據人們的味覺，也不是根據食物溶於水中的化學性質，而是根據食物進入人體後所生成的最終代謝物的酸鹼性而定。酸性食物通常含有豐富的蛋白質、脂肪和糖類。而鹼性食物通常都含有豐富的鉀、鈉、鈣、鎂等元素，在體內代謝後生成鹼性物質，能阻止血液向酸性方面變化。所以，酸味的水果，一般都為鹼性食物而不是酸性食物，雞、魚、肉、蛋、糖等味雖不酸，但卻是酸性食物。

科學研究發現，只有體液呈弱鹼性，才能保持人體健康。正常人的體液呈弱鹼性，人在體育鍛鍊後，感到肌肉、關節酸脹和精神疲乏，其主要原因是體內的糖、脂肪、蛋白質被大量分解，在分解過程中，產生乳酸、磷酸等酸性物質。這些酸性物質刺激人體組織器官，使人感到肌肉、關節酸脹和精神疲乏。而此時若單純食用富含酸性物質的雞、魚、肉、蛋等，會使體液更加酸性化，不利於疲勞的解除。而食用蔬菜、甘薯、柑橘、蘋果之類的水果，由於它們是鹼性食物，可以消除體內過多的酸，降低尿的酸度，增加尿酸的溶解度，可減少酸在膀胱中形成結石的可能。

所以，人在體育鍛鍊後，應多吃些鹼性的食物，如水果、蔬菜、豆製品等，以利於保持人體內酸鹼度的基本平衡，保持人體健康，儘快消除運動帶來的疲勞。

三、身體健壯指數自測

請選擇符合自己生活實際的答案。

		是	否
1	與同齡人一起快走時，能跟上他們，同時能和他們輕鬆地聊天，不喘氣。	（　）	（　）
2	能連爬三段樓梯，（每段10～20階），而不需停下來喘氣。	（　）	（　）
3	經常睡得很熟，醒來時精神百倍，很有信心地去應付一天的工作。	（　）	（　）

4 每天工作結束時，還覺得精力充沛，能夠出去享受晚間的社
交生活。　　　　　　　　　（　）　（　）
5 每天飲酒少於兩杯或不到兩瓶啤酒。　（　）　（　）
6 不抽菸，或至少有 15 年不抽菸了。　（　）　（　）
7 每天步行至少 3000 公尺。　　　　　（　）　（　）
8 每天做 3 次運動並且出汗。　　　　　（　）　（　）
9 喜愛自己的生活，生活得很積極。　　（　）　（　）
10 定期到醫院做體檢。　　　　　　　　（　）　（　）
11 不是很胖但也不是很瘦。　　　　　　（　）　（　）

評分及說明：

以上每道題選「是」得1分，選「否」得0分，你的總分是
　　　　分。

9～11 分：你很健壯，繼續保持鍛鍊及良好的生活方式。

7～8 分：你比較健壯，但應找出不足，以便能使身體更健
壯。

6 分以下：你的身體可能存在某種隱患，應有針對性的健
身，或到醫院檢查。

四、體力年齡自測

請你按要求完成下面 10 套測試動作，並按規定計分，然後根
據 10 套動作的總分查對體力年齡表，就可以得知自己的體力年齡
了。請你在以下各題選擇符合你實際情況的答案。

1 做前屈彎腰動作（試驗身體柔軟程度），完成情況（　　　）。
　A. 手不能碰地

143

B. 手指尖能碰地

C. 手握拳頭能碰地

D. 手掌能瞬間碰地

E. 手掌能緊緊按在地上

2 背後上下拉手（檢驗關節靈活性），完成情況（　　　）。

A. 兩手背後不能相互接觸到。

B. 有一側能做到兩手指尖相接觸。

C. 有兩側能做到兩手指尖相接觸。

D. 有一側動作能做到兩手相握。

E. 兩側動作均能做到兩手相握。

3 俯地挺身（試驗臂力），完成情況（　　　）。

女　性	男　性
A. 不能完成	A. 不能完成動作
B. 只能做 1 次	B. 能做 5 次
C. 能做 2 次	C. 能做 10 次
D. 能做 3 次	D. 能做 15 次
E. 能做 5 次以上	E. 能做 20 次

4 單腿下蹲（試驗腿力），完成情況（　　　）。

A 不能完成動作。

B. 只能一條腿下蹲。

C. 兩條腿都能下蹲。

D. 只有一條腿下蹲後能站起。

E. 兩條腿都能下蹲後站起。

5 仰臥起坐（試驗腹肌力量），完成情況（　　　）。

A. 不能坐起。

B. 揪住褲子才能坐起。

C. 腳稍微抬起，使點勁才能坐起。

D. 能按正確姿勢坐起。

E. 兩腳著地，兩膝支起來後仍能坐起。

6 背肌動作（以腹部著地，四肢舒展，向上挺起。試驗背肌力量），完成情況（　　）。

女　　性	男　　性
A. 堅持不到 3 秒	A. 能堅持不到 5 秒
B. 能堅持 5 秒以上	B. 能堅持 5 秒以上
C. 能堅持 10 秒以上	C. 能堅持 10 秒以上
D. 能堅持 15 秒以上	D. 能堅持 20 秒以上
E. 能堅持 20 秒以上	E. 能堅持 30 秒以上

7 原地跳高（試驗瞬間爆發力），完成情況（　　）。

女　　性	男　　性
A. 跳起高度不足 20 公分	A. 跳起高度不到 30 公分
B. 跳起高度達 20 公分以上	B. 跳起高度達 30 公分以上
C. 跳起高度達 28 公分以上	C. 跳起高度達 38 公分以上
D. 跳起高度達 35 公分以上	D. 跳起高度達 45 公分以上
E. 跳起高度達 40 公分以上	E. 跳起高度達 55 公分以上

8 180 度轉體跳躍（兩腳一前一後適度跨開，跳起並轉體 180 度，落地後成背朝後的姿勢，試驗靈活性），完成情況（　　）。

A. 在 30 秒內跳躍次數不滿 25 次。

B. 在 30 秒內跳躍次數達 25 次以上。

C. 在 30 秒內跳躍次數達 30 次以上。

D. 在 30 秒內跳躍次數達 35 次以上。

E. 在 30 秒內跳躍次數達 40 次以上。

9 雙足橫跳（測試敏捷性），將報紙折成對開，放在地上，兩腿併攏站在報紙的一側，然後雙腿同時左右來回橫跳，在 30 秒內，你的跳躍次數為（　　）。

A. 不滿 25 次。

B. 達 25 次以上。

C. 達 30 次以上。

D. 達 35 次以上。

E. 達 40 次以上。

10　立臥撐（試驗耐力及綜合體力）。動作說明：① 預備姿勢② 直立；③ 兩腿併攏下蹲，雙手扶地；④ 兩臂支撐身體，兩腿向後蹬直，用腳尖著地；⑤ 腳尖蹬地，雙腿向前收攏，還原成下蹲姿勢；⑥ 直立，還原。男子做 20 組，女子做 10 組，完成情況為（　　）。

A. 不能完成規定數量動作。

B. 完成後，上氣不接下氣，胸部難受。

C. 完成後，气喘吁吁，說話困難。

D. 完成後，呼吸較為急促。

E. 完成後，無異常感覺。

評分及說明：

以上每題選 A 者得 1 分，選 B 者得 2 分，選 C 者得 3 分，選 D 者得 4 分，選 E 者得 5 分，做完全部動作後，算出總分。你的總分是。對照下表，得知你的體力年齡。

總分	10	12	16	20	24	28	32	35	37	40	43	46	48	50
年齡	70	65	60	55	50	45	40	35	30	27	25	22	20	18

第４章
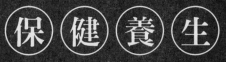

保健養生是一種全面維持健康的行為。保健養生追求的不僅僅是長壽，更重要的是生活質量的提高，從而使我們活得更健康、快樂。

一、科學保健

　　每個人應根據各自的情況，分年齡、階段進行科學的保健，可分別選用動功、靜功或動靜結合之功，又可配合導引、按摩等法。積極主動參與養生，可強身健體、延年益壽。

88. 鼻子保健法

　　鼻子是人體呼吸道的大門，當人呼吸時鼻毛像個忠誠的衛士，對空氣進行仔細過濾，把灰塵擋在外面，保證肺部和氣管的清潔。鼻腔內分泌許多黏液，能擋住溜進鼻孔內的灰塵和細菌。

　　鼻子對人體非常重要，因此鼻子保健不可忽視。

　　(1)浴鼻鍛鍊法

　　鼻與外界直接相通，只有增強鼻對外界的適應力，才能提高其防禦功能。所謂「浴鼻」鍛鍊，就是用冷水浴鼻或冷空氣浴鼻，增強鼻對天氣變化的適應能力，能很好地預防感冒和呼吸道的其他疾患。

　　(2)氣功保健法

　　健鼻功出自《內功圖說》，分三步進行鍛鍊。

　　方法是：兩手拇指擦熱，揩擦鼻頭 36 次；然後靜心意守，排除雜念。注意鼻端，默數呼吸次數 3～5 分鐘；晚上睡覺前，俯臥於床上，撤去枕頭，兩膝部彎曲使兩足心向

上，用鼻深吸空氣 4 次，呼氣 4 次，最後恢復正常呼吸。本法可潤肺健鼻，預防感冒和鼻部疾病，還有健身強體的作用。

(3) 藥物保健法

平常鼻腔內要儘量保持適當濕度，若過於乾燥易使鼻膜破裂而出血。在冬、春、秋氣候乾燥季節，特別是兒童，應在鼻內點一些香油，也可配合藥物保健，如在鼻腔內點一些複方薄荷油，或適量服用維生素 A 和維生素 D 等以保護鼻黏膜。

(4) 鼻子按摩4法

鼻外按摩：用左手或右手的拇指與食指，夾住鼻根兩側並用力向下拉，由上至下連拉 12 次。這樣拉動鼻部，可促進鼻黏膜的血液循環，有利於正常分泌鼻黏液。

鼻內按摩：將拇指和食指（注意手指清潔）分別伸入左右鼻腔內，夾住鼻中隔軟骨輕輕向下拉若干次。此法既可增加鼻黏膜的抗病能力，預防感冒和鼻炎，又能使鼻腔濕潤，保持黏膜正常。在冬春季，能有效地減輕冷空氣對肺部的刺激，減少咳嗽之類疾病的發生，增加耐寒能力，拉動鼻中隔軟骨，還有利於防治萎縮性鼻炎。

迎香穴按摩：以左右手的中指或食指點按迎香穴（在鼻翼旁的鼻唇溝凹陷處）若干次。在迎香穴位有面部動、靜脈及眼眶下動、靜脈的分支，是面部神經和眼眶下神經的結合處。按摩此穴不但有助於改善局部血液循環，防治鼻病，還能防治面部神經麻痺症。

印堂穴按摩：用拇指和食指、中指的指腹點按印堂穴（在兩眉中間）12 次，也可用兩手中指，一左一右交替按

摩印堂穴。此法可增強鼻黏膜上皮細胞的增生能力，並能刺激嗅覺細胞，使嗅覺靈敏。還能預防感冒和呼吸道疾病。

89. 眼睛保健很重要

一雙明眸善睞的眼睛，是美麗，也標誌著健康，所以眼睛保健很重要。眼睛保健養生的方法如下：

(1) 運目保健法

運目：早晨醒後，先閉目，眼球從右向左，從左向右。

遠眺：用眼睛眺望遠處景物。

(2) 按摩健目法

熨目：雙手摩擦至熱，兩手掌分別按在兩目上，使其熱氣煦熨兩目珠，稍冷再摩再熨。

捏目：即閉氣後用手捏按兩目的四角，直至微感悶氣時即可換氣結束，連續做 3～5 遍，每日可做多次，有提高視力的作用。

(3) 眼保健功法

靜坐按摩法：每日睡醒起身時，端坐，眼睛輕閉，調和氣息，使眼部放鬆，雙手食指微彎曲，大拇指抵住兩側太陽穴，其餘三指呈握拳狀，用微彎曲的食指上側緣從內眼沿上眼眶向外眼角按摩 20 次，閉眼片刻，然後大睜，重複做 3 遍。

摩目兩側：端坐或站立均可，眼部放鬆。兩中指端互相摩擦發熱後，先在內眼角處旋轉按摩 7 次，然後沿眼眶轉 3 圈；再於外眼角處按摩 7 次，沿眼眶轉 3 圈。各重複做 7 遍。

(4)飲食保健法

合理的營養可以增強眼睛的抗病能力，對保護視力有很大的作用，從而保持眼睛的健康。

蛋白質：眼球視網膜上的視紫質由蛋白質組成，蛋白質缺乏，可導致視紫質合成不足，進而出現視力障礙。含蛋白質的食物有瘦肉、魚、乳、蛋和大豆製品等。

維生素：維生素 A 是構成眼感光物質的重要原料，含維生素 A 較多的食物有動物肝、水果、蔬菜和胡蘿蔔等。

維生素 B_1、維生素 B_2 是參與包括視神經在內的神經細胞代謝的重要物質，含維生素 B_1 較豐富的食物包括米糠、麥麩、粗糧豆類及花生等；維生素 B_2 的來源主要是肝、蛋、乳和蔬菜。

維生素 C 是眼球晶狀體的主要營養成分，富含維生素 C 的食物有柚、番茄、棗、奇異果綠色蔬菜等。

微量元素：鋅能增加視覺神經的敏感度，富含鋅的食物有牡蠣、肝、奶酪、花生等。硒是維持視力的一種重要的微量元素，含硒較多的食物有魚、家禽、白菜、蘿蔔、韭菜、蒜苗等。鉬是組成眼睛虹膜的重要成分，含鉬較多的食物有大豆、扁豆、蘿蔔纓、糙米、牛肉、蘑菇、葡萄和蔬菜等。鈣和磷可使鞏膜堅韌，並參與視神經的生理活動，含鈣和磷豐富的食物有排骨、肉、乳品、豆類、新鮮蔬菜和魚、蝦、蟹等。

90. 牙齒保健的八項注意

牙齒與人相伴終生，健康的牙齒咀嚼食物有助於消化

吸收，減輕胃腸負擔，有益於身體健康。因此，必須注意牙齒保健。以下就是一些牙齒保健的注意事項：

(1)堅持刷牙

刷牙是清除口腔內食物殘渣、減少細菌繁殖和牙菌斑形成、潔齒健齒的最基本措施，每天要做到早晚刷牙，採取正確的刷牙方法，選用合適的牙膏和牙刷。

(2)不要小看牙周炎

牙周炎是較為常見的疾病，但卻不像齲齒那樣為人們所瞭解和重視。事實上，牙周炎容易反覆發作，損害牙周的健康，導致牙齒鬆動脫落。

(3)減少牙齒磨損

正確的咀嚼方法是，交替使用兩側牙齒。如果經常用單側牙齒咀嚼食物，則不用的一側缺少生理性刺激，易發生組織的廢用性萎縮，而經常咀嚼的一側負擔過重，牙齒受損，易造成牙髓炎，且引起面容不端正，影響面部美觀。

(4)防止意外傷害

不要用牙齒為瓶蓋或咬核桃等硬物，以防止牙齒的意外損傷。

(5)牙石及時清除

牙石不除不僅會影響牙菌斑的清除，還會促進新菌斑形成，其本身也在刺激牙齦感染病變，不利健齒。

(6)缺牙及時鑲

嚴重鬆動的牙齒要及時拔去。缺一顆牙而不鑲，意味著與其對應的另一顆牙的功能喪失。任何一顆完全壞掉的活動牙齒長期留在口腔，等於為細菌繁殖安了窩。細菌及

毒素可以由此進入血液循環，引起多種疾病。

(7)注意牙齒營養

牙齒的發育需要各種營養成分。因此，要使牙齒堅固，就不要偏食，多吃不同品種的食物，包括蔬菜、水果、肉類、蛋類、魚類、豆製品、乳製品等。

(8)慎用藥物

四環素等藥物可使牙齒發黃、牙釉質發育不全，日後易發生齲齒。因此，懷孕、哺乳期婦女和嬰幼兒最好少服或不服這些藥物。

91. 大腦保健法

一天 24 小時，就算是睡覺，我們也離不開大腦，因此，對持續工作的大腦進行保健確實很重要。以下介紹幾種保健大腦的方法。

(1)勤用腦

不要害怕用腦，用腦越多，大腦內各種神經細胞之間的聯繫越多，形成的條件反射也越多，腦子就更靈活。

科學家研究發現，勤用腦的人，大腦不易疲勞，腦神經細胞保養良好，儘管年齡增長，卻能避免老年性癡呆。而整天無所事事、無所用心的人，反而智力降低，而且大腦容易萎縮和早衰。

(2)食物養腦

營養專家告訴我們，有選擇性地食用某些食物對大腦非常有益，這類大腦「酷愛」的食物如下。

甜食：因為糖是供給大腦活動的主要物質，若血液中

血糖濃度過低，便易發生頭昏、目眩等症狀。

蛋白質：蛋白質是大腦最需要的營養物質，如果大腦和機體不攝入足夠的蛋白質，那麼體力和智力就會下降，反應敏捷度也相對減弱。含蛋白質最豐富的食物是肉和肉製品、牛奶和奶製品以及各種蛋類。

鉀：鉀對神經系統的活動有相當重要的作用，所以宜多補充些含鉀豐富的食物，如馬鈴薯、水果和蔬菜等。

磷：磷是大腦活動所必需的一種礦物質，它不僅是組成腦磷脂、卵磷脂的主要成分，而且還參與神經纖維的傳導活動，影響著人的反應敏捷程度。

含磷豐富的食物主要有蝦皮、乾貝、黃豆及奶製品、豆類食物等。

腦磷脂和卵磷脂：這兩種物質有增強思維敏捷和記憶的功能，可多吃些動物的腦、骨髓、蛋黃等。

維生素：人體缺少維生素 C 時，會感到疲勞、嗜睡，工作能力下降，反應明顯遲鈍，可多食蔬菜作補充。

谷氨酸：谷氨酸對大腦機能有改善作用，大豆、牛肉、乳酪、動物肝臟等食物中含量較多。

(3)健腦鍛鍊

每日清晨起床後，到戶外散步，或做保健操、打太極拳等。清晨空氣新鮮，大腦可得到充足的氧氣，喚醒尚處於抑制狀態的各種神經系統。在學習、工作疲勞時，應調節一下環境，如聽聽悅耳的音樂、歡快的鳥語，或觀賞一下綠草、鮮花等，這些活動能使人心情愉悅，精神振奮，提高大腦的活動功能。

(4)手指運動健腦

手指的技巧鍛鍊可促進思維，健腦益智，如用健身球鍛鍊。即手托兩個鐵球或兩個核桃，不停地在手中轉動，長期堅持會有良好的健腦作用。經常進行手指技巧活動，能給腦細胞以直接刺激，可以增強腦的活力，使其功能發達，保持整體平衡。

(5)保證充足睡眠

睡眠是大腦休息的重要方式，人在睡眠時，大腦皮層處於抑制狀態，體內被消耗的能量與物質重新合成，使經過興奮之後變得疲勞的神經中樞，重新獲得工作能力。睡眠的好壞，不全在於時間的長短，更重要的是睡眠的深度，深沈的熟睡消除疲勞快，睡眠時間可減少。

(6)節慾健腦

明代大醫學家張景岳說：「善養生者，必寶其精，精盈則氣盛，氣盛則神全。」這裏的神全即神志健全、大腦功能正常。神全的前提是精盈，重要的一條是節制慾望，不縱慾。反之，性生活過度，則傷精耗神，未老先衰，頭腦昏昏，智力減退，精神萎靡，百病叢生。

92. 頭部保健操

頭部是人體最重要的組成部分，每天堅持做頭部保健操，能收到祛病強身的效果。

(1)五指梳頭

張開五指如梳，單手或雙手並用均可，從前額髮際處向後，經頭頂梳向頭髮後際，先慢後快，每次 10～20 分

鐘，早晚各一次。此法集梳髮、按摩頭部、推拿穴位於一體，只要持之以恒，就能有利於生髮、烏髮、明目。

（2）揉捏耳廓

人體的經脈與耳朵有密切聯繫，每個臟器在耳部都有代表區，一旦某個臟器有病了，該臟器的代表區就會有反應點。每天早、晚捏耳廓 10～20 次，刺激耳廓上的穴位，就能達到養生的目的。

（3）叩齒運舌

每天早晚叩齒一次，即上下頜牙齒輕輕叩擊，每次叩1～2 分鐘，可健齒、固齒、強腎。叩齒後即運舌 2～3 分鐘。其方法是用舌舔牙齒，有意識地將舌體前後、上下、左右反覆攪動，並嚥下津液。這樣能提高味覺細胞的敏感性，改善口腔內血液循環，增進食慾，有益人體健康。

（4）搓面鼓腮

每天早、晚洗臉後，用手上下反覆搓擦面部 10～20次，使皮膚發紅，然後反覆鼓動兩腮，堅持鍛鍊，可使面部皮膚保持張力，防止脂肪在下頜和面部的堆積，並有利於面部防皺及美容。

（5）旋轉眼球

中國醫學認為，眼睛與人體各經絡聯繫緊密。因此，每天早晚旋轉眼球 10～20 次，可促進血液循環，有明目健身的作用。

（6）擺頭點頭

頭部從左到右，再從右到左來回擺動 9 下；然後再上下點頭 9 下，這是預防頸椎病的有效方法。

(7)頭皮按摩

頭皮按摩是保養頭髮、健腦保健的一種有效方法。按摩頭皮可促進頭皮的血液循環，鬆弛緊張的心情，促進頭髮的新陳代謝，幫助緊繃的頭皮鬆弛，進而促進頭髮的生長及健康。一般正常的頭皮一週可利用洗頭按摩一次即可。

(8)頭部穴位按摩

即對頭部百會、印堂、太陽穴、風池等 23 個穴位進行重按輕揉，按摩 10 餘下左右，堅持每 3 天或一週進行一次，對人體健康大有好處。

93. 頭髮乾枯如何保健

所謂「頭髮乾枯」，是指頭髮因失去水分和油脂的滋潤而導致頭髮乾枯易折斷、髮尾出現分叉的現象。專家提醒，預防頭髮乾枯應該注意以下幾點。

(1)注意合理的飲食營養

常食富含蛋白質和維生素 A、維生素 B 的食物，如核桃、芝麻、大棗、胡蘿蔔、青椒、菠菜、韭菜、油菜等。多吃水果、動物肝臟、蛋黃、魚類以及海帶、紫菜等含碘豐富的食品。

(2)少吃糖及脂肪類食物

常清潔頭髮，減少大氣污染對頭髮的損害，不用鹼性過強的洗髮精，洗髮後使用合適的護髮劑。

(3)不過勤地燙髮

一年最多 2 次，當髮質狀況較差時，不能燙髮、染

發。儘量不用電熱吹風吹頭髮,若使用,吹風溫度要儘量低,吹的時間儘量短,距離應保持在 20～30 公分。

(4)合理保養、充足睡眠、積極鍛鍊

每 2 個月修剪 1 次分叉的髮梢,每天用梳子將頭髮梳理整齊,使油脂均勻分佈於整根頭髮。不用塑膠梳,用木梳或骨製梳。夏季注意防曬,防止紫外線對頭髮的傷害。保持充足的睡眠,堅持參加體育鍛鍊。

94. 關節也要常保健

專家提醒,關節也要常保健,以下是關節保健的兩種方法。

(1)關節保健法一

① 坐位或站立,一腿抬起前後左右轉動腳掌,雙腿交替進行。

② 用力屈伸手指,速度由慢逐漸加快,可左右手交替或雙手同時進行。

③ 輪流舉臂或同時抬舉雙臂,臂部儘量伸直。

④ 仰臥,仰臥時腰部儘量上抬。

⑤ 前後左右轉動頭部,幅度儘量增大。

⑥ 雙臂平舉做下蹲及起立動作。

⑦ 左右腿交替做踢腿動作,踢腿儘量繃直上抬。

⑧ 向左、向右、向前屈體。

上述動作每次做 15～20 分鐘。

(2)關節保健法二

① 坐在地上(可放墊子),一腿伸直,上身挺直,另

一腿彎起，大腿緊貼身體，小腿緊貼大腿。兩手交叉用力將小腿壓向大腿。此動作兩腿交換做，每腿做 5～10 次。

② 雙腿彎起貼近大腿。小腿向外稍離大腿一定距離，腳掌離地。雙手緊貼兩膝側，將兩膝往中間壓。

③ 雙手支撐在身體兩側地上，雙腳用力支撐臂部慢慢上提，待腳和大腿、臂部成 L 形時，雙手挽緊膝彎部位，上身緊貼大腿，堅持數秒鐘。

上述動作每次做 15～20 分鐘。

95. 頸椎保健操

頸部運動鍛鍊是頸椎保健的重要內容之一。堅持頸椎運動鍛鍊不僅可以改善局部血液循環和防止頸部僵硬，而且可以增強頸部肌肉力量，對維持頸椎穩定和防止頸肌慢性勞損有重要意義。

常見的頸椎保健操如下：

預備姿勢：直立，雙足分開與肩同寬，雙手叉腰，眼平視正前方，即頭頸中立位。

(1) 前屈後伸

自頭頸中立位開始，先向前屈頭頸，後回至中立位。再向後伸頭頸，後回至中立位。向前屈頭頸時，下頜應儘量接近胸部，向後伸頭頸時，應儘量讓眼看到正上方。

(2) 左右側屈

自頭頸中立位開始，先向左側屈頭頸，後回至中立位，再向右側屈頭頸，後回至中立位。左右側屈時，頭頸應儘量向肩部靠攏。

(3) 左右旋轉

自頭頸中立位開始，先向左旋轉頭頸，後回至中立位，再向右旋轉頭頸，後回至中立位。旋轉時應儘量讓眼看到正側方。

(4) 左右環轉

先將頭頸自中立位儘量向前屈，然後向左環轉頭頸 1 周，回至原位。再向右環轉頭頸 1 周，回至原位，最後將頭頸回至中立位。

以上四節動作應連續完成，然後再重複 8 次，切勿每節單獨重複進行。每日可做操 2～3 次，做此操時動作一定要緩慢，不可突然用力。

96. 簡便易行的腰部保健五法

在我國傳統的養生防病理論中，歷來非常重視腰部的保健和鍛鍊，素有「腰為腎之府」的說法。自古以來，鍛鍊腰部的方法不少，大多是由鬆胯、轉腰、俯仰等運動，來疏通腰部的氣血運行，達到健腎強腰的作用。

(1) 前屈後伸

兩腿分開，與肩同寬，雙手叉腰，然後緩緩地做腰部充分的前屈和後伸各 5～10 次。運動時要儘量使腰部肌肉放鬆。

(2) 轉胯迴旋

兩腿分開，稍寬於肩，雙手叉腰，調勻呼吸。以腰為中軸，先按順時針方向，做水平旋轉胯運動，然後再按逆時針方向做同樣的轉動，速度由慢到快，旋轉的幅度由小

到大，如此反覆各做 10～20 次。

注意上身要基本保持直立狀態，腰隨胯的旋轉而動，身體不要過分地前仰後合。

(3)交替叩擊

兩腿分開，與肩同寬，兩腿微彎曲，兩臂自然下垂，雙手半握拳。先向左轉腰，再向右轉腰。與此同時，兩臂隨腰部的左右轉動而前後自然擺動，並借擺動之力，雙手一前一後交替叩擊腰背部和小腹，力量大小可酌情而定，如此連續做 30 次左右。

(4)雙手攀足

全身直立放鬆，兩腿可微微分開，先兩臂上舉，身體隨之後仰，儘量達到後仰的最大程度。稍停片刻，隨即身體前屈，雙手下移，讓手盡可能觸及雙腳，再稍停，然後恢復原來體位。可連續做 10～15 次。

注意身體前屈時，兩腿不可彎曲，否則效果不佳。老年人或高血壓患者，彎腰時動作要慢些。

(5)拱橋式

仰臥床上，雙腿屈曲，以雙足、雙肘和後頭部為支點（5 點支撐），用力將臀部抬高，如拱橋狀。隨著鍛鍊的進展，可將雙臂放於胸前，僅以雙足和後頭部為支點（3 點支撐）來進行鍛鍊，每次可鍛鍊 10～20 次。

97. 五大瘦臀法寶

生活中，許多人都想擁有健美的臀部，卻苦於沒有瘦臀的好方法。以下便是運動專家提供的 5 大瘦臀法寶。

(1) 爬樓梯

爬樓梯，簡單又省錢，但是，因為幾乎每棟大樓都有電梯，大家已經養成了搭電梯的習慣，怎麼可能還想爬樓梯呢！其實，爬樓梯有很多好處，可以消耗熱量，另外，如果你在爬樓梯時，每次踏兩個階梯，可帶動你的大腿及臀部肌肉群，堅實你的臀部。

(2) 推 牆

雙腿併攏，雙手撐在牆上，腿繃直，臀部先向外伸展10秒，接著再朝牆靠近10秒，重複做，不僅可以雕塑臀部曲線，也有收腹的效果，小腹也會慢慢變平。

(3) 立姿蹲舉

最好能有彈力繩或是跳繩輔助，如果沒有，也可以空手做。首先，雙腳張開與肩同寬踩住彈力繩，雙手再握住繩子放在肩上，臀部往下蹲，使大腿與小腿間約成90度，靜止動作維持8秒後，再站直。重複次數依個人情況調整。

(4) 前後步蹲舉

同樣可使用彈力繩或是跳繩輔助。腳踩著繩子後，兩腳成前後步，接著下蹲，使前後腳的大腿及小腿都成90度。

(5) 金雞獨立

找一把椅子，扶著椅背，一腳站直，另一腳在空中向後伸展，約2秒後，再放下，動作可重複10～15次，接著換腳再做。

98. 心臟保健尤為重要

心臟是生命的源動力，心臟保健尤為重要：

(1)避免遺傳因素的影響

不少心臟病具有明顯的遺傳因素的影響。如近親結婚，可使上代攜帶的隱性遺傳基因，在下一代子女中顯現出來，這樣就會導致下一代子女的先天性心臟病發病率偏高。

(2)注意胎兒發育的環境因素

有些心臟病是在母體內獲得的，約10%的先天性心臟病是由母體妊娠期子宮內病毒感染引起的。

(3)食物保護心臟

以下是營養學界公認的6種有益心臟的食物。

黃豆：黃豆含多種人體必需的氨基酸，且多為不飽和脂肪酸，可促進體內脂肪及膽固醇代謝。尤其含有抗氧化物質、蛋白質纖維和單糖，是良好的蛋白質來源。

黑芝麻：黑芝麻含有強力抗氧化成分，不僅可延緩衰老，使頭髮烏黑，還能讓血管變得更有彈性。黑芝麻中的不飽和脂肪酸和卵磷脂，可以維持血管彈性，預防動脈粥樣硬化，是優質的脂肪來源。

鐵及維生素含量豐富的黑芝麻，也是中醫認為可以補血及滋補五臟的食品。

杏仁：杏仁不但富含蛋白質，還有維生素E和精氨酸，其功能是打通血管，防止血小板凝結，降低心臟病風險。但杏仁含熱量高，在吃的同時，最好減少其他油脂的攝取。

木耳：木耳的高纖成分，可以刺激腸蠕動，幫助排便，加速膽固醇排出體外。此外，黑木耳中含抗血小板凝結物質，對動脈硬化、冠心病及阻塞性中風有不錯的保健

效果。但因木耳具有軟便作用，因此容易腹瀉者不宜食用。特別提醒木耳前端蒂頭堅硬的部分應該摘掉丟棄，因為，食用木耳蒂頭部分會造成三酸甘油酯升高。

海帶：海帶可以防止血栓和血液黏性增加，預防動脈硬化。而且，海帶屬於可溶性纖維，比一般蔬菜纖維更容易被大腸分解吸收利用，可以加速有害物質如膽固醇排出體外。

菠菜：菠菜富含葉酸，葉酸對於心血管疾病有預防作用。而且葉酸和維生素 B_{12} 比維生素 E、大蒜和其他營養補充劑更能有效預防心臟病。服用葉酸可以降低 25％ 罹患心臟病的風險。此外，菠菜中的鐵及微量元素，可以達到補血作用。

(4)警惕惡劣情緒對心臟的侵襲

因為長期精神過度緊張、情緒憂鬱、恐懼悲傷、驚怒激昂、注意力高度集中等，都易誘發或加重高血壓、冠心病、心律失常、心力衰竭。

中醫素有「喜傷心」之說。現代醫學認為，情緒波動使大腦皮質的抑制和興奮過程發生紊亂，皮質功能失調，甚至引起全身小動脈痙攣、血壓升高。

(5)運動對心臟有益

生命在於運動，動則不衰。運動量過小，達不到鍛鍊效果；過大則耗氧傷人。每個人應根據自身情況，量力而行，不可過於疲勞。

(6)按摩胸部保護心臟

經常按摩胸部能起到保護心臟、促進呼吸通暢的作用。下面便是幾種有利於心臟健康的胸部按摩方法：

兩乳中點叫「膻中」，是氣體會聚的穴位，經常按摩可以使氣血暢通。

「乳根」、「乳旁」位於乳房右側下邊一橫指距離的部位，經常按摩可以宣通肺氣。

專家提醒，胸部按摩應該在早晨吃完早飯後進行，不主張空腹按摩。而且腫瘤、結核、出血症患者要慎重對待，特別是有乳腺癌的患者，切記不要按摩。

99. 肝臟保健法

肝臟是人體中最大的解毒器官，應注意保養。以下是肝臟保健法。

(1)調養好精神

臨床證明，反覆持久或過激的情緒都會直接影響肝臟的疏泄功能，因此，情緒失調常常是黃疸、眩暈、中風等肝系疾病的主要病因，應盡力避免。

(2)調節好飲食

首先，忌飲酒，因為慢性酒精中毒易引起脂肪肝和肝硬化；其次，適當食用高纖維、維生素多的食物，有助於大便通暢和膽汁的分泌及排泄。除此之外，飲食一定要有規律。

(3)身體常鍛鍊

戶外體育鍛鍊是保肝的最好方法。活動肢體筋骨，有利於肝氣疏通，起到保肝作用。

(4)多喝白開水

補水，一可增加循環血量，有利於養肝和代謝廢物的

排除；二可降低代謝產物，減輕毒物對肝的損害，得到「內洗滌」的作用。

(5)防病保健法

做好環境衛生、飲水衛生及食品衛生，對肝臟健康非常有益。

100. 腎臟保健不容忽視

腎臟，直接與人的情緒、慾望相關。所以，必須切實注意腎臟保健。以下介紹一些腎臟保健的知識。

(1)注重七情調節

「驚則氣亂」、「恐則氣下」，如果這種情況過於強烈或持續過久，人就會因內臟氣體發生紊亂而致病。

(2)保持小便通暢

小便通暢；在維持體內體液代謝平衡中有著關鍵性作用。

(3)節慾保精

精為人身三寶之一，保精是強身的重要環節。

(4)防止腎臟感染

其主要途徑有三條：一是經常保持會陰部及尿道口的清潔；二是適當多飲水，保持每天有足夠的尿量排出體外；三是當身體其他部位有感染時，如扁桃腺炎、齲齒等，一定要及時防治，以免引起腎臟感染。

(5)合理飲食

腎臟本身需要較多的蛋白質和糖類，因此，要多吃蛋白質和糖類，少吃脂肪。高鹽飲食會影響體液代謝，不宜

多吃。

(6)鍛鍊保腎

經常運動可促使腎及其所主臟腑的功能活動和新陳代謝保持正常，增強活力，防病抗衰老。

101. 肺臟保健須注意

肺是人體的換氣機。肺的工作繁忙，正常情況下，肺每分鐘擴張和回縮 12～18 次，頻率僅次於心臟。因此，肺臟保健不容忽視。

(1)提高空氣品質，避免吸入雜質

杜絕空氣污染；或口罩預防；改善環境；避免吸入有毒氣體。

(2)虛邪賊風，避之有時

中醫認為，肺為五臟之華蓋，稱為「嬌臟」。因此，肺臟極易發生病變，故對「六淫」之氣應及時防範。在氣節陰陽轉折交替的時日裏，更要小心，應隨之增減衣服。

(3)適當運動

有規律的適當運動可以促進肺臟潛力的發揮。研究表明，每天散步半個小時，不管速度快慢都有益肺臟健康。而在每週 3～4 天中，每天快走半個小時也能取得同樣的效果。

慢跑可以改善和增強肺部活動功能，增加肺組織的彈性，增大肺活量，使得呼吸加深、加快、增加氧氣交換量和吸入量，促進新陳代謝，提高身體免疫力和抗病能力。

(4)注意飲食禁忌

肺臟保健要少吃辛辣味，宜淡食少鹽。飲食切勿過寒過熱，尤其是食涼飲冷，中國醫學早就有「大飲則氣逆」和「形寒飲冷則傷肺」的告誡。

(5)防病保健

鼻咽部疾病要及早治療，以便防微杜漸。預防感冒是防止肺心病症急性發作的關鍵。

臨床證明，肺心病急性發作的誘因以感冒居首位，約占 50%～60%。

102. 如何進行脾胃保健

脾胃保健應注意以下幾個方面。

(1)飲食保健

控制進食量。每餐不宜吃得過飽，否則會增加胃的負擔。另外，也要掌握進食的質量。飲食要多樣，粗細要搭配，油脂要適量。

(2)慎重用藥

任何藥物對胃都有不同程度的影響。在非服藥不可時，要注意保護胃黏膜，刺激性較大的藥物應在飯後服用。

(3)和情志，避免七情內傷

中醫認為，「思傷脾」，即憂思過度會使脾氣鬱結，導致脾胃病的發生。做到情怡志爽，氣血流暢，脾健胃和，還要防怒，因為大怒傷肝，肝氣橫道而乘脾犯胃。

(4)防病保健

對於經常脾胃虛寒、易患胃疼、腹疼及腹瀉之人，亦

可常食山藥扁豆糕，即山藥 200 克、扁豆 50 克、陳皮絲 3克、紅棗肉 500 克，將山藥去皮切片，扁豆、棗肉切碎與陳皮絲拌勻蒸糕，做早餐，每次 50～100 克。

二、保健誤區

人類在養生保健中存在許多誤區，這和人類的認識能力存在局限外，還與民間誤傳、輿論誤導、不實的廣告等因素有關。因此，普及科學的權威的養生保健知識尤為重要。

103.用眼的六大禁忌

生活中，一些用眼的禁忌是我們必須避免的。以下是用眼的 6 大禁忌：

(1)忌近距離用眼

長時間的近距離用眼，眼調節功能的過度使用，沒有充足的剩餘調節力以供備用，這樣眼睛就容易疲勞，形成假性近視。

久而久之，促使眼球前後徑變長，形成真性近視，視力嚴重減退，有的還發展成高度近視。長期過近距離用眼是近視形成的主要原因。

(2)忌連續長時間用眼

連續長時間用眼，使眼的視力負擔過重，沒有放鬆休息的時候，眼內外肌持續緊張，血液循環不良、眼壓增高

造成痙攣而逐漸形成近視。

(3)忌走路、乘車時看書

走路時手會時常晃動，乘車時車會不時顛動，書本與眼睛的距離就不斷發生變化，兩眼所看目標移動次數較多，視覺中樞收到的是個模糊影像。要想看清書上的字，就得把書本靠近眼睛。

在這種環境當中，也必須不斷地改變眼睛的調節度，才能看清字。眼內肌持續緊張，很容易引起視疲勞和調節痙攣。

(4)忌在強光或日光下看書、寫字

長期在強光下看書、寫字，眼內肌過度調節，會促使近視的發生和發展，強光對視網膜尤其是黃斑區造成損害，使視敏度下降，甚至引起永久性視力減退。

長期在強烈的日光下看書、寫字，強烈的紫外線輻射還容易損害視角膜和晶狀體。

(5)忌長時間看電視

長時間看電視是形成近視的重要原因。電視機顯像管輻射出的射線，可大量消耗視網膜中的視紫紅質。而現在人們看電視的時間正日益加長，這對視力的損害極大。看電視時要特別注意保護眼睛。

(6)忌玩電子遊戲過度

螢幕上閃爍的圖案極為刺眼，而且遊戲速度太快，變化不定，為了看清楚，眼睛睫狀肌需要不斷改變調節，這樣很容易引起視疲勞，有的還會造成頭昏眼花，視物模糊，最終形成近視或加深近視度數。

104. 鼻腔清潔不容忽視

刷牙、洗臉是人們日常生活中必不可少的衛生習慣，然而，鼻子的清潔往往會被人忽視，成為被遺忘的「角落」。

鼻腔是肺的空調和篩檢程式，它在防止病菌進入人體中有著舉足輕重的作用。鼻腔經由 24 小時不停的呼吸，在鼻腔黏膜和鼻纖毛上會沈積大量污垢和細菌，與鼻炎、鼻竇炎等炎症和過敏性疾病的引發直接相關。

據調查，在病毒性流感、上呼吸道感染、肺炎等呼吸系統感染疾病中，80%是忽視鼻腔清潔引起的。

世界各國對鼻腔的保護進行了廣泛的研究，以鼻炎的防治為例，一直停留在口服藥和滴劑上，只能得到一時的緩解作用。口服藥要經過消化系統和血液循環系統到達患部，這個過程中大量有效藥物成分會流失掉，療效自然不佳。

使用滴劑，只能暫時緩解症狀，而且長期使用藥物也會產生耐藥性，尤其對少年兒童的生長發育，以及妊娠期婦女、中老年人群有一定的副作用。其實，鼻腔最常見的症狀是骯髒和乾燥，最理想的狀態是清潔和濕潤，如用溫水、溫鹽水、生理鹽水或專用的鼻腔噴霧劑，徹底清洗掉附著在鼻腔黏膜上的病菌和雜質，是可以預防和減緩各種呼吸道傳染和鼻腔炎症發生的。

105. 潤喉片不可亂服

生活中，許多人在感到口乾舌燥時，常常會自行服用

一些潤喉片或喝些川貝類滋潤咽喉的藥物，專家提醒，服用此類藥物應該謹慎。

潤喉片是臨床常用的消炎潤喉藥物，具有清熱解毒、消炎殺菌、滋陰止渴、潤喉止痛、利咽祛腐等作用，常用來治療咽喉炎、口腔潰瘍、扁桃體炎、聲音嘶啞及口臭等疾病，以其作用快、經濟方便而受到人們歡迎。

但不少人咽喉稍有不適，就自行含服潤喉片，其實這種做法是不妥當的。

在含服潤喉片前應詳細閱讀說明書，瞭解其適應症、注意事項及禁忌證。有的潤喉片含有碘分子，活性大、殺菌力強，對細菌繁殖、芽孢和真菌有良好的抑殺作用，但是對口腔黏膜組織的刺激性很大，不宜長期含服。

另外，有碘過敏史或懷孕、哺乳的婦女均不能含服。對碘過敏的人如果含服含有碘分子的潤喉片後會發生過敏反應，出現呼吸急促、面色蒼白、口唇青紫、皮膚丘疹、全身濕冷等症狀。

哺乳的婦女含服含碘的潤喉片，碘可經乳汁影響幼兒生長發育。

另外還需注意，含碘潤喉片不能與含有朱砂的六神丸同服，因朱砂中的二價汞能與碘結合，形成碘化汞類有毒汞鹽沈澱，可導致赤痢樣的藥物性腸炎。

如果咽喉部無明顯炎症時濫服潤喉片，可抑制口腔及咽喉內正常菌群的生長，會擾亂口腔的內在環境，造成菌群失調，使致病細菌乘虛而入，導致疾病發生。

106. 耳朵不宜掏

生活中，許多人常常掏耳朵，其實這樣做有很多害處，而且也是很危險的。

人的外耳道皮膚含有耵聹腺，能分泌一種淡黃色黏稠的物質稱為耵聹，俗稱「耳屎」，它像「哨兵」一樣守衛著外耳道的大門。

這種物質有的遇空氣變乾後呈薄片狀，有的如黏稠的油脂。平時「藏」在外耳道內，具有保護外耳道皮膚和粘附外來物質（如灰塵、小飛蟲等）的作用。

外耳道皮膚比較嬌嫩，與軟骨膜連結比較緊密，皮下組織少，血液循環差，掏耳朵時如果用力不當容易引起外耳道損傷、感染，導致外耳道癤腫、發炎、潰爛，甚至造成耳朵疼痛難忍，影響張口和咀嚼。

經常掏耳朵還容易使外耳道皮膚角質層腫脹、阻塞毛囊，使得細菌生長。外耳道皮膚受破壞，長期慢性充血，反而容易刺激耵聹腺分泌，「耳屎」會越掏越多。

長期掏耳朵慢性刺激還可能誘發外耳道乳頭狀瘤。另外，鼓膜是一層非常薄的膜，厚度僅約 0.1 公分，比紙厚不了多少，如果掏耳朵時稍不注意，掏耳勺就會傷及鼓膜或聽小骨，造成鼓膜穿孔，從而影響聽力。

耳耵聹平時借助人的頭部活動、咀嚼食物、張口等動作多可自行排出，如果耵聹過多、過大或影響聽力，應到醫院請醫生幫忙。

107. 舌頭健康不容忽略

舌頭的健康常常為人們所忽視。專家提醒，舌頭是口腔內最靈活的器官，人體的很多疾病都可以由舌頭表現出來，它就像身體健康狀況的晴雨錶。

舌質是舌的肌肉脈絡組織，即舌體。舌苔則是舌面上附著的一層薄的白色苔狀物。正常的舌頭，應該是舌體柔軟、活動自如、顏色淡紅，舌面鋪著一層薄薄的、顆粒均勻、乾濕適中的白苔。

(1) 異常的舌質

①淡白色。舌質呈淡白色，甚至全無血色，如紙樣淡白，這是血色素偏低的表現，是貧血的表徵。淡白色的舌質也可能是由營養不良、內分泌功能失調、慢性腎炎等疾病所引起的。

②紅色。舌質呈鮮紅色，中醫認為是由熱毒所致，通常是由高熱症和化膿性感染症所引起。如舌尖發紅，可能是由於工作時間過長，經常失眠致使消耗過多，缺乏維生素或其他營養物質所致。如舌邊發紅，常見於高血壓、甲狀腺功能亢進或正在發熱等。

③絳紅色。舌質呈絳紅色，舌面乾燥且有裂紋，舌苔消失，或光亮如鏡，或乾枯萎縮，並伴有高熱等症狀，多是感染所致的敗血症等急性炎症的嚴重表現。

④紫色。舌質呈紫色，多因血液循環障礙或舌黏膜下血管嚴重缺氧所致。常見於多種婦科疾病、癌症、心血管系統疾病、胃腸道疾病等。

⑤黃色。舌色黃紅相間，紅少黃多，舌體及舌側略帶

淺黃或淡紫，舌面有紫色小點，舌體肥大，則可能患有肝膽疾病。

(2)異常的舌苔

①白苔。舌面佈滿白苔，猶如白粉堆積，多是毒熱內盛所致。如舌苔白厚而潤滑，看上去反光增強，是一些慢性腎炎、慢性支氣管炎、哮喘、支氣管擴張等症的表徵，患者常咳出大量痰液。舌尖有白色舌苔，則可能患有胃黏膜炎；舌中部出現白苔，預示著十二指腸有問題。舌後有白色舌苔，則可能患有腸炎。

②黃苔。舌苔發黃一般與以下疾病有關：消化系統疾病，如消化不良、慢性胃腸炎、胃潰瘍、結腸炎、習慣性便秘等胃腸道功能紊亂等，且黃色的深淺與疾病的輕重相關；發熱病人隨著體溫的升高，體液會消耗較多，唾液分泌減少，使口腔乾燥，炎症滲出物和微生物易在舌上停留增殖，從而導致舌苔變黃；各種急性傳染病如傷寒、B腦、流腦、白喉等病症的嚴重階段，以及重症肝炎、肺炎等均可出現黃苔。

③紅苔。舌左側變得特別紅，則可能是胰腺炎的早期信號；舌右側腫脹、變紅，說明膽有毛病。

④褐苔。可能是膽道或門靜脈系統有問題。

108. 切忌亂拔眉

眉毛是眼睛的忠實衛士，它時刻在保護著眼睛不受外患的損傷。眉毛位於眼睛上方，猶如一道防洪堤壩，阻擋著汗水流入眼睛。

汗水是人體從毛孔排泄出來的廢物，含有氯化鈉、尿素等多種化合物，經常拔眉，使這道「堤壩」的防禦功能遭到破壞，失去其應有的作用，汗水就會毫無阻擋地流入眼內，刺激眼睛從而引發結膜炎症。

眉毛在眼眶上方，是其近鄰。眼眶的四面八方密佈著血管和神經，經常拔眉，對神經和血管是一種不良的刺激，久而久之，會造成眼球視物模糊和疼痛。經常拔眉還會使眼瞼皮膚發生變化，因為眼瞼是人體較薄的皮膚，在頻繁的拔眉拉伸動作下，會變得鬆弛，出現皺紋，最終導致求美不成，反而未老先衰。

在正常情況下，由於眼睛的適當調節，物體的影像恰巧落在視網膜上，人才能看清外面的物體。經常拔眉的人，易造成眼肌運動失調，產生複視，看什麼東西都是模模糊糊，帶一個暗影。

除此之外，拔眉後，細菌易乘虛而入，感染毛囊，引起炎症。細菌若沿著血液逐步擴散，還會引起眼部或面部蜂窩組織炎，由於缺少淋巴組織的護衛，眼靜脈沒有瓣膜，更容易發生海綿竇栓塞，細菌如果侵入大腦，後果不堪設想。

109. 擠捏粉刺害處多

人體約有 200 萬條汗腺和皮脂腺，它們分泌的汗液和皮脂在皮膚表面乳化而形成一層酸性薄膜。它有使人體不受微生物侵襲、滋潤皮膚毛髮、保持體溫和水分等功能。臉皮上汗腺和皮脂腺密佈，乳化膜尤為明顯。

乳化膜有一定厚度，在洗臉時一旦洗去，腺體便加速分泌，約在 3 小時內重新形成，至一定厚度後才不再分泌。如果不經常洗臉，使皮脂瘀積、濃縮、凝固，粉刺棒狀桿菌增生，毛囊壁剝脫的角化表皮細胞及一些灰渣塵粒積存，阻塞皮脂腺管口，分泌不暢，就會積縮成「脂栓」，即為粉刺。

長了粉刺不要用手擠捏，以免感染發炎。這時可用濕毛巾熱敷，並輕輕按摩，促使脂栓軟化而自然排出。要想不長粉刺，就應注意保持面部清潔，成人每天可在早、午、晚各洗一次臉，既可充分發揮乳化膜的生理作用，又可及時除去陳舊皮脂等汗物，保持臉部皮膚潤潔和光澤。

在冬春低溫氣候條件下，外出要戴口罩，保持臉部皮膚的溫度和濕度，以促進皮脂的分泌、液化和調節；經常參加體育鍛鍊和勞動，使毛細血管擴張、出汗；少吃糖類，少飲酒，多食水果、蔬菜，減少皮脂形成，這樣也就不容易長粉刺了。

需要注意的是，每天洗臉次數過多，特別是用熱水加肥皂使勁搓擦，可使乳化膜難於形成，容易引起皮膚乾皺，甚至脫屑等不良後果，也容易長粉刺。

110. 損害大腦的八大不良習慣

大腦對人體非常重要，因此大腦保健不可忽視。以下是大腦保健必須避免的 8 大不良習慣。

(1) 長期飽食

長期飽食，容易導致腦早衰、智力減退、腦動脈硬化

等。

(2) 不吃早餐

不吃早餐使人的血糖低於正常供給，對大腦的營養供應不足，久之對大腦有害。

(3) 睡眠不足

大腦消除疲勞的主要方式是睡眠。長期睡眠不足或質量太差，會加速腦細胞的衰退，聰明的人也會糊塗起來。

(4) 不願動腦

思考是鍛鍊大腦的最佳方法。不願動腦只能加速腦的退化，聰明人也會變得愚笨。

(5) 蒙頭睡覺

隨著被子中二氧化碳濃度的升高，氧氣濃度會不斷下降，長時間吸進潮濕污濁的空氣，對大腦危害極大。

(6) 帶病用腦

在身體不適或患病時，勉強堅持學習或工作，不僅效率低下，而且容易損害大腦。

(7) 長期吸菸

常年吸菸使腦組織呈現不同程度的萎縮，易患老年性癡呆。

(8) 空氣污染

大腦是全身耗氧量最大的器官，只有充足的氧氣供應才能提高大腦的工作效率。

111. 白髮常染有害健康

人人都希望有一頭烏黑亮麗的頭髮，因此，有的人有

了白髮，就迫不及待地將白髮染黑。殊不知，這樣的做法對健康非常不利。

因為現在市場上染髮劑多為金屬劑和對苯二胺兩類，這兩類染髮劑都能給身體帶來危害。

金屬染髮劑的主要成分是鉛鹽和銀鹽，少數是鉍鹽、銅鹽和鐵鹽，如醋酸鉛、檸檬酸銀和硝酸銀等。染髮時以水做溶劑，在光和空氣的氧化作用下，形成不溶性物質附著在頭髮上，使頭髮表面呈烏黑色。

對苯二胺有一定的毒性，如果頭部皮膚有破口或瘡癤，毒性滲入皮內，如果與某種細胞結合，就可能發生特異的改變。

即使頭皮沒有破損，有些人也能引起皮膚過敏反應，發生過敏性皮炎，輕者頭皮發紅、發癢、重者面部紅腫、起水瘡、有滲出液，抓破後易引起過敏反應，因此在染髮前一定要先做一次皮膚過敏試驗，其方法是先在耳後的皮膚上塗指甲大小一塊染髮劑，半小時後如果沒有紅腫、刺癢及燒灼樣痛感，說明皮膚對此種染髮液不過敏，可以使用。如果有上述反應，說明過敏，應停止使用。

還要注意在沖洗時不要讓染髮水或洗頭水進入眼睛、鼻腔和嘴裏，手也需要戴橡膠或塑膠手套，以免污染了手，在接觸食物時將有毒物質帶入口中，引起中毒。更不要長期使用，以免毒性積聚，危害身體，還能影響生殖細胞，貽害後代。

因此，最好不要染髮。人的美不在頭髮的顏色，而在於人的氣質、精神和整潔等。

三、自我保健值自測

請選擇您認為正確的答案。

1 下列哪些症狀通常不必求醫？（　　）
   A. 異常疲勞　B. 冬季感冒　C. 慢性消化不良

2 收聽耳機或身歷聲收音機時，如何保護耳朵？（　　）
   A. 絕不用大音量收聽。
   B. 不必保護耳朵，因為耳機或身歷聲收音機的音量不足以損傷聽力。
   C. 不要將音量開大到聽不到外界的對話。

3 應該多久換一次牙刷？（　　）
   A. 一年一兩次　B. 每兩三個月一次　C. 等到牙刷磨損時

4 下列哪一種方法最不能預防感冒或流感？（　　）
   A. 經常洗手　B. 注射抗流感疫苗　C. 天冷時留在室內

5 想避免飛行時差反應，什麼時候到達目的地最好？（　　）
   A. 傍晚　B. 日出時　C. 中午

6 使用電腦或閱讀時，應隔多久讓眼睛休息一下？（　　）
   A. 每小時　B. 每半小時　C. 每10分鐘

7 下列哪種說法是正確的？（　　）
   A. 即使烏雲密佈，皮膚也有曬傷的可能。
   B. 不想曬黑皮膚，應用防曬係數在 10 以下的防曬油。
   C. 膚色較深的人無須用防曬油。

8 下列哪一種呼吸方法好？（　　）
   A. 用嘴呼吸　B. 用鼻子呼吸　C. 上述兩種方法均可

9 下列哪種減肥方法最為有效？（　　）

A. 節食　B. 減少喝酒　C. 不吃含澱粉的食物

10　下列哪一種方法對頭髮的損傷最小？（　　　）

　　A. 燙髮　B. 用吹風器吹乾頭髮　C. 使頭髮褪色

評分及說明：

上述問題每答對 1 題得 1 分，你的總分是 _____ 分。

1（B）　2（C）　3（B）　4（C）　5（A）　6（C）

7（A）　8（B）　9（B）　10（B）

8～10 分：對自我保健十分瞭解，但要付出行動。

5～7 分：對自我保健也許有基本的知識，但有些問題可能有待增進瞭解。

4 分及以下：不必灰心，可多學一些保健知識。

四、自我保健常識自測

請選擇下列題目中你認為正確的一項。

1　用什麼方法控制傷口出血？（　　　）

　　A. 直接對傷口加壓

　　B. 往傷口上滴冷水

　　C. 使用止血帶

2　哪種燒傷可用冷水降溫？（　　　）

　　A. 未潰破的表皮熱燒傷

　　B. 已破潰的表皮熱燒傷

　　C. 所有燒傷

D. 非熱燒傷

3 高血壓病最常見的症狀是什麼？（　　）

A. 眩暈

B. 頭痛

C. 心悸

D. 通常無症狀

4 如果半夜裏忽然出現陣發性心動過速怎麼辦？（　　）

A. 臥床使自己精神放鬆

B. 喝點熱開水

C. 可用筷子刺激咽喉部引起嘔吐

5 怎樣辨別血壓的高低？（　　）

A. 憑自己的感覺

B. 看自己的情緒

C. 檢查自己的脈搏

D. 通過常規檢查

6 想改變誘發心臟病的個人習慣，最好的方法是：（　　）。

A. 放鬆思想，不要擔憂。

B. 確定改變的日期。

C. 辨明哪些條件和情境及習慣對心臟有不良作用。

D. 使自己意志更堅強。

7 緊急情況下檢查脈搏跳動的最佳部位是：（　　）。

A. 上臂　B. 頸部　C. 腕部　D. 大腿

8 體重過重的人最易患何種疾病？（　　）

A. 糖尿病　B. 膽囊疾病　C. 高血壓　D. 上述所有疾病

9 什麼情況下要大約 10 分鐘後再測體溫？（　　）

A. 跑步　B. 吸菸　C. 吃霜淇淋、喝茶　D. 以上所有情況

10 意外事故後，沒有看到血，傷員皮膚濕冷、腹痛，還有腹部

壓痛，傷者可能是：（　　）。

A. 呼吸停止　B. 感染　C. 內損傷

11　不慎服了有毒的藥品，附近又沒有醫院時當務之急是：
（　　）。

A. 多喝水，沖淡藥品濃度。

B. 用手摳病人咽後壁使其嘔吐。

C. 讓病人躺下睡覺。

12　下面敘述錯誤的是：（　　）。

A. 雞蛋中含有豐富的蛋白質。

B. 維生素 C 有助於骨骼和牙齒。

C. 維生素 D 可以維持肌肉強力。

D. 綠色或黃色蔬菜中含有大量維生素 A。

13　如果你有凍瘡，可以採取：（　　）。

A. 用冷水或雪水擦洗凍傷部位。

B. 用熱水擦洗凍傷部位。

C. 用火烘烤凍傷部位。

14　被蜈蚣或蠍子咬傷，應該（　　）。

A. 立即用碘酒沖洗傷口處。

B. 立即用 5%～10% 的小蘇打或肥皂水沖洗傷口處。

C. 立即用紅藥水沖洗。

15　夏天如果外出有中暑症狀，應該（　　）。

A. 堅持繼續前進。

B. 儘快到涼快的地方休息。

C. 立即返回。

評分及說明：

以上每道題回答正確得 1 分，請根據下列正確答案算出自己

的總分。

1（A）　　2（A）　　3（D）　　4（C）　　5（D）　　6（C）

7（B）　　8（D）　　9（D）　　10（C）　　11（B）　　12（C）

13（A）　　14（B）　　15（B）

12〜15分：你的保健知識比較豐富，懂得如何自我保健。

9〜11分：基本懂得自我保健知識，但還應該再多瞭解一些。

8分及以下：如果有意外，你很難進行自我救助，你應從現在起系統的學習和掌握保健知識，從最基本的知識開始學習。

第5章
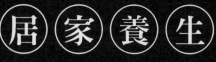

　　人的一生有70%的時間是在室內度過的，然而，現代人的室內生活環境不斷惡化，空氣污濁、各種輻射、室內污染已成為威脅人們居住的諸多隱形殺手。成功的事業換來不健康的居家環境，為健康帶來許多隱患。

一、科學居家

只要掌握了科學的居家知識，注重營造有利於健康長壽的居家環境，並且對存在弊端的地方提高警惕，便可創造一個溫馨、舒適的港灣。

112. 看電視也要懂得養生之道

隨著生活水準的提高，有的家庭盲目追求大螢幕電視，認為購買的電視螢幕越大越好，既省眼力，又夠氣派。殊不知，螢幕越大，電視所產生的 X 射線也越多，如果不加注意，會危害健康。

電視機的熒光屏是靠高能電子束的轟擊而發光的。並且電視螢幕越大，第二陽極電壓越高，例如 16 英寸（1 英寸＝25.4 公分）的電視為 20 千伏，18 英寸的電視為 22 千伏，20 英寸的電視為 24 千伏。根據專家測定，當陽極電壓達到 20 千伏時，顯像管輻射產生 X 射線。

雖然工廠在生產電視機時考慮到 X 射線對人體的危害，製造顯像管時採用了含鉛、含鋇的玻璃，同時增加了壁厚，但仍會有少量的 X 射線泄漏出來。如果房間較小，近距離觀看電視，勢必對身體有害。

X 射線對身體的傷害，主要是透過人體組織，殺傷人體「衛士」白細胞，降低人體抵抗力；破壞造血器官，引起貧血和出血傾向，以及使人出現食慾不振、乏力、記憶

力減退等症狀。

專家指出，為了防止 X 射線對人體的危害，首先不宜長時間、近距離看電視，最佳觀看距離應當保持在熒光屏對角線尺寸的 6 倍為宜。例如 20 英寸電視的距離應是 3.1 公尺，所以如果房間較小，不宜購買大螢幕彩電。一般來說，15～20 平方公尺的房間可選用 14～18 英寸電視機，20 平方公尺以上的房間可選用 18～22 英寸的電視機。

另外，現代醫學研究發現，茶葉中的茶多酚類和脂多糖等能抵抗輻射，保護機體的造血功能。常看電視的人，每天堅持用 0.3 克綠茶泡飲，便能有效地防止 X 射線對人體的作用。

113. 室內宜經常通風換氣

如今城市居民的住所大多為鋼筋水泥，鋁合金門窗，裝修得密不通風，特別是身居鬧市區的高層建築裏，打開門窗怕車輛噪音，加上灰塵太大，往往是終年門窗緊閉，活像一個水泥罐頭。這樣勢必造成居室的通風不暢。

研究表明，1 個人 1 小時需要 20～30 立方公尺的新鮮空氣，才會感到舒適。1 間 15 平方公尺的居室或辦公室，高為 2.7 公尺，其容積只有 40.5 立方公尺。室內如果居住著 2 個人，按每人每小時需要 20 立方公尺新鮮空氣計算，40.5 立方公尺÷（20×2）＝1.01 小時。

也就是說，在 1 間 15 平方公尺的居室或辦公室裏，只要有 2 個人，就需要每隔 1 小時左右換一次氣，才能保持室內空氣新鮮。

通風不良，勢必造成居室中氧氣含量不足，二氧化碳等混濁空氣增多，人生活在這種環境中，不用多久就會出現頭昏、頭脹、胸悶、乏力等亞健康症狀。

要養成開窗通風的良好習慣（而且要形成對流），即使在使用空調時或嚴寒的冬天，也要開一點縫隙，讓室外新鮮空氣源源不斷地補充進來。

114. 巧放花卉來養生

居室裏養些鬱鬱蔥蔥的植物，不但賞心悅目，還能為居室營造一個「天然氧吧」。但居室中擺放植物也要講究科學，如此才能對健康有益。專家建議，不妨將居室分成7個位置，科學地擺放植物。

(1) 玄關、窗口

適合擺放水養植物或高莖植物，比如水養富貴竹、萬年青、發財樹或高身鐵樹、金錢榕等。因為這些地方一般都有風，空氣流動性比較大，養上一些高大的植物或水生植物，有利於保持房間的濕度和溫度平衡。

(2) 客 廳

適宜養些常青藤、無花果、豬籠草和普通蘆薈。客廳本是人來人往的地方，這些植物不僅能對付從室外帶回來的細菌、小蟲子等，甚至可以吸納連吸塵器都難以吸到的灰塵。

(3) 梳粧檯、書桌

觀葉蘭的葉子會隨著溫度的改變而循環變化，綠色、白色、粉紅、桃紅，最後再變回綠色，擺放在主人的書桌

旁邊，能夠頤養性情。此外，水杉、蘭草等觀賞性強的植物也適合放在這裏。

(4)通　道

最好掛置一些藤蔓類的水養植物，如綠蘿、綠精靈、常青藤等，這些植物比較容易造型，而且通道一般都很通風，是它們的最佳生長環境。

(5)衛生間

虎尾蘭的葉子可以自己吸收空氣中的水蒸氣，是衛生間、浴室的理想選擇。常青藤可以淨化空氣、殺滅細菌，而且是耐陰植物，也可以放置在洗手間內。蕨類、椒草類植物喜歡潮濕，不妨擺放在浴缸邊。

(6)臥　室

適合放置一些能吸收二氧化碳等廢氣的花草，如盆栽柑橘、迷迭香、吊蘭、斑馬葉等，它們的氣味並不濃烈，不至於燻得人頭昏腦脹。綠蘿這類葉大且喜水的植物也可以養在臥室內，使空氣濕度保持在最佳狀態。

(7)廚　房

吊蘭和綠蘿具有較強的淨化空氣、驅趕蚊蟲的功效，是廚房內的不二選擇，也可以將它們擺放在冰箱上。

115. 裝潢簡單有益養生

新居裝潢所使用的各種塗料、油漆，新添置的家具、黏合劑以及牆紙、牆布等裝飾材料中散發出來的鋁、酚、甲醛、石棉粉塵、放射性物質等都會引起頭昏、失眠、皮膚過敏等亞健康表現，嚴重的甚至導致疾病。

氡，是鈾、釷、鐳蛻變放射的一種氣體。世界衛生組織認定氡是已知的最重要的致癌物質之一，人一生中受到天然輻射的 55% 來自室內氡。室內氡超標是引起肺癌、胃癌、白血病的元兇之一，兒童與胎兒更為敏感。室內氡的來源常見的有地基的土壤、牆壁、裂縫、燃氣、用水、建築材料等。

隨著居室條件的改善，地基土壤中的氡向室內滲析已不再是室內氡的主要來源，建築材料析出的氡倒是不可忽視，如果以花崗岩（花崗岩含有能產生氡氣的鐳）作為室內裝修材料，由於空氣流通不良，氡氣不斷積累，可達到很高濃度。所以，花崗岩不宜作為室內裝修材料。

116. 綠色裝修有益健康

喜遷新居，真是令人高興。然而，許多人搬進新居後發現，大人和孩子出現眼癢、眼痛等症狀。有的人一進家就咳嗽、咯痰、咽喉發癢，但到外面後這些症狀就自然消失了。還有的人患上了過敏性哮喘，住在新居裏總是發作。更有嚴重者，有的人住進新居後，患上了高血壓、高血脂、腦血栓甚至白血病。

這是什麼原因呢？

請來環保部門專家一檢測，就會發現是由於室內甲醛、放射性射線含量明顯超過標準所致，是由於忽視綠色裝修造成的。這就是所謂的「新居裝修綜合徵」。

據有關部門統計，我國每年由室內空氣污染引起的超額死亡人數可達 11.1 萬，超額門診數 430 萬人次。嚴重的

室內環境污染造成了巨大經濟損失，據統計，僅 2005 年經濟損失就高達 1000 億元。

因此，若想使新居真正成為溫馨、寧靜而安全的港灣，就要端正裝修理念，堅持綠色裝修原則，慎重選好裝修材料，合理裝修。

117. 居家養生謹防「電冰箱腸炎」

近年來，一種與電冰箱密切相關的耶爾贊氏菌腸炎的發病率正逐年上升，且患者病前幾乎都進食過冷藏食品。醫學上稱之為「電冰箱腸炎」。

低溫冷凍雖然能抑制和殺滅大多數病菌，並可使食物保鮮和延長保存時間，但耶爾贊氏菌的生物學特性是在低溫環境中生長活躍，而且在 0℃ 以下仍能滋生繁殖，並污染食物，若經常食用未經加熱處理的冷藏食品，就可能發生「電冰箱腸炎」。

「電冰箱腸炎」的主要症狀有腹部隱痛、噁心嘔吐、厭油、乏力身困，嚴重者還會出現畏寒、發熱，甚至導致中毒性腸麻痺。

因此，使用電冰箱冷藏食品應注意生食與熟食，魚與肉、蛋都不能混放，以免交叉感染。

吃剩的菜最好熱一熱，待涼後再存入冰箱；熟食品最好放在加蓋的容器內；熟食經冰箱貯藏應加熱後方能食用；冰箱內的食品應先儲先用，定期清理；注意清洗冰箱內部，保持清潔衛生；冰箱內食品貯藏量不宜過多、堆放要留有空隙，以便冷氣對流暢通。

118. 居家養生謹防「空調病」

如今，空調已經成為人們對抗潮熱天氣的首選「裝備」。無論在家裏，還是在公司，都喜歡開著空調。但需要提醒的是，在享受空調帶來的愜意的同時，也要當心「空調病」悄悄襲來。

所謂的「空調病」嚴格地說應為「空調綜合徵」，主要表現為頭昏、頭疼、鼻塞、喉乾、注意力不集中、心悸、血壓升高和感冒等。在使用空調的過程中，室內空氣在通過空調系統的風道、篩檢程式時，會使負離子濃度大為降低，吸入這種空氣多了，可使人體正常生理平衡失調，從而導致「空調病」的發生。而且，儘管長時間待在空調房間裏可能很舒服，但一旦離開空調環境，更容易發生中暑。

專家提醒，健康合理地使用空調應注意以下幾點。

(1)常通風

預防「空調病」要經常開窗換氣，最好在開空調 1～2 小時後關掉空調，然後打開窗戶，利用自然風調節室內溫度。

(2)溫度不要過低

空調溫度不要調得過低，以免與室外溫差過大，使人容易感冒。室溫最好定在 25～27℃，室內外溫差不要超過 7℃。

(3)不要直接吹

不要將空調吹風口對著人體，特別注意的是別因為熱就到空調下直吹。

因為直吹會使人體表面的毛孔強烈收縮，不能正常排汗，從而引起內分泌的紊亂，造成「空調病」。

(4)勤清潔篩檢程式

應該定期清洗和消毒空調上的篩檢程式，以防止病原微生物在篩檢程式上繁殖生長，給人體帶來危害，建議每半個月清洗一次。

119. 尋找遠離電磁的房間

電磁輻射，又稱電子霧、電磁波，是微波爐、收音機、電視機、電腦以及手機等家用電器工作時所產生的各種不同波長頻率的電磁波，這些電磁波充斥空間，對人體具有潛在危險，也被稱為電磁污染。

為了預防電磁波對人體的危害，需要注意以下幾點。

(1)與電器保持一定距離

離電器越遠，受電磁波侵害越小。如電視與人的距離應在 3～4 公尺；與日光燈管距離應在 2～3 公尺。

(2)不要將家用電器放在一起

一些易產生電磁波的家用電器，如收音機、電視機、電腦、冰箱等最好不要放在一起，更不宜全部放在臥室內。此外，儘量少用手機，儘量避免多種家用電器同時啟用，而且使用時間不宜過長，次數不宜過頻。

(3)巧用飲食助健康

日常生活中，要注意進食維生素 A、維生素 C 含量高的水果、蔬菜，以減少電磁污染對人體的危害。

120. 室內要祛除塵蟎

科學研究發現，人體在新陳代謝過程中，會產生大量化學物質，總計約 500 多種，其中呼吸道排出的有 140 多種，從皮膚排出的達 70 多種，若這些代謝產物濃度過高，可形成室內生物污染，影響人體健康，甚至誘發疾病。

其中值得一提的是塵蟎。塵蟎是人體支氣管哮喘病的一種過敏原。塵蟎喜歡棲息在房屋的灰塵中。有文獻報導，在一隻使用了 15 年的枕頭中，其重量的 1/3 是蟎類排泄物。在這種枕頭的灰塵中，每克灰塵有塵蟎1000 多隻，200 毫克床墊灰塵中有 92.5 隻塵蟎，在 200 毫克住宅地板灰塵中，有 17.9 隻塵蟎。

春、秋兩季是塵產生長、繁殖最旺盛期，也是支氣管哮喘病的高發期。

為了健康，請不要在室內長期使用空調，室內要經常通風換氣；不在室內養寵物，以保持室內清潔、乾燥；勤換洗衣服，床底下也要經常打掃，以防生物污染對人體健康的危害。

121. 居室衛生的四件實事

以下 4 件事是居室衛生所必須注意的。

(1) 勤換牙刷

牙刷多被放在通風、採光條件都不夠好的洗手間裏，常與衛生間相連。衛生間空氣中的細菌及主人口腔中的細菌極易附著在牙刷毛上，且不易完全被清除。所以，一定

要重視定期更換牙刷。更換期限以 2 個月左右為宜。

(2)梳子分開用

家庭成員不宜共用一把梳子，因為如果家中有一個人患了頭癬，就會由梳子傳染給其他家人。頭癬是由真菌引起的，這些真菌感染頭皮後，就會在毛囊內生長繁殖，損壞毛髮，使頭髮脫落，對健康非常有害。

(3)毛巾保持清潔

日常生活中最常用的就是毛巾了，有些人喜歡把毛巾放到浴室裏，這樣雖然方便，但對健康卻沒什麼好處。浴室是整個屋子裏濕氣最重的地方，掛在裏面的毛巾總是濕的很容易滋生細菌。

這樣的毛巾用來洗臉或洗澡，實在很難令人放心。因此，毛巾在使用後一定要清洗乾淨，並且儘量擰乾再掛起來。如果掛在浴室，應時常把浴室的窗戶打開，利用空氣的流通使毛巾風乾。

當然，毛巾還是掛在它處為好。此外，偶爾將毛巾拿出來曬太陽，借著陽光中的紫外線來殺菌，也是一個不錯的方法。

(4)勤換抹布

研究發現，全新抹布在家庭中使用一週後，滋生細菌數高達 22 億個。換新抹布是個好辦法。其實，新抹布不一定要出去買，家裏的純棉舊衣物經過處理就是最好的新抹布。當然，拖布也不例外。

清潔用品本身不清潔的結果可想而知，所以，對抹布除了要及時消毒清理外，還要定期更換。

122. 居家養生應保持廚房清潔

廚房的清潔保養，一向是令主婦最傷腦筋的一件事，油污、鏽跡、菜汁等，都是難以應付的髒物；牆壁、臺面等都要收拾得光亮體面，真是一項繁瑣的工作。

其實，廚房清潔保養並不難，以下就是一些廚房清潔保養的小知識。

(1)廚具櫃體的清潔保養

通常情況廚具櫃體本身已有基本的防潮處理，但仍不可直接或長時間對著櫃體沖水，以免板材因潮濕而損壞，故櫃體表面沾有水漬，應立即以乾抹布擦乾。

平日清潔以微濕抹布擦拭即可，若遇較難擦拭的，可用中性清潔劑及菜瓜布輕刷。而定期的保養消毒可以用漂白水與水1：1的稀釋液擦拭，鍋具碗盤等物體儘量擦乾後再放入櫃體，同時避免尖銳物品直接刮傷表面，不要用鋼刷刷洗。

(2)廚房臺面的清潔保養

臺面的清潔一般以濕布即可，如有斑點可用肥皂水及中性清潔劑清洗，切忌使用化學性較強的清潔劑，當遇到不好應付的污垢時不妨使用肥皂水，也可使用去污粉及菜瓜布，以畫圓周方式輕輕擦拭。

另外，還需特別注意不要讓一些化學品，如染料剝離劑、松香油、丙酮等直接接觸臺面，或是將熱鍋直接放至臺面，這些做法都會損壞櫃檯臺面，應在臺面上放置隔熱墊以避免此種情形發生。

雖然臺面容易修護，但還是有些操作上應注意的事

項，如切東西時應準備砧板，不要直接在臺面上切，最後應預防各種損壞，好讓廚具永保如新。

(3)抽油煙機的清潔保養

抽油煙機在保養時需先將插頭拔掉，以免觸電。最好的保養方法即是平日使用後以乾布蘸中性清潔劑擦拭機體外殼，同時定期用去污劑清洗扇葉及內壁。附有油網的抽油煙機，油網應每半個月以中性清潔劑浸泡清洗一次，至於開關及油杯內層易積油的地方，可用保鮮膜覆蓋，以便日後清洗，只要直接撕開更換即可。

抽油煙機清潔小秘方：抽油煙機加油網，可以過濾汙油減少電動機負荷，還能避免滴油的情形。當油網、油杯髒了，可用中性清潔液泡 15 分鐘，再用清水沖淨即可。比較頑固的油污，則可在清潔液中加些阿摩尼亞浸泡一會兒即容易去除。

此外，將洗淨後的油杯內，倒入少許的洗碗精稀釋液，可以讓下次清洗時更輕鬆。

(4)廚房配件的清潔保養

一般廚房配件的外部均採用電鍍處理，所以日常清潔保養以濕抹布擦拭即可；若是不銹鋼材質而產生的鏽斑，可至百貨公司或五金店購買不銹鋼質保養液擦拭，這樣就會恢復原先亮晶晶的模樣了。

另外，欲放入櫃體內的鍋具，應先擦乾或烘乾，避免水滴直接接觸廚具櫃體內的五金，如此便能延長五金的使用壽命。

二、居家誤區

　　現代家庭，功能性越來越強，各種家用電器一應俱全，裝修豪華，但是這些電器、裝修材料等，如應用處理不當，將會滋生各種病菌，因此要懂得一些居家養生之道，讓自己擁有一個健康的家。

123. 不宜邊裝修邊住人

　　有些家庭在裝修已入住的房屋時，採取一間一間倒著裝修的辦法。實踐證明，這種邊裝修邊住人的做法是不可取的，對健康非常有害。

　　據有關部門檢測，家庭裝修用的塑膠地板、塑膠壁紙、塗料等可釋放出上百種化學物質，其中包括對人體有害的苯、甲苯、乙苯、三氯、乙烯、甲醛等。在這些有害物質中甲醛釋放量最大，對人體的危害也最大，不僅能引起皮膚過敏和眼睛、呼吸道刺激症狀；而且也是一種可疑致癌物質，可使實驗動物患鼻咽癌。

　　揮發性有機物苯、甲苯、三氯乙烯等對人體的危害也較嚴重，長期吸入低濃度的揮發性有機物，使人體免疫力降低，可誘發再生障礙性貧血、白血病等。如果邊裝修邊住人勢必影響家人的健康。要使家庭減少污染危害，經驗告訴我們，應注意做到以下幾點：

　　① 室內裝修要適度，不應盲目追求豪華裝修。尤其是

老人、嬰兒和體弱多病者居住的房間，裝修以從簡為宜，儘量減少有害物質的污染。

②選擇污染小的裝修材料。儘量少用合成化學材料和人造板，如用天然石材裝修，必須請相關機構檢測，符合國家標準的材料方可使用。

③裝修要講究自然美觀。不要影響自然採光和通風換氣，以利創造適宜的室內氛圍和環境。

不但是邊裝修邊住人不可取，就是裝修完畢也不宜馬上住人。常識告訴我們，建築、裝飾用的材料中有多種有毒有害物質，裝修完需要一段時間使其釋放出來，而這個時間的長短與裝修程度和使用材料的質量密切相關。

一般來說，豪華裝修需要3～5個月，普通裝修需要3個月。只有經過較長時間的通風換氣，並經有關部門檢測合格後方可入住。

入住後仍要經常打開門窗讓空氣流通，使揮發氣體進一步散發。另外，居室內還可適當放置一些綠色植物，如吊蘭、龜背竹、常青藤、巴西木等，這樣既可美化居室，又有助於消除化學氣味，給人以清新之感，有利於人體健康。

124. 不讓沙發傷了自己

如今，坐柔軟沙發的人越來越多，有些人長時間坐在沙發上，看電視幾個小時不挪窩，誰也不會想到這柔軟舒適的沙發竟會對睪丸的功能帶來損害。

人類本來的坐姿，是以坐骨的兩個結節作為支撐點，

這時陰囊輕鬆地懸掛於兩大腿之間，然而坐在沙發上時，原來的支點下沈，整個臀部陷入沙發中，沙發的填充物和表面用料就會包圍、壓迫陰囊，當陰囊受到壓迫時，靜脈回流不暢，睪丸附近的血管受阻，瘀血嚴重時可導致精索靜脈曲張，患者會出現睪丸下墜沈重，下腹部鈍痛等症狀。

精索靜脈曲張時，睪丸新陳代謝所產生的有害物質不能及時排出，也得不到足夠的營養，這就會損害睪丸正常分泌睪酮的功能，使睪酮分泌減少。睪酮是維持男子性功能和產生精子的動力，一旦缺乏，勢必導致男子性功能障礙和不育症。

專家建議，需長時間久坐的坐椅應以硬椅為佳，購買沙發時，應充分考慮沙發的彈性硬度，過於柔軟的沙發最好鋪一層較硬的坐墊。隨著汽車的顛簸，長途駕駛者睪丸受壓更為嚴重，所以不僅坐椅要鋪上坐墊，連續駕車一段時間後還應下車散散步，以活動全身，疏通經絡，改善局部血液循環，讓睪丸得到放鬆。

125. 隱匿涼席中的蟎蟲對人體有害

專家提醒，蟎蟲可以隱匿在涼席中對人體存在傷害，所以，新涼席或隔年的涼席在使用前必須消毒處理。

研究發現，涼席在生產製作、貯存、運輸及出售過程中，容易寄生一種叫「蟎」的微生物，俗稱為蟎蟲，蟎蟲體形微小，肉眼看不見。它在叮咬人時釋放出的毒素、排泄物中的蛋白質可引起人體過敏，使人的皮膚上出現丘

疹、紅斑，奇癢難忍，如皮膚被抓破後可能引起潰爛，中毒感染後還能引起發燒、頭痛等症狀。

另外，蟎蟲的排泄物與死蟎碎片是很強的致敏源，過敏體質的人接觸後，還能誘發過敏性哮喘。

因此，新買的涼席不宜立即鋪開使用，應先捲起來用棍子等物敲打幾下。因為蟲最怕高溫和陽光，用時可以先用開水浸泡，或用清水擦幾遍，然後放在陽光下曝曬 2～3 小時，便可將蟎蟲殺死。

126. 使用電熱毯的禁忌

電熱毯並不是人人宜用，使用時要注意自身個體情況是否會對自己產生危害。下面幾類人不宜使用電熱毯：

① 孕婦不宜使用電熱毯。

② 新生兒不宜使用電熱毯。

③ 欲使妻子受孕的男性不宜使用電熱毯。

④ 有過敏反應者不宜使用電熱毯。

⑤ 老人不宜使用高溫電熱毯。

即使是一般人，在使用電熱毯時也應注意以下問題。

① 溫度不宜過高。

② 不要通宵使用。

③ 避免人體直接接觸電熱毯。

④ 不要在軟床上使用電熱毯。

⑤ 漏電的電熱毯不應再用。

⑥ 電熱毯不應折疊使用。

127. 盛裝食物器皿需謹慎使用

百事可樂、可口可樂和雪碧等飲料的塑膠包裝瓶，因不易破損、質量輕、容量大，又便於攜帶，許多家庭用它來盛裝食油或酒類。這類塑膠瓶的主要原料是聚丙烯塑膠，本身無毒，盛裝可樂、汽水等飲料，對人體健康是沒有影響的。但是，聚丙烯、聚乙烯類高分子化合物，其中還含有少量的乙烯單體，如果長期儲存酒類、食油等脂溶性有機物，乙烯單體便會被脂溶性有機物溶解析出。

又由於這類塑膠瓶易於老化和耐光性差的缺點，易受空氣中的氧氣、臭氧和紫外線等作用產生難聞的異味。若長期用這類容器存放食油等，不僅會使食油等加快氧化而變質，而且還會加速聚丙烯塑膠的老化，致使聚丙烯的碳鏈斷裂，產生更多的乙烯單體。

根據化學檢測，可樂飲料塑膠瓶盛裝的白酒儲存 1 年，溶解在白酒中的乙烯單體含量可達 20 ppm（1 ppm＝1mL/m³）。醫學營養衛生研究證實，空氣中乙烯濃度達到 0.5 ppm（即上述酒中濃度的 1/4），就可以使人出現頭痛、頭暈、噁心、食慾不振、記憶力減退和失眠等症狀，嚴重者會導致人體貧血。

劣質陶瓷器皿最好不用。有的陶瓷器皿在生產過程中，由於焙燒溫度過低等原因，會造成陶瓷器皿表面掛釉，即外觀粗糙、無光澤和手感粗糙。如果用其盛放食物，掛釉中對人體有害的重金屬化合物極易溶解出來，污染食物，人食用後會引起腹部絞痛等症狀。

破損或有裂紋的陶瓷器皿亦不宜用來盛放食物。這是

因為其裂紋中極易藏汙納垢，且不易清洗，因而造成有害病菌大量繁殖，引起食物微生物感染。因此，對有損壞的陶瓷器皿最好棄之不用。

另外，避免使用再生塑膠製品直接盛裝食物。再生塑膠製品是指各種廢舊塑膠回收溶化後，重新擠壓成型的製品。該類製品不僅斑點多、色澤不純，而且由於原料來源混雜，不可避免地夾有一些有毒物質。

另外，一般再生塑膠製品的加工條件都較差，因而有害物質含量往往較高。

128. 廚房油煙有害健康

日常生活中，一些主婦長時間在廚房操作後會出現頭痛、胸悶、眼癢、鼻塞、耳鳴等症狀，如果在廚房時間較長，嚴重的還會導致失眠、記憶力減退、支氣管炎、肺炎等。這主要是由廚房中的化學污染所致，因為廚房中燃料燃燒和油脂加熱所形成的油煙氣體含有一氧化碳、二氧化碳、氮氧化合物以及具有強烈致癌性的苯並芘等許多對人體有嚴重危害的物質。

研究表明，常用食用油加熱到 270℃ 左右所產生的油霧凝結物，可導致對人體細胞染色體的損傷，女性肺癌發病率增高可能就是其中一個重要的因素。

近年來，國內一些大城市，在對肺癌發病情況的調查中發現，長期從事烹調的家庭主婦肺癌的發病率較高，此外，在廚房油煙濃度高的環境下從事烹調作業的廚藝人員，油煙不僅易使其患肺癌，而且對其腸道、大腦神經等

的危害也較為明顯。

造成廚房污染的主要原因是通風條件差，室內空氣不能對流，污濁空氣不能及時排放出去，油膩嚴重。

雖然廚房內的化學污染對人體的危害較大，但如果採取相應措施也能減輕或消除上述危害。

(1)選擇清潔能源

選擇清潔能源，減少有害氣體的產生，有條件的應儘量不用煤、柴火，改用天然氣、液化氣等。

(2)改善廚房的通風條件

改善廚房的通風條件，如適當開大窗戶，安裝抽油煙機和換氣扇，使廚房內的濁氣能及時排出，新鮮空氣能流進來。

(3)注意廚房的清潔衛生

注意廚房的清潔衛生，保持爐灶的清潔，有利於燃料的充分燃燒，減少有害氣體的生成，注意清除室內的油煙，減少人體的直接接觸。

(4)在室內栽種一些綠色植物

有條件的可在室內栽種一些綠色植物，既可觀賞又能吸收室內的有毒氣體，如月季、藍鈴、天竺葵等效果較好。

129. 陽臺封閉弊端多

近年來，有些家庭為了增加住宅使用面積，將陽臺封閉起來。殊不知，這種做法是很不科學的，弊多利少。

首先，陽臺應該是人們直接承受陽光的場所。人們在

陽臺上可以進行日光浴、曬衣物等；透過陽光照射，可以增加人體內的維生素 D，有利於骨骼的正常發育和健康，防止嬰幼兒患軟骨病。

陽光裏的紫外線，能將衣物、被褥裏面的各種細菌、病毒殺死。如果用窗戶將陽臺包封起來，將影響紫外線照入室內。據研究，一層清潔的窗玻璃。就可反射和吸收60％～65％的紫外線。

其次，陽臺封閉後。會造成室內通風不暢，房間裏的空氣污濁（包括人呼吸產生的二氧化碳、烹調產生的油煙、吸菸產生的煙霧等），空氣中的細菌、病毒，以及室內的飄塵等均不易排出；而室外富含氧氣和空氣負離子的清新空氣，也不易進入室內，結果室內會有種種異味，長時間處在這樣的環境中，不僅會頭昏、腦脹，還容易使人體的抵抗力下降，染患呼吸道傳染病或其他疾病。

第三，樓房之所以設陽臺，是為了讓居住在樓房中的人，有室外活動的場所，增加與大自然接觸的機會。如果將陽臺封閉起來，成為放置物品的貯藏室，陽臺的使用功能也就消失了。

第四，很多家庭還不瞭解，陽臺與房屋本身結構受力不同。目前大多數陽臺均採用懸臂結構，設計時未考慮其他特殊荷載的影響，承載能力有限。如果將陽臺封閉後，當儲藏室或居室使用，放置重物，使負荷超過承受標準，很容易發生危險。

第五，陽臺綠化是城市立體綠化的一個重要組成部分。利用陽臺，可以養花、種草，美化自己和住宅區的環境，飯前飯後觀賞一番，賞心悅目，對心理會產生有益的

影響。如果大家都封閉陽臺，必然使城市的立體綠化大為遜色。現代城市居民要有城市環保意識，對於陽臺以不封閉為好。

130. 不要因「玩物」而失去健康

如今，隨著生活水準的提高，養寵物愈來愈普遍。各種各樣的貓、狗、鳥類，日漸登門入室成為家庭新寵。雖然寵物為人們帶來不少生活樂趣，但是在開心之餘也須警惕，因為養寵物而帶來的疾病也不容忽視。

各種各樣的寵物除了身上可能有跳蚤、寄生蟲以外，細微的毛髮隨時飄散在空氣中，如果不小心吸入，常會引起咳嗽或過敏。此外，貓的唾液和狗的糞便都含有足以使人致病的濾過性病毒，小鳥身上則有一種住血原蟲，懷孕婦女最容易被感染。

所以，有心飼養寵物的話，最好定期帶往寵物醫院打預防針，勤給寵物洗澡，並且妥善處理其排泄物，才能在安全的情形下，享受養寵物的樂趣。

養生專家提醒，飼養的寵物在為你帶來歡樂的同時，一定要小心自己的健康，可千萬不要因「玩物」而失去了健康。

131. 居家噪音是健康養生的大敵

養生專家提醒，居家噪音是健康養生的大敵。

國際聲級標準規定 42 分貝以下為安靜環境。但是，大

多數居室較難處於這種標準的安靜環境，主要是家用電器的工作聲使居家的聲級超過42分貝，如電風扇40～50分貝，普通洗碗機60分貝，電冰箱34～50分貝，電視機50～70分貝，洗衣機60～80分貝，收錄機60～80分貝……

醫學研究表明，人在40分貝的環境中，睡眠就會受到影響；50分貝時，難以入睡；在平均70分貝的噪音中長期生活的人，可使心肌梗塞發病率增加30%左右；在80分貝的噪音中，易引起心律不整、心率過速、血壓升高；在80分貝以上噪音環境中長期生活的人，造成耳聾者可達50%，國際噪音致聾標準為90分貝，在90分貝的噪音環境中，人的視網膜中的視杆細胞區別光亮度的敏感性開始下降，噪音會嚴重影響聽覺器官，也會由神經系統的作用而波及視覺器官，使人的視力減弱，在95分貝的噪音環境中，有2/5的人瞳孔放大，在115分貝的噪音環境中，眼睛對光亮度的適應性降低20%。

科學研究發現，在超過60分貝的環境中，噪音刺激神經系統，使之產生抑制可引起頭痛、頭暈、耳鳴、記憶力減退、理解力和思維力降低。

男性長期生活在70～80分貝的噪音環境中，性功能趨於減弱，長期生活在90分貝以上的高噪音環境中，性功能發生紊亂，在更高的噪音中可導致無法射精。

環境噪音能導致高血壓病。據資料介紹，接觸噪音5年者高血壓患病率為5.88%；而接觸噪音30年患病率提高到50%；接觸噪音強度80～90分貝人群的高血壓患病率為13.63%；當強度增加到101～108分貝時高血壓患病率提高到55.5%，男女之間無明顯差異。

科學研究噪音對孕婦的影響後發現，在強噪音環境中，孕婦精神或情緒大受影響，而且體內胎兒的內耳也會遭損傷，導致聽覺發育異常。國內外醫學家和營養學家進一步研究發現，噪音對蛋白質代謝和維生素代謝有明顯的負面影響。

居室噪音是健康的殺手，預防對策有：每天都應該給自己和家人留出較多的寧靜時間，不使用電視機和音響設備；儘量將家用電器分開擺放，不要集中於一室，電冰箱不要放在臥室；將各種家用電器的使用時間錯開，避免同時使用；不要給孩子購買噪音大的玩具，不要給嬰幼兒聽身歷聲音樂，更不要讓兒童戴耳機，因為嬰幼兒的聽覺器官正處於發育階段，容易發生聽覺疲勞，造成聽力受損，甚至造成聽力永久性損壞。

132. 小小馬桶不容忽視

據調查發現，家庭中 32% 的馬桶上有痢疾桿菌，其中一種痢疾桿菌在馬桶圈上存活的時間可長達 17 天；另一份實驗報告也指出，將 1 億個脊髓灰質炎病毒投入馬桶內，濺到座圈上的病毒竟有 3000 個。同時，不少人冬天喜歡在馬桶上套個絨布墊圈，這樣更容易吸附、滯留排泄污染物，傳播疾病的可能性更大。

污染如此嚴重的地方恰恰和人們皮膚的接觸最「親密」，因此要重點進行清潔，每隔一兩天應用稀釋的家用消毒液擦拭。至於布製的墊圈最好不要用，如果一定要使用的話，應經常清洗消毒。如果經濟許可，不妨換一個具

有抗菌功能和防濺設計的坐便器。家庭中使用馬桶要注意如下幾點：

(1)馬桶內的殘物應及時清洗

馬桶容易沾染尿漬、糞便等汙物，沖水後如果發現仍留有殘跡，一定要及時用馬桶刷清除乾淨，否則容易形成黃斑污漬，也會滋生黴菌和其他有害細菌。

除了管道口附近，馬桶內緣出水口處和底座外側都是藏汙納垢的地方，清洗時先把馬桶圈掀起，並用潔廁劑噴淋內部，數分鐘後，再用馬桶刷徹底刷洗一遍，最好用細頭刷子，這樣能更好地清潔馬桶內緣和管道口深處。然後再刷洗底座和其他縫隙。

(2)馬桶邊儘量不設廢紙簍

大多數家庭都會在馬桶邊設一個廢紙簍存放使用過的廁紙，但這樣會造成細菌隨空氣散播，因為很少有人能做到隨時清理，至少都會存放一兩天，而時間越長，滋生的細菌就越多。應該將廁紙丟進馬桶內沖走，只要不是太厚、太韌，廁紙一般都能在水中很快變軟，所以不用擔心堵塞。有需要時，備一個衛生袋就可以，沒必要再設廢紙簍。如果一定要用，也要選帶蓋子的，以防細菌散播，並及時處理用過的廁紙。

(3)馬桶刷要保持清潔乾燥

馬桶刷是保持馬桶清潔的功臣，然而，如果不注意清潔和乾燥，它也會成為污染源。每次刷完污垢後，刷子難免會沾上髒物，最好隨手再沖一次水，將其沖洗乾淨，把水瀝乾，噴灑消毒液，或定期用消毒液浸泡，並放在合適的地方。

133. 早上洗臉常犯的四個錯誤

日常生活中,人們常做些「無效勞動」,以洗臉為例,就有4件不該做的事,既耗時耗物,又無益於皮膚保健。

(1)不該用臉盆

且不說臉盆是否清潔,單說其中的洗臉水,在手臉互動之後,越來越渾,最後以不潔告終。遠不如用手捧流水洗臉:先把手搓洗乾淨,再用手洗臉,一把比一把乾淨,用不了幾把,就將臉完全洗乾淨了。

(2)不該用肥皂

面部皮膚有大量的皮脂腺和汗腺,每時每刻都在合成一種天然的「高級美容霜」,在皮膚上形成一層看不見的防護膜。它略呈酸性,有強大的殺菌護膚作用。

偏鹼性的肥皂不但破壞了它的保護作用,而且會刺激皮脂腺多「產油」。你越是用肥皂「除油」,皮脂腺產油就越多,最後難以收拾。可見,如果皮膚不是太髒,就不該用肥皂清洗。

(3)不該用熱水

熱水能徹底清除面部的防護膜,所以用熱水加肥皂洗臉之後,人的皮膚會感到非常緊繃難受。其實,即便是在嚴冬也用不著用熱水洗臉,只用冷水就能把臉上的浮塵洗去,同時還鍛鍊了面部血管和神經,清醒了大腦。

(4)不該用濕毛巾

久濕不乾的毛巾有利於各種微生物滋生,用濕毛巾洗臉擦臉無異於向臉上塗抹各種細菌。毛巾應該經常保持清潔乾燥,用手洗臉之後用乾毛巾擦乾,又快又衛生。

134.四類花卉與健康養生背道而馳

眾所周知，家庭養花好，但若對所養的花卉不加選擇，盲目濫養，不僅無益於健康，還會對身體產生不良影響。

那麼，哪些花卉不宜擺在室內呢？一般來講，有以下4類。

(1)產生異味的花卉

玉丁香、接骨木、松柏類植物會分泌一種脂類物質，放出較濃的松香油味，會引起食慾不振、噁心等；玉丁香散發出的異味還會引起人氣喘、煩悶。

(2)耗氧性花草

丁香、夜來香等在夜間大量耗氧，使室內氧含量下降；夜來香在夜間停止光合作用時，還會大量排放廢氣，使高血壓和心臟病患者感到胸悶。

(3)引起過敏的花草

有些人觸碰、撫摸五色梅、洋繡球、天竺葵等花草，會引起皮膚過敏，重者出現奇癢、紅疹。

(4)含有毒物質的花草

含羞草、仙人掌、一品紅、夾竹桃、黃杜鵑等含有一些毒素，但其毒素不會自行釋放到空氣中，只要不去觸摸，是無損人體健康的。

三、室內污染指數自測

請用「是」或「否」來回答下面的問題。

1　您家裏人經常有人患感冒。（　　）

2　家中雖沒有吸菸，但您會經常感到嗓子不舒服，有異物感。
　　（　　）

3　常有皮膚過敏，而且是全家集體皮膚過敏。（　　）

4　家中有新婚夫婦長時間不懷孕且查不出原因。（　　）

5　出現過孕婦在正常懷孕的情況下，發生胎兒畸形。（　　）

6　植物不易在室內存活，葉子易發黃、枯萎。（　　）

7　出現過家養寵物貓、狗，甚至熱帶魚莫名其妙地死掉。
　　（　　）

8　家人均有一回家就感到咽部疼痛、頭暈、易疲勞等症狀，而
　　外出就沒問題。（　　）

評分及說明：

回答「是」得1分，答「否」則不得分。

6～8分：室內污染已相當嚴重，嚴重影響到了您的健康，快
快去找出其中的原因吧!

4～5分：此種情況算比較嚴重，是找出並清除這個污染源的
時候了!

1～3分及以下：污染指數較低，但也要引起相當的重視，儘
早採取措施。

四、室內環保指數自測

請選擇下列問題的正確答案。

1 國家頒佈的《室內空氣質量標準》（以下簡稱《標準》）主要有哪幾項物理指標？（ ）
A. 空氣溫度　B. 空氣濕度　C. 空氣流速　D. 新風量
E.以上全是

2 空氣溫度多高時，腦力勞動的工作效率最高？（ ）
A. 25℃　B. 18℃　C. 30℃

3 夏季室內溫度多高最適宜？（ ）
A. 22～28℃　B. 18～20℃　C. 28～30℃

4 冬季室內溫度多高最適宜？（ ）
A. 15℃以下　B. 16～24℃　C. 24～30℃

5 《標準》規定，有空調的場所夏季濕度多大為最佳？（ ）
A. 30%以下　B. 40%～80%　C. 80%以上

6 《標準》規定，有空調的場所冬季濕度多大為最佳？（ ）
A. 30%以下　B. 70%以上　C. 30%～60%

7 《標準》規定，夏季室內空氣流動多大最適宜？（ ）
A. 1公尺／秒以上　B. 0.3～1公尺／秒
C. 0.3公尺／秒以下

8 《標準》規定，冬季室內空氣流速多大最適宜？（ ）
A. 1公尺／秒以上　B. 0.2～1公尺／秒
C. 0.2公尺／秒以下

9 新風量根據什麼濃度來確定？（ ）
A. 氧氣　B. 二氧化碳

10 新風量的標準是二氧化碳的濃度應限制在什麼範圍？（　　）

A. 0.1%　　B. 0.5%　　C. 1%

評分及說明：

請根據正確答案得出自己的分數，每選對 1 題得 1 分。你的總分為＿＿＿＿＿分。

1（E）　2（A）　3（A）　　4（B）　5（B）　6（C）

7（C）　8（C）　9（B）　10（A）

8～10 分：你的環保知識非常豐富，有助於你生活在一個衛生的環境裏。

5～7 分：你的環保知識比較豐富。

4 分及以下：你應該馬上補充關於環境保護的知識。

第 6 章
⑴職⑴場⑴養⑴生

　　「身體是革命的本錢」，在高壓力、快節奏的生活工作中，不能因為工作而忽視了健康。越來越多的上班族開始崇尚「在工作中養生，在養生中工作」的新觀念。

一、走出亞健康

亞健康是指健康的透支狀態，它介於健康與疾病之間，主要表現為易疲勞，體力、適應力和應變力衰退，只要改變不良的生活習慣，正確認識自我，轉變健康觀念，適當的補充適合自己症狀的營養品，你就可以走出亞健康的狀態，重新迎接工作的挑戰。

135. 良好的工作習慣能預防亞健康

「亞健康」是指人體介於健康與疾病之間的邊緣狀態，無器質性病變，但有功能性改變。通俗點說，就是人們常說的「到醫院檢查不出病，自己難受自己知道」的那種狀態。最近，我國衛生部對大城市上班族的調查表明，上班族中處於「亞健康」狀態的人占 49%。

亞健康狀態的形成與很多因素有關，比如遺傳基因的影響、環境的污染、緊張的生活節奏、心理承受的壓力過大、不良的生活習慣、工作的過度疲勞等，都可以使健康的人們逐漸轉變為亞健康狀態。擺脫亞健康狀態不僅靠醫生的診治和藥物的療效，更重要的是靠自己，採取積極主動的措施避免和緩解亞健康狀態。

(1)克服不良生活習慣

吸菸、過度飲酒、高脂肪或過量飲食、缺少運動、睡

眠不足、不吃早飯等不良生活習慣，都會使我們健康的身體逐漸轉變為亞健康狀態，最後導致各種疾病發生。因此，我們必須摒棄那些有損於健康的不良生活習慣。

(2)加強身心健康

保持健康的心理狀態，提高心理素質，是抵禦疾病的有力武器。

(3)消除疲勞、提高身體素質

注意合理安排工作、生活，勞逸結合。有計劃、有針對性地進行身體素質鍛鍊，會提高對疲勞的耐受性，提高身體素質避免滑向亞健康。

136. 主動養生可以預防亞健康

其實，亞健康狀態是身體發出的一個信號，說明你應該注意自己的身體了。

對付亞健康狀態，絕不能頭痛醫頭，腳痛醫腳，要從整體上發現癥結所在，若只從局部找原因，就不可能徹底消除。

例如，從工作壓力、從生活作息方面找尋不規律的地方，從飲食營養方面看看是否合理均衡，從參與運動方面看看是否耽於安逸，甚至工作環境有無職業病影響等。人是一個整體，環環相扣。因此，趨吉避凶從根本上解決問題才是關鍵。

要預防、消除亞健康，就需要「主動養生」。例如，還未疲乏時，就「主動休息」，讓身體「充電」後再工作，這比連續作戰效果好，也不傷身體。

又如，不要等口渴了，再喝水，水是生命之源，人體始終需要得到水的滋潤，才能保持旺盛的生命力。

再比如，不要等各種維生素、微量元素缺乏的症狀出現時，甚至疾病發生時，再考慮補充維生素、微量元素，這樣為時已晚，損失太大。平時如能在調整膳食結構的同時，補充維生素、微量元素，以滿足人體需要，就能保證健康。

137. 擺脫亞健康的「健康處方」

專家提醒，亞健康屬於非疾病狀態，要擺脫亞健康，主要不是靠藥物治療，而是要靠自己主動自覺地去預防，進行自身生活規律調節。以下是專家提供的擺脫亞健康的「健康處方」。

(1) 均衡營養

沒有任何一種食物能全面包含人體所需的營養。因此，既要吃山珍海味，更要吃粗糧、雜糧，這樣才符合科學合理的均衡營養觀念。飲食合理，疾病必少發生。

(2) 保障睡眠

睡眠和每個人的身體健康密切相關。而如今因工作或娛樂造成的睡眠不足已成為影響健康最普遍而嚴重的問題，這應引起高度警覺。

(3) 善待壓力

人之所以感到疲勞，首先是情緒使人身體緊張。因此要學會放鬆，讓自己從緊張疲勞中解脫出來。要確立切實可行的目標定向，切忌由於自我的期望值過高無法實現而造成心理壓力。人在社會上生存，難免遇到很多煩惱和曲

折，必須學會應付各種挑戰，由心理調節維護心理平衡。

(4)培養興趣

興趣愛好可以增加人的活力和情趣，使生活更加充實，生機勃勃，豐富多彩。健康有益的文化娛樂活動，不僅可以修身養性，陶冶情操，而且能夠輔助治療一些心理疾病，防止亞健康的轉化。

(5)戶外活動

現代社會高度發達的物質生活使一些人在室內有空調、電視、電腦，出門以車代步，遠離陽光和新鮮空氣，從而經常處於萎靡不振、憂鬱煩悶的狀態。因此，每週應抽出一些時間，遠離喧囂的城市，到郊外進行一些戶外活動，呼吸新鮮空氣，這對調節神經系統大有益處。

(6)勞逸結合

不能一直處於高強度、快節奏的生活中，要做到勞逸結合，張弛有度，對健康非常有益。

以上方法需要長期堅持，持之以恒，這樣就會完全走出「亞健康狀態」。

138. 工作之中運動養生

運動有利於身體健康。工作中，我們也可以抽點時間來運動。別小看了這短短的鍛鍊時間，它對你的身體將非常有益。

(1)伏案工作者的健身法

坐時背靠著椅子，兩手合抱高舉，像打哈欠那樣儘量伸展胸部；然後彎曲上體使手接近腳尖；挺身時吸氣，向

下彎曲時呼氣，如此反覆。

兩上臂側平舉，肘關節彎曲呈水平狀；以肩關節為軸，上下運動兩臂，或換做擴胸運動及上肢前後迴旋運動。

肘關節彎屈，手臂呈水平狀，手指互握，手臂一起向左右搖擺，同時帶動上身做轉體運動。

兩手手指互握後，手掌外翻，使兩手掌用力伸。

手指互握後，兩手手指相互做一鬆一緊的動作。

(2)站立工作者的健身法

手搭在牆上，一腳彎曲後向前踢伸，以此反覆；再與另一腳交換。

手搭在牆上，兩腿交替做前後大幅度擺動動作。

手扶櫃檯或桌沿，身體呈蹲姿並盡可能下振。

一腳放桌上，身體向前彎曲，努力使上體與大腿緊貼，做壓腿運動。

兩腳開立，與肩同寬，上半身向下彎曲，在保持兩腿繃直的狀態下，手指努力觸及地面。

兩腳開立，與肩同寬，兩臂平舉向左右擺動，帶動腰部隨之左右扭轉。

其實，無論是什麼類型的工作，只要我們在工作之餘因時因地的鍛鍊一下，對身體健康是非常有益的。

139. 工作環境與職場養生

對於從事腦力工作者或長坐辦公室的人員，只要有心對工作環境進行簡易調節也是很有益於身體的。

(1)正確的坐姿

腳底觸地，膝蓋下方的小腿要往前伸5～6公分，如果雙腿長時間往內收，會造成血液循環不順暢。為避免背部承受太大壓力，不要坐得筆直，身體稍微往後靠，使脊椎骨自然彎曲，腰背部有椅背相靠可減少酸痛。

(2)不要坐著取物

常需要伸手取物或彎腰取物的人，不可坐在椅子上取物，因為坐著轉動椅子會傷背，不如離開座位去取。

(3)調整電腦

可調整電腦，使視線高度適中，不必仰頭或低頭看熒屏，頭部應保持自然，不要伸長脖子肩膀前傾。鍵盤距離剛好，不必伸直手臂打字。

(4)放置綠色盆栽

辦公室裏的紙張、油墨、影印機的毒氣都容易使人疲勞，在辦公室放置綠色盆栽，能達到清新空氣的效果。

(5)咖啡不如白開水

咖啡因加上精製糖，進入人體會消耗腎上腺素，加速疲倦。工作六七個小時後疲憊不堪的最大原因是體內水分喪失，此時，喝一大杯水即能恢復活力。喝果汁也有幫助，果汁中的果糖能穩定血糖。

(6)找空檔做運動

在辦公室裏有多種簡單的健身運動可做，在空閒時做幾分鐘，即能緩解壓力、放鬆肌肉、精神煥發、恢復體力。

140. 辦公室養生術

專家指出，長期在辦公室工作的人，有以下幾大致命

因素。

(1)靜

長期伏案工作，身體鍛鍊少、氣血循環流動不暢、脈絡阻滯，筋骨不展，四肢不健，是多種疾病誘發的原因。

(2)躁

有的辦公地點，嘈雜繁亂，空氣混濁，人們冥思苦想，思慮過度，寢食俱廢，長期的緊張焦慮，往往消耗心血、心神不寧，是失眠、高血壓及心腦血管疾病的基礎。

(3)疲

長期焦慮不安，精神緊張或伏案勞心太過，容易疲憊，出現頭暈眼花，思維遲鈍，記憶力減退，肩背酸痛，四肢乏力，無所適從。

雖然有以上幾大不利健康的因素，但也不必緊張，只要應對得當，就可以保持健康。以下方法對你的健康有益。

(1)動靜適度

久坐伏案，應適當活動肢體，深呼吸、擴胸、下蹲、腰部左右側屈，頭部左右轉動，眼睛左右側視，從上到下或從下到上，讓全身都得到活動可促進氣血周流、舒筋活絡，提高工作效率。

(2)靜養內觀

微閉雙目，心無雜念，全身放鬆，隨著深呼吸運動，由頭至腳，如溫水蒸氣浸潤全身，如此做 3～9 次，頓感輕鬆舒適，疲勞頓消。

(3) 按摩頭面

加強頭面按摩，可促進頭面血液循環，解除焦慮、美容明目。

梳髮：微展五指，以中指為中心，從頭額部向後梳至枕部 3～9 次，可使頭髮柔軟，改善頭部血液供應。

摩面：揉太陽穴，輕刮眼眶、鼻梁，有美容保健作用。

叩齒：稍用力咬合上下牙齒、可起到固齒作用。

敲天鼓：雙手無名指塞入耳道，中指食指叩擊後枕部，耳內可聽到如鼓之聲，可防治眩暈，清醒頭目。

拉耳垂：耳垂上有許多穴位，常拉耳垂，可刺激該部穴位，有調節神經內分泌的功能。

141. 上班族午餐吃什麼好

上班族的午餐選擇很關鍵。但是，很多人在選擇午餐時並不科學，有時候甚至給健康帶來隱患。

營養學家認為，上班族在選擇午餐時，應該遵循以下 4 條原則。

(1)宜吃蛋白質和鹼含量高的食物

如肉類、魚類、禽蛋和大豆製品等食物，因為這類食物中的優質高蛋白可使血液中的酪氨酸增加，使大腦保持敏銳，提高大腦的理解力和記憶力。

(2)宜多吃些脂肪含量低的食物

如瘦肉、鮮果或果汁等，要保證有一定量的牛奶、豆漿或雞蛋等優質蛋白質的攝入，這些食物可使人反應靈活、思維敏捷。

(3)忌以碳水化合物為主

如吃過多富含糖和澱粉多的米飯、麵條、麵包和甜點心等食物，這些食物會使人感覺很疲倦，下午工作時精力

也難以集中。

(4)忌用方便食品代替午餐

如吃速食麵、西式速食等，這些食品營養含量低，無法滿足身體對營養的需求。

142. 電腦族的養生保健

現在的上班族，幾乎每個人都對著一台電腦。我們知道，長時間面對電腦會影響健康，可是又不能不工作，那該怎麼辦？養生專家提醒，電腦族必須做好養生保健。

(1)電腦族應補充維生素C

由於電腦螢幕輻射產生靜電，易吸附灰塵，長時間面對顯示器，很容易引起頭疼、精神緊張、肩部酸痛、眼睛疲勞，並會使臉上出現斑點與皺紋。其實，要保持健康並不難，維生素在很大程度上能幫你的忙。

維生素 B_2、維生素 C、維生素 E 被專家稱作「消除壓力的維生素」，在幫助神經系統正常工作、提高腎上腺作用等方面有著不可替代的作用。維生素 C、維生素 E 可舒緩和治療頭痛，保持皮膚彈性，防止皮膚細胞早衰。維生素 B_1、維生素 C 可緩解肩背和腰部疼痛，並可降低黑色素的生成與代謝，防止衰老。維生素 C 對於減輕長時間使用電腦引起的眼睛疲勞最有效，可以使人的皮膚細膩、紅潤，眼睛明亮，而維生素 B_2、維生素 B_6、維生素 B_{12} 也在保護眼睛方面有著重要作用。

(2)電腦族每天必喝4杯茶

營養學家認為，只要每天喝 4 杯茶，不但可以對抗輻

射的侵害，還可以保護眼睛。

上午1杯綠茶。綠茶中含有強效的抗氧化劑以及維生素 C，不但可以清除人體內的自由基，還能分泌出對抗緊張壓力的荷爾蒙，並且綠茶中所含的少量咖啡因還可刺激大腦中樞神經，使人精神振奮。不過最好在白天飲用，以免影響晚上的正常睡眠。

下午1杯菊花茶。菊花可以明目清肝，如果用菊花加上枸杞一起泡茶喝，或是在菊花茶中加入蜂蜜，對緩解抑鬱和煩躁的情緒大有幫助。

疲勞時喝1杯枸杞茶。枸杞中含有豐富的 β 胡蘿蔔素、維生素 B$_1$、維生素 C、鈣、鐵等，具有補肝益腎、明目清心的作用，而且其本身還具有甜味，可以泡茶，也可以像葡萄乾一樣作零食，對解決電腦族眼睛乾澀、疲勞等症狀都有功效。

晚間1杯決明子茶。決明子有清熱、明目、補腦髓、鎮肝氣、益筋骨的作用，可以有效緩解電腦族工作時出現的各種不適症狀。

(3)其他注意事項

調整身心，並處理好各種人際關係。

加強自我保健意識，採取必要的預防措施。如工作前適當準備，工作中適當休息，工作後適當放鬆，平時加強體育鍛鍊。

從營養方向進行協調。多吃富含維生素和蛋白質的食物。

定期體檢和自我心理測定。發現問題，即時調整，以緩解有關症狀。

儘量控制使用電腦的時間，在不使用電腦時，如中午休息時，關閉電腦。

注意保護眼睛。操作中常遠眺、眨眼、閉目靜休，多進行眼睛訓練和做眼保健操等。

143. 上班族的眼睛保護

生活中，上班族常常在封閉乾燥的辦公室裏，忍受著電腦的輻射傷害，一動不動地對著螢幕來完成各種各樣的工作，這種常見的工作方式極易對健康造成傷害，而首當其衝的就是眼睛。為此，以下簡單介紹一些相關的眼睛保健知識。

(1) 緩解眼睛疲勞

注意光線：在微暗的燈光下閱讀不會傷害眼睛，但若光線未提供足夠的明暗對比，將使眼睛容易疲勞。因此，宜使用能提供明暗對比的柔和燈光（不刺眼的光線），勿使用直接將光線反射入眼睛的電燈。

中斷工作：如果連續使用電腦 6～8 小時，至少每 2～3 小時休息一次。喝杯咖啡、上個廁所或只是讓眼睛離開電腦 10 分鐘。

閉眼休息：緩解眼睛疲勞的最佳方式是讓眼睛休息。可以一邊打電話，一邊閉著眼睛。若無需讀什麼或寫什麼，那麼可以在聊天時閉上眼睛休息。在打電話時練習此方法的人都說，眼睛的確舒服許多，而且有助於消除眼睛疲勞。

泡茶：不一定喝，可以敷在眼部。將小塊毛巾浸入茶

水內，躺平，將浸濕的毛巾敷在眼部（閉眼）10～15分鐘，可有效消除眼睛的疲勞。

眨眼按摩：每天有意識眨眼 300 次，有助於清潔眼睛，並給眼睛小小的按摩。

(2)電腦前的眼部保健

每隔 1 小時休息一下雙眼，伸展身體，不要持續工作。保持正確的操作姿勢，螢幕到眼的距離約 40～70cm，螢幕要調節到略低於視平線的位置。

保證電腦螢幕的質量，調整螢幕的亮度，使之舒適悅眼；要將螢幕擦拭乾淨，否則也易造成眼睛疲勞。

持續使用電腦時，可以多眨眼潤濕眼睛，防止眼睛乾澀。

螢幕反光會使眼睛疲勞，白天室內可拉起窗簾。晚間使用電腦時，環境的光線要柔和。

使用保持型眼藥水，消除眼疲勞。

(3)眼部保健4法

養目：平時注意飲食的選擇和搭配，多吃對眼睛有利的富含維生素、礦物質和微量元素的食物，如小米、紅薯、胡蘿蔔、菠菜等。

動目：適當轉動眼球，鍛鍊眼球的活力，以達到舒經活絡，改善視力功能的目的，使眼球更加靈活、敏銳。

按目：經常用手按摩雙眼，不僅可保持眼部的活力，還能預防視力下降、促進眼部血液循環，提高抗病能力。

護目：不要用沾上油污、灰塵等不乾淨的毛巾去擦眼睛，要隨時注意對眼睛的保護。

144. 利用工作的閑餘時間鍛鍊

　　現代生活的快節奏使不少人苦於整天忙著工作、學習和生活，以致難以抽出完整的時間來鍛鍊身體。怎麼辦呢？除了結合日常生活、勞動進行有意識的鍛鍊外，還可利用一些閒暇時間，見縫插針，忙裏偷閒活動身體。

　　下面介紹一些簡便易行的鍛鍊方法，適合辦公室的白領們在休息或工作疲勞時運用。

　　(1)頭俯仰

　　頭用力向胸部低垂，然後向後仰伸，停止片刻，以頸部感到有點發酸為度。如果將兩手交叉抱在頭後用力向前拉，而頭頸用力向後仰，則效果更好。

　　(2)頭側屈

　　頭用力向一側屈，感到有些酸痛時，停止片刻，然後再向另一側屈，同樣停止片刻。

　　(3)頭繞環

　　頭部先沿前、右、後、左，再沿前、左、後、右用力而緩慢地旋轉繞環。練習中常可聽到頸椎部發出響聲。這個動作有助於增強頸部肌肉。

　　(4)肩聳動

　　肩部是連接頭部的重要部位，但平時肩部活動機會不多。聳肩活動有三種：一是反覆進行一肩高聳，一肩下降；二是兩肩同時向上聳動；三是兩肩一上一下向前後環繞頸旋轉。

　　(5)體側轉

　　坐著，上體緩慢地輪流向左或右側轉動。

(6)腿抬伸

坐著，小腿伸直用力向前抬起，腳面繃直，停片刻，放下，再抬。如果可能，也可臀部離座，全身儘量伸展，停止片刻，還原後再伸。

(7)膝夾手

兩手握拳，拳眼相抵夾在兩膝間，然後兩膝從兩側用力擠壓兩拳。

(8)體放鬆

端坐座位上，全身放鬆，眼微閉，摒除雜念，鬧中求靜，呼吸自然。研究證明，練習放鬆可使全身神經、血管、肌肉全都得到舒鬆，血液循環暢通無阻，新陳代謝旺盛，既可消除疲勞，又可防治多種疾病。

以上方法簡便易行，而且隨時可做，效果顯著，可以全練，也可根據個人需要選練。有些方法的運動量和運動強度要循序漸進，以不感到肌肉酸痛為度。此外，必須長期堅持才能見效，一旦見效，仍應繼續鍛鍊，以便長期保持效果。

145. 上班族頸椎保健操

上班族由於頸部長時間處於姿勢不良或過度使用的情況下，這些不當的外力容易使得軟骨漸漸開始受到磨損，進而引起局部發炎腫脹。如果周圍肌肉彈性不好或韌帶損傷時，加上持續不當的外力影響，就會使得頸部軟骨一再地磨損腫脹，逐漸刺激頸椎體邊緣骨質增生，形成骨刺變形，導致各種頸椎病變。

研究發現，絕大多數的頸椎病患者都是頸部長期姿勢

不良所致，如使用電腦、伏案工作、做家事、躺著看電視等不正確姿勢，都會使頸部長期過度承受外力壓迫，使頸椎退化，甚至病變。

所以，必須注意身體姿勢、正確運動以及調整生活習慣。另外，特別提醒上班族，應注意在工作時每隔 30 分鐘就活動一下頸肩，站起來走走，讓身體舒緩放鬆，調整姿勢，以防頸椎早衰。

專家提醒，經常做以下頸椎保健操，對頸椎健康非常有益。

(1)後頸牽拉運動

背靠椅背坐正，收下巴，兩手置於頭頂，頸部放鬆，以雙手用力將頭向前下拉，儘量使下巴貼胸口，至後頸部或肩胛部位有拉扯感為止，停留 15 秒再放鬆，重複 5 次。能有效舒緩長時間看電腦螢幕或低頭工作而過度使用的後頸肌肉疲勞。

(2)肩胛牽拉運動

背靠椅背坐正，收下巴，將左手掌置於右肩，右手置於頭頂，頸部放鬆，右手用力將頭向右前下方拉，至左後頸部或左肩胛部位有拉扯感為止，停留 15 秒，再放鬆，重複 5 次。能有效舒緩長時間使用雙手、過度使用肩胛周圍肌肉而造成的疲勞。

(3)靈活頸椎運動

身體坐正，眼睛直視前方，將頭向前後方向緩慢轉動，角度越大越好。重複 5 次。將頭向左右兩側緩慢擺動，角度越大越好，重複 5 次。將頭向左右兩側肩膀側歪，角度越大越好，重複 5 次。能維持並增加頸部靈活

度，減少頸椎壓力。

146. 下班後的六大情緒調節法

在經歷了一天激烈的打拼後，不少人會將工作場所的緊張情緒帶回家中，回到家中仍然無法放鬆。如果發生這種情況，試試以下幾種調節方法，它們能幫助你從辦公狀態調整到居家狀態。

(1)將工作留在辦公室

下班時儘量不要將工作帶回家中。即使是迫不得已，每週在家裏工作不能超過 2 個晚上。

(2)提前為下班做準備

在下班 2 個小時前列一個清單，弄清哪些是你今天必須完成的工作、哪些工作可以留到明天。這樣你就有充足的時間來完成任務，從而減少工作之餘的擔心。

(3)將困難寫下來

如果在工作之中遇到很大的困難，回家後仍然不可能放鬆，那麼請拿起筆和紙。一口氣將所遇到的困難或是不愉快寫下來，寫完後將那張紙撕下扔掉。

(4)靜　坐

在吃晚餐、去健身房鍛鍊之前，花上 5 分鐘閉上眼睛做深呼吸。想像著將新鮮空氣吸入腹部，將廢氣徹底呼出。這樣就能夠清醒頭腦，卸下工作的壓力。

(5)借助音樂

在準備晚餐、支付賬單或是洗衣服時放一些自己喜歡的音樂。歡快、好聽的音樂能夠給你在做家務時增添不少

樂趣。

(6)合理安排家務

如果想要在一夜之間把所有的家務做完，你自然會感到緊張和焦慮。相反，如果能夠合理安排或是將一些家務留到週末再處理，就能使做家務成為工作之餘的放鬆方式。

二、職場養生誤區

由於現代人的生活品質提高，工作節奏加快，心理壓力也日益加大，這樣就容易使人的身體器官，長期處於入不敷出的超負荷狀態，從而導致心慌、氣短、胸悶、疲乏；經常頭痛、記憶力差、感覺累；遇事易生氣、緊張；失眠等。

147. 用腦過度有害健康

調查表明，在大都市中大約有半數人在過量使用「智力」，給身體健康造成潛在威脅。

據抽樣調查顯示，59.6%的腦力工作者每天用腦時間長達 10 小時；40.2%的學生每天伏案學習至深夜；另外，有 28.4%的非腦力工作者業餘時間也花在了各種「動腦」的工作和活動上。這些都給疾病埋下了禍根。

據另一項統計表明，科技人員平均死亡年齡為 67 歲，較各類職業人群平均早死 3.26 歲，其中 15.6%發生在 35～54 歲的早死年齡。又據統計，在職科學家平均死亡年齡只

有 52.2 歲，加上離退休人員，所有死亡者的平均年齡也不過只有 63.3 歲，大大低於平均期望壽命 73 歲。腦疲勞，已嚴重危害人類健康，成為影響許多人健康甚至使許多科技工作者英年早逝的重要因素。

在大都市的知識份子人群，應加強健康教育，對自己身體各器官的結構及承受能力應該有一個清醒的認識，為了能長久地為國家和事業做出更大貢獻，就不要只為眼前利益而做拼命三郎，造成長期「智力透支」。

148. 久坐不動易患的四種疾病

生命在於運動，運動是健康的引擎。但是現在不少人的生活方式是，白天上班在辦公室裏久坐不動，下班後急著開車或坐車回家休息。殊不知，如果人長期久坐而不注意活動，可能引起許多疾病，其中最常見的是以下 4 種。

(1)痔　瘡

久坐不知不覺地對血液循環產生影響，主要是使靜脈回流受阻，引起直腸肛管及陰囊部的靜脈擴張，導致血液瘀滯，瘀滯的血液引起靜脈曲張，就形成了痔瘡。

(2)神經、肌肉功能障礙

久坐使全身重量都壓在脊椎骨底端，壓力承受面分配不均，會引起背部和腹部肌肉下垂，肌肉功能受到影響，致使肌肉鬆弛、衰弱。

由於局部血液流量減少，肌肉供氧量不足，還會引起肌肉僵硬、酸痛，甚至萎縮。此外，長期久坐還會壓迫坐骨神經，引起肢體麻木、疼痛。

(3) 胃腸道疾病

久坐使結腸蠕動減弱，大便在結腸中停留時間延長，致癌因數與結腸黏膜接觸時間也相對延長，從而易患結腸癌。此外，防止疾病和癌產生的人體免疫細胞的數量，也是隨著活動量的增加而增加的，久坐會妨礙免疫細胞的生成。

(4) 心血管疾病

由於身體對心臟工作量的需求減少，可能導致心肌衰弱、心臟功能減退、血液循環變慢，從而引起高血壓症，並為冠狀動脈栓塞埋下病根。

149. 上班族不正確的呼吸方式

專家提醒，在上班族中有一半以上的人呼吸方式不正確。其典型表現為：呼吸太短促。

上班族因為坐姿的局促和固定，只採用由肋間肌和肋骨運動的胸式呼吸，而且這樣的胸式呼吸受制於伏案工作，每次的換氣量非常小，正常呼吸頻率下，通氣不足，使體內的二氧化碳累積；加上長時間用腦工作，機體的耗氧量很大，更容易導致腦部缺氧，出現頭暈、乏力、嗜睡等症狀。

現在很多辦公環境的通風條件都比較差，人員密度大，如果長時間處於這樣的工作狀態，隨著呼吸效率的降低，呼吸器官的功能也會衰退，全身組織器官隨之產生退行性改變，易引發動脈硬化、高血壓、冠心病、充血性心力衰竭、大腦供血不足等多種疾病。

但是，也不必緊張，改進的方法還是有的。不論是否

改變工作環境，都要改變呼吸方法。盡最大努力，改變不利於肺通氣的胸式呼吸。呼吸時，應該心平氣和，才能有較充足的氧氣進入肺的深部進行氣體交換。

正確的呼吸方法是：處於坐姿時，呼氣的時間應是吸氣時間的兩倍，多用鼻而不是用嘴來呼吸。採用腹式呼吸，腹式呼吸是指以膈肌的上下運動來擴大和縮小胸腔為主、肋間肌運動為輔而進行的呼吸。

專家告訴我們，一旦改變了呼吸方式，許多常見疾病，如哮喘、支氣管炎、高血壓、心臟病、頭痛病、憂鬱症等症狀，都會有一定程度的減輕，甚至對一些難以治癒的疾病，如慢性疲勞、月經紊亂及各種過敏反應，都會有很好的療效。

150. 上班路上的三個壞習慣

忙碌的上班族在上班的路上，不知不覺就養成了一些壞習慣。上班族要保持身體健康，就必須改掉這些壞習慣。

(1)在上班途中的車上看書、看報、看雜誌

專家指出，在晃動的車上看書、看報、看雜誌，是典型的用眼不健康行為，工作再忙也要儘量避免在車上看東西。

眼睛之所以能看清楚距離不同的物體，是由於眼睛睫狀肌的調節，睫狀肌像調節攝像機鏡頭一樣，不停地調節眼睛的「焦距」，從而遠近的物體都能看清楚。

人眼在看距離相對固定的物體時，睫狀肌的收縮和伸張才能保持相對穩定，眼睛不容易累。如果物體總是處於晃動狀態，為了看目標體，眼睛的睫狀肌就要被迫不停地

調節，極易導致眼疲勞。

(2)在上班的路上吃早餐

一般而言，在路上、車上吃的早餐不會有什麼營養。要麼是麵包、漢堡、點心、餅乾一類順手能拿來的速食；要麼就是煎餅、油條之類的馬路早餐。天天吃這樣的食品，營養搭配根本談不上均衡。

再者，在上班路上吃早餐極不衛生。路邊灰塵大，無論是在等車的時候站在馬路邊吃，還是在車上吃，吃進去了早餐，也吃進了塵土和廢氣。冬天連著涼氣也吃進去，更容易引發胃腸道不適，導致腹痛、腹瀉的發生。

其實，吃早餐沒有必要非搶路上那一會兒時間，要儘量在室內用完早餐，家裏不行就在辦公室。另外，從營養均衡的角度來講，如果早餐吃的是速食，中餐和晚餐還要注意補充些早晨沒有攝入的營養，比如可以多吃些水果、蔬菜，多喝些湯或牛奶等。

(3)在上班時的車上睡覺

有些人家離公司遠，睡得晚，起得早，往往利用上班的路上補覺。專家告訴我們，人的睡眠可以分為「淺睡眠」和「深睡眠」兩個過程，這兩個過程在睡眠中循環多次。人們只有在睡眠中經歷了幾個「深睡眠」過程後，才能使疲勞得到充分的消除。

但是，在汽車上睡覺、打盹、補覺，容易受到各種因素的干擾，汽車的晃動、光線的刺激、聲音的影響、空間的狹窄等，都不容易使人進入「深睡眠」狀態，而在「淺睡眠」狀態下休息，只能使人得到不充分的恢復。而且在車上睡覺，還容易導致生病。

在車上小睡，最容易落枕、感冒。脖子歪向一邊睡覺，容易使一側的脖子肌肉疲勞，所以很容易落枕。還有，在車上睡覺，車門開關，風扇吹動，一不小心就容易著涼。個別人還有可能導致面癱，有些人面癱短時間內可自然恢復，有些就再也不可逆轉。

總之，白天疲勞的時候小睡一段有助於體能的恢復，但是儘量不要選擇在上班時的車上睡。

151. 上班族易被胃病困擾

科學調查顯示，上班族已成為「胃病高危一族」。

調查報告指出，主要有以下4大原因導致上班族被胃病困擾：

(1) 工作不定時

調查中，表示自己因職業原因導致作息時間失常的人占總數的65%，突如其來的任務隨時可能發生，應酬、出差等問題使他們經常加班加點或變動上下班時間，生物鐘的紊亂導致了腸胃的不正常。

(2) 工作超時

每週超過5天連續工作10小時以上的人占總數的33%，這些人中有25%的胃酸指數達到3級。胃酸指數3級：代表胃酸分泌過多，導致酸性物質不斷腐蝕胃黏膜，產生胃不適感、胃部疼痛、噁心、腹脹、腹瀉、「燒心感」，即心窩部燒灼感等反酸症狀及全身倦怠感等。如不及時治療，胃環境將日趨惡化，形成慢性胃炎，嚴重者甚至會發生胃潰瘍。

(3)不良飲食習慣

飲食情況所帶來的問題同樣嚴重。隨著川菜、湘菜等的流行，許多人都有吃辛辣或者口味重食物的習慣，這部分人群占到了 30%。另外，高強度的工作使得有 66% 的人需要靠菸、酒、茶葉等來提神，長時間吃口味過重的食物會造成胃酸分泌過多，而菸、酒、茶過量則會影響神經系統，破壞正常的胃腸活動。

(4)工作壓力

這是另外一個導致胃酸分泌過多的重要因素。壓力大使人長期處於緊張狀況，腸胃系統無法得到正常的休息，導致胃酸過多。

152. 聚焦辦公室污染

如今的辦公設備日益現代化，電腦、影印機、打字機、傳真機、錄影設備以及資訊處理設備都已悄悄地佔據了辦公室的各個角落。它們在給人們的工作帶來方便的同時，也給人們的健康帶來了許多不良影響。

在辦公設備中，大量的電腦、錄影和資訊處理裝置在其工作時會產生大量的正離子，破壞空氣中正負離子的平衡，使人們處在負離子稀少的環境中，從而引發食慾不振、精神不佳、全身乏力、頭痛、胸悶等症狀。

另外，正離子還會影響人的生理功能，使新陳代謝出現異常，降低人體的免疫能力。

人們使用的影印機有兩種：乾法影印機和濕法影印機，儘管它們的工作方式不同，但它們都能對人產生危

害。乾法影印機會逸出臭氧，刺激人們的呼吸系統和眼睛，引發炎症；而濕法影印機散發出了無色無臭的碳氧化合物，則使人易疲勞，或者皮膚受到刺激而發炎。另外，複印工作和列印工作都會導致鉛污染。

針對以上情況，我們可以採取以下對策：

(1)保持空氣清潔

要經常開窗換氣，使空氣發生對流，吹走被污染的空氣。同時注意室內的溫度和濕度。盡可能地營造一個衛生舒適的工作環境。

(2)購置必要的設備

當你花費了大筆開支為辦公室購置了電腦、影印機、錄影機等設備時，也不要吝嗇添加一台負離子發生器。它能夠保持辦公室正負離子的平衡，維護人體的健康。

(3)加強鍛鍊

有人說「身體是革命的本錢」，不錯，只有身體好，方可提高自身對疾病的抵抗能力，也才能更好地工作。鍛鍊便是強身健體的好方法。

153. 過度加班影響身體健康

專家提醒，過度加班對身體有害。究其原因，過度加班而引發的壓力過大、生活不規律這兩大「隱形殺手」是影響健康的主要因素。

(1)加班太多，體重增加

加班族常常飲食不規律，或利用晚上加班間隙，花 10 分鐘吃頓夜宵；或者餓著撐到半夜，回到家再吃；更多的

人選擇「有什麼吃什麼，很隨便」。此外，也有人將不停地吃零食當作宣泄壓力和平衡情緒的一種方式，再加上久坐不動，想不胖也難。

(2)效率降低，難以緩解

調查顯示，儘管近半數人曾不得不將未完成的工作帶回家繼續趕，但這種「家庭作業」不僅不愉快而且效率極低。多數加班者認為，家裏寬鬆舒適的氛圍與成堆的工作極不協調，影響了情緒，也影響到工作效率。即便不做「家庭作業」，多數加班後歸家的人承認：要從緊張亢奮的「加班」狀態中緩和過來至少需要 2 個小時。

(3)日夜顛倒，生活單調

過度的加班不僅占去了寶貴的睡眠時間，更剝奪了社交活動的自由。沒有樂趣、沒有滿足感，對外界資訊反應遲鈍，像被社會「遮罩」了起來。這甚至讓其中不少人的心理狀況出現了變化。調查中，超過半數的被訪者認為生活越來越單調；近 20% 的人承認自己變得冷漠；14% 的人長期感到壓抑而無法宣泄。

154. 伏案工作者謹防「低頭綜合徵」

那些坐著工作的腦力勞動者，極易引發頸肩疼痛的疾病。

在頸肩部疼痛的病人當中，大約有 60% 的人和長期低著頭工作、學習有關。這些人通常被稱作是「伏案工作者」，例如科技人員、繪圖員、編輯、作家、打字員、雕刻工作人員等。他們因長期低頭工作，一般有 5～10 年以

上埋頭工作或學習的人頭頸部持續處在低頭位置，很容易引起頸肩痛發生。

一般來說，伏案工作者患的頸肩痛，既不像典型的頸椎病和頸肩部軟組織勞損，也不像特定的眩暈症，而是這幾種疾病部分症狀的組合，醫學家稱之為「低頭綜合徵」。

為什麼長期低頭久坐，會引起上述病症呢？

根據專家介紹，經常久坐低頭工作或學習，頸、背、肩部肌肉持續地處於緊張狀態，局部血液循環受到影響，供氧減少，組織代謝產生的二氧化碳和乳酸在局部蓄積，刺激肌肉裏的神經末梢，從而導致該部位肌肉疲勞、酸痛、僵硬或萎縮。

長期低頭工作或學習，由於頭頸處於不正常方位和姿勢，會使頸椎、靜脈受到牽拉，變得迂曲，使得腦部的血液循環受到影響，就像人倒立時間一長頭部充血一樣，引起頭昏、頭脹、頭痛、眼花、耳鳴、眩暈、噁心等症狀。長期低頭，可致頸神經受刺激或牽拉，以致在肩臂出現麻木感。至於視力減退，可能是由於經常低頭，眼內充血，加上持續注視，使睫狀肌疲勞，進而使視力降低。

那麼，伏案工作者怎樣防治低頭綜合徵呢？

首先要進行頸、肩、背部肌肉鍛鍊，每天為頭、曲頸、左右點頭 50 次，並作擴胸、聳肩各 25 次。夜間睡眠應降低枕頭高度，以一側肩寬為宜。伏案工作 1 小時後，應休息 10 分鐘，到室外散步，並多參加一些體育活動。

治療低頭綜合徵，可採用自我按摩方法，用手指按摩太陽穴，由輕到重，使局部感到酸脹為止，然後用手指由耳上方到風池穴之間，來回慢慢地捋 2～3 分鐘。找出頸背

部酸痛點，用手指按摩 1～2 分鐘，其後再作頭部前屈後仰、左右旋轉活動數次。爭取每日早晚做一次，每次 5～10 分鐘，就會收到滿意的效果。

155. 小心筆記型電腦影響生育能力

如今，筆記型電腦越來越普及，尤其是很多年輕人，不管走到哪裡，想查找資料或玩遊戲了，找個地方一坐，將電腦在雙腿上一放，一工作或遊戲就是半個小時甚至更長的時間。但最新一項研究顯示，筆記型電腦產生的熱量會使陰囊的溫度上升，從而可能影響精液的數量。研究人員提醒，頻繁使用筆記型電腦可能影響男性的生育能力。

美國研究人員在《人類繁殖》雜誌上公佈的研究結果表明，筆記型電腦會令陰囊的溫度上升差不多 3℃。領導此項研究的紐約州立大學副教授耶菲姆‧佘金表示，長期頻繁使用接觸筆記型電腦已成為現代生活的特徵，但頻繁使用筆記型電腦會使陰囊溫度過高，可能使男性精子的數量減少，尤其對年輕男子影響明顯。

研究人員認為，長時間將筆記型電腦放在雙腿上工作，這是男性精子數量減少的一個重要原因。最新研究結果表明，筆記型電腦運行時內部最高溫度可達到 70℃ 左右。研究人員表示：「在膝蓋位置上頻繁使用筆記型電腦會將陰囊直接暴露給電腦內部散發出的熱量。此外，使用筆記型電腦需要特殊的身體姿勢，陰囊會擠在緊閉的大腿之間，影響精子的數量。」

佘金教授領導的這項研究涉及 29 位年齡在 21～35 歲

之間的男性。研究人員稱，在他們使用筆記型電腦一小時後，他們左側陰囊和右側陰囊的溫度分別平均上升了 2.6℃和 2.8℃。醫學研究證實，陰囊溫度上升 1℃就足以抑制精子的產生。儘管研究人員目前還不清楚男性使用多長時間筆記型電腦才不至於使精子數量減少，但他們還是建議年輕男子應該盡可能少將筆記型電腦放在雙腿上工作。

三、亞健康狀態自測

對照下面這些症狀，測一測自己是不是有亞健康或是亞健康到了什麼狀態了？選「是」得 1 分，選「否」得 0 分，如果你的累積總分超過 12 分，就需要坐下來，好好地反思你的生活狀態，加強鍛鍊和營養搭配等；如果累積總分 8～11 分，趕緊去醫院找醫生，調整自己的心理，或是申請休假，好好地休息一段時間。如果你的累積分數在 7 分以下，有輕微的亞健康狀態，不能掉以輕心，調整好自己的生活狀態，放鬆心情。

		是	否
1	早上起床時，常有頭髮掉落。	（　）	（　）
2	感到情緒有些抑鬱，會對著窗外發呆。	（　）	（　）
3	昨天想好的事，今天怎麼也記不起來了，而且近些天來，經常出現這種情況。	（　）	（　）
4	害怕走進辦公室，覺得工作令人厭倦。	（　）	（　）
5	不想面對同事和上司，有自閉症趨勢。	（　）	（　）
6	工作效率下降，上司已對你不滿。	（　）	（　）
7	工作一小時後，身體倦怠，胸悶氣短。	（　）	（　）
8	工作情緒始終無法高漲。最令自己不解的是：無名的火氣很		

大，但又沒有精力發作。　　　　　　　（　）（　）

9　一日三餐，進餐甚少，排除天氣因素，即使口味非常適合自己的菜，也沒有食慾。　　　　　　　（　）（　）

10　盼望早早地逃離辦公室，為的是能夠回家，躺在床上休息片刻。　　　　　　　　　　　　　　　（　）（　）

11　對城市的污染、噪音非常敏感，比常人更渴望清幽、寧靜的山水，休息身心。　　　　　　　　　（　）（　）

12　不再像以前那樣熱衷於朋友的聚會，有種強打精神、勉強應酬的感覺。　　　　　　　　　　　　（　）（　）

13　晚上經常睡不著覺，即使睡著了，又老是在做夢的狀態中，睡眠質量很糟糕。　　　　　　　　　（　）（　）

14　體重有明顯的下降趨勢，早上起來，發現眼眶深陷，下巴突出。　　　　　　　　　　　　　　　（　）（　）

15　感覺免疫力在下降，春、秋季流感一來，自己首當其衝，難逃「流」運。　　　　　　　　　　　（　）（　）

16　性能力下降，妻子（或丈夫）對你明顯地表示了性要求，但你卻經常感到疲憊不堪，沒有什麼慾望。妻子（或丈夫）甚至懷疑你有外遇了。　　　　　　　　　（　）（　）

四、工作狂自測

1　假設你的眼前有一杯水，你認為裏面裝有多少水？（　）
　　A.一點點——轉到（6）　B.滿滿地——轉到（2）

2　你喜歡在哪裡看日出？（　）
　　A.山上——轉到（8）　B.海邊——轉到（3）

3　你喜歡下面哪一個字母？（　　）

A. M——轉到（8）　B. Q——轉到（4）

4　當你有煩惱時，有兩個以上可以訴苦的好朋友？（　　）
　　A. 是——轉到（10）　B. 否——轉到（11）

5　你的皮夾中放有自己的名片？（　　）
　　A. 是——轉到（9）　B. 否——轉到（7）

6　你看到一對情侶在飯店門口，你直覺認為他們的動作是？
　　（　　）
　　A. 剛進去——轉到（5）　B. 剛出來——轉到（7）

7　你喜歡打麻將或玩賭博性的遊戲？（　　）
　　A. 是——轉到（9）　B. 否——轉到（10）

8　一星期中要變成一種動物的話，你會選擇哪一種？（　　）
　　A. 狐狸——轉到（7）　B. 小白兔——轉到（4）

9　在開會時，你會明確表示自己的反對意見嗎？（　　）
　　A. 是——轉到（12）　B. 否——轉到（13）

10　乘公交車時被踩了一腳，你會踩回去嗎？（　　）
　　A. 是——轉到（13）　B. 否——轉到（14）

11　當你聽到有人批評你的公司或上司時，你會生氣嗎？（　　）
　　A. 是——轉到（14）　B. 否——轉到（15）

12　你是宿命論者？（　　）
　　A. 是——你是 A 類型　B. 否——你是 B 類型

13　你會去打小鋼珠？（　　）
　　A. 是——你是 B 類型　B. 否——你是 C 類型

14　你喜歡什麼顏色的衣服？（　　）
　　A. 白色——你是 D 類型　B. 白色以外——轉到（15）

15　如果有位很靈的算命師叫你改名，你會改名嗎？（　　）
　　A. 是——你是 E 類型　B. 否——你是 D 類型

評分及說明：

A 類型：工作狂指數 90%

你是個十足的工作狂，雖比一般人的成就來得高，但卻失去人生的一些樂趣，甚至讓別人認為你是個相當無趣的人。所以不妨偶爾將工作放下，畢竟人生不是只有工作。

B 類型：工作狂指數 70%

你對任何事情都想去嘗試。人緣也相當好，在公司中多居領導地位，是部屬眼中有能力的上司；但要注意的是多和家人相處。

C 類型：工作狂指數 50%

大部分的人多屬此類型。希望有一份薪水不錯的工作，但卻不希望自己的生活中只有工作。要注意的是，由於你是個相當沒耐心的人，所以要多培養自己的耐心。

D 類型：工作狂指數 40%

你是個很情緒化的人，做什麼事情都看心情的好壞而定。讓周圍的人覺得你太小孩子氣。當然這對你的工作也有不好的影響，可要特別注意。

E 類型：工作狂指數 30%

因為你是個玩性很重或是個性消極的人，相當不喜歡工作，所以你常常工作一段時間後，就會想休息一陣子，因此，跳槽經驗豐富。

第7章
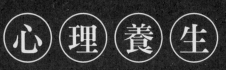
心理養生

心理養生將成為 21 世紀的健康主題。有研究表明，人的心理活動和人體的生理功能之間存在著內在的相關聯繫。如果處在良好的情緒狀態，可以使生理功能處於最佳狀態，而且能創造出各種佳績；相反，則會降低或破壞這種功能，不僅影響工作和生活，還能導致各種疾病。

一、健康心理

健康的心理養生，就是從精神上保持良好狀態，以保障機體功能的正常發揮，來達到防病健身、延年益壽的目的。

156. 養生重在養性

歷代養生學家認為，養生重在養性，養性主要是指性情的修養。

《黃帝內經》說：「許多疾病都是由於氣機失調引起的。暴怒則氣上逆，大喜則氣舒緩，悲哀則氣消沈，恐懼則氣下陷，遇寒則氣收斂，受熱則氣外泄，突驚則氣紊亂，過勞則氣耗散，思慮則氣鬱結。」

明代大醫學家張介賓說：「今之人，但知禁慾即為養生，殊不知心有妄動，氣隨心散；氣隨心散，精逐氣亡。」

那麼，現代人又怎樣才能做到心不妄動，以避免《黃帝內經》中的九種氣傷，從而達到更好的養生效果呢？

(1)樹立自信，保持獨立

自信和獨立是保持生命力的基本要求。要避免心理學上稱之為「無助」的狀態，這種狀態是消極的，無助感可引起健康不良和抑鬱。我們應注重自己的個人選擇，詳細計劃自己的將來，增強自己的自信心。

(2)改變陋習，培養良好的生活方式

健康的生活方式對保持身體健康極其重要，作為延緩衰老的方法更為重要。抽菸、酗酒和體重超標的人比同齡人衰老得更快。

(3)堅持鍛鍊，保持旺盛活力

生命在於運動，要養成鍛鍊的習慣。每天至少 30 分鐘，有規律地進行令你感覺舒適的鍛鍊，增強心、肺、骨骼和肌肉的儲備。

伸展運動增強機體柔韌性；耐力訓練增強機體的儲能；規律地步行、慢跑、騎自行車和游泳能幫助機體細胞有效利用氧氣，而且能鍛鍊毅力和意志。

(4)保持個性，發揮自身特長

年紀越大，看起來就越與眾不同。沒有人會擁有與你相同的經歷、見識和信仰，這是一個人所特有的。要積極尋求改變，發揮自身特長，增強個性特質，不要讓自己一成不變地生活。

(5)擁有激情，勇於開拓創新

隨著年齡增長，年輕時的熱情衝動逐漸變得緩和，平靜代替了焦慮。但在某種程度上，也要像年輕時一樣，保持對生活的激情。可回顧往事，也可開始接觸新的事物。有了這些，你看起來就不會顯得衰老。

(6)增強自豪感，擁有樂觀、積極的心態

自豪是一種積極的態度。與心理學上「自我形象」一詞密切相關。自尊心弱的人更容易生病，出現抑鬱，且衰老得快；為自己感到自豪可以提高你的生活品質，如為你良好的個人形象、為你的家人、為你的朋友、為你的愛好

等感到自豪，會使你保持積極、樂觀、向上的心態，達到延緩衰老的目的。

157. 調神與養生

「神強必多壽」。歷代養生學家都把調養精神作為養生防老之本法、防病治病之良藥。

調神之法有很多，概括起來主要有以下幾個方面。

(1)虛靜養神

調神攝生，靜養為首。養生學家認為，靜養之要在於養心。經常保持思想清靜，調攝精神，可有效地增強肌體的抗病能力，有益身心健康。

(2)安心養神

泰然處之，處事達觀。人生不會沒有憂患，對於日常生活中所遇到的種種複雜問題及任何重大變故，都要保持穩定的心理狀態和達觀的處世態度，要養成理智與冷靜的個性，凡事從容應對，冷靜思考，正確處理各種難題。

(3)清心寡慾

清心寡慾是指減少私心雜念，降低對名利和物質的嗜慾。我國歷代養生學家都非常重視清心寡慾，認為這是調攝精神、延年益壽的重要方法。

(4)省思少慮

思慮過多會使肌體氣血失調，耗傷心神而損壽命。省思少慮，養心斂思這種自我調節方法，能使肌體生理功能處於最佳狀態。只有精神靜謐，從容溫和，排除雜念，省思少慮，專心致志，才能做到安靜調和，心胸豁達，神清

氣和，使肌體功能協調，生活規律，有利於養生，促進健康長壽。

(5)開朗樂觀

保持樂觀的情緒，開朗的性格，是調攝精神、養生健身、延年益壽的必備條件。性格開朗，精神樂觀是養生健身的要素。對待問題要目光遠大，心胸開闊，寬以待人。要精神愉快，在生活享受方面，要培養「知足常樂」的思想，不慕虛榮，不盲目追求名利和享受，培養幽默風趣感，做到笑為常駐。

(6)舒暢情志

舒暢情志是指舒調七情六慾，使其暢達，以利心神和調，五臟安定。每個人都有七情六慾，但七情六慾過度對機體健康危害極大。

舒暢情志的具體方法多種多樣，古人論述頗多，可根據每個人的具體情況，興趣愛好，自行選擇。如詩詞歌賦、琴棋書畫、花鳥魚蟲、藝術欣賞、古物收藏、旅遊垂釣等。這樣，精神有所寄託，去除煩惱，陶冶性情，抒情暢志，保持健康的心理狀態，才能促進健康長壽。

158. 心理養生四要素

養生專家提醒，感情的起伏會使人處於失調狀態，形成「感情勢能」，其潛在的能量超過一定限度時，就會造成生理代謝紊亂，免疫功能降低，勢必引發或加重某些疾病的病情。面對生活中的浮沈和起落，你可以從以下4點調節自己的情緒。

(1)心存善良

以他人之樂為樂，樂於扶貧幫困，心中就有欣慰之感。與人為善，樂於友好相處，心中就有愉悅之感。心善之人，光明磊落，樂於對人敞開心扉，心中就有輕鬆之感。心存善良的人，會始終保持泰然處之的心理狀態，這種心理狀態能把血液的流量和神經細胞的興奮度調至最佳狀態，從而提高了機體的抗病能力。善良是心理養生不可缺少的高級營養素。

(2)樂觀主義

樂觀是一種積極向上的性格和心境，它可以激發人的活力和潛力，解決矛盾，逾越困難。而悲觀則是一種消極頹廢的性格和心境，它使人悲傷、煩惱、痛苦，在困難面前一籌莫展，影響身心健康。

(3)處事寬容

我們在工作、人際交往中，吃虧、被誤解不可避免。面對這些生活中的「小插曲」，最明智的選擇就是學會寬容。寬容是一種良好的心理品質，它不僅包含著理解和原諒，更顯示著氣度和胸襟、堅強和力量。一個人不會寬容，其心理往往處於緊張狀態，從而導致神經興奮、血管收縮、血壓升高，使生理和心理進入惡性循環。學會寬容就會嚴於律己、寬以待人，這就等於給自己安上了調節閥。

(4)淡泊是福

恬淡寡慾是一種崇高的養生境界。有了淡泊的心志，就不會在名利場中隨波逐流，就不會對身外之物得而大喜，失而大悲。也就不會對世事、他人牢騷滿腹，攀比嫉妒。淡泊的心態使人保持一顆平常心，頤養天年。

159. 心胸開闊有益健康

寬容是一種良好的心理品質，是做人的一種風範。與之相反的，人之所以不能達到寬容待人，正是因為有狹隘的存在。人難免狹隘，這是大多數人的通病，我們明白了這一點，就應該對症下藥。

寬以待人，就是在人際交往中有較強的相容度。相容就是寬厚、容忍，心胸寬廣，忍耐性強。有人把忍耐性比作彈簧，具有能伸能屈的韌性。也有人說過這樣一句話：「誰若想在困厄時得到援助，就應在平時寬以待人。」就是說，相容能接納、團結更多的人，在順利的時候共奮鬥，在困難的時候共患難，進而增加成功的力量，創造更多的成功機會。反之，相容度低，則會使人疏遠，減少合作的力量，人為地增加成功的阻力。

一個人若能寬以待人，在生活中養成將心比心、推己及人的做人做事的習慣，這樣的人，肯定是受人尊敬和歡迎的。「己欲立而立人，己欲達而達人；己所不欲，勿施於人。」人同此心，心同此理，一件事情，你自己不能接受，不願意做，別人也一定不願接受、不願意做。記住這些教誨是大有裨益的，它可以避免提出人們難以接受的要求，避免由此帶來的難堪局面。

我們應該以自己為尺規，衡量言行舉止能否為人所接受，其依據是人同此心，心同此理。將心比心，設身處地，還可用角色互換的方法，假設自己站在對方的位置上，想想對一個行為或言論的反映、感覺如何，理解他人，體諒他人。這樣，便會自覺地寬以待人了。

160. 控制情緒是重要的養生之道

人的感情像水，會產生波紋，有時波紋會顯示在臉上，說哭就哭，說笑就笑，讓人一眼便知心裏的動態。不過，有人很會控制情緒，喜怒哀樂不形於色。

哭也好，怒也好，似乎都不太可取，因為在生活中，控制情緒是很重要的一件事，你雖然不必像演戲一樣，讓人覺得你不可捉摸，但情緒的表現絕不可過度，尤其是哭和怒。如果你沒有控制情緒的本領，不如在控制不住時，趕快離開一會兒，讓情緒過了再回來；要不就深呼吸，別說話，這一方法對克制怒火特別有效。一般年紀大的人都能控制情緒，他們有防範心理的基礎，所以，不易被外界刺激引動情緒。如果你具備了寵辱不驚的良好心理素質，那麼你在別人心目中將是「沈穩、可信賴」的形象，這種形象有利於你在社交和事業上的成功。

因此，不論在與人交往的過程中發生了什麼不如意的事，都不要輕易發作，一旦你發作出來，無論對人對己，都不會有好的結果。所以，要控制你的情感。也許這對絕大多數的人來說不那麼容易，但我們卻有必要這樣做，因為這是你保持健康以及獲得成功的必要的心理基礎。

161. 善於面對挫折

我們在日常生活中，隨時都會遇到各種各樣的挫折，在挫折面前，人們也表現出不同的反應，心理承受能力差的人面對突如其來的挫折或是後退，或是消極抵抗。只有

那些敢於挑戰困難，能夠審時度勢，採取積極進取的態度面對挫折的人，才會更健康，也才能有所成就。

既然挫折是難免的，那麼，我們究竟怎樣做，才是以「積極」的態度面對挫折呢？

(1)要敢於正視挫折

一般而言，每個人都會遇到挫折，具體而言，什麼時候遇到挫折、遇到什麼挫折是不可選擇的，因此，正視挫折是排除挫折的心理和思想前提。

所謂正視，就是要以一種正確的態度去面對它，既不要簡單地怨天尤人，歸之命運，這實際上等於放棄爭取轉機的努力，屈從於困難；也不要消極地逃避，為其合理化尋找藉口，其結果對扭轉挫折是毫無意義的，或者說只能是自欺欺人。

(2)要堅定目標，不輕言放棄

每個人都有自己的奮鬥目標，只要這個目標是現實的，那麼即使暫時遭遇了挫折，也應克服各種困難，找出排除障礙的辦法，毫不動搖地朝既定目標邁進，最終實現自己的願望，達到預定的目標。

(3)要冷靜地對產生挫折的原因進行客觀地分析

為了戰勝挫折，要對造成挫折的原因進行實事求是的認識和分析，弄清挫折的原因到底是外部的，還是內部的，或是內外部兩種因素交織，共同起作用的。

正確的分析和歸因，是戰勝挫折的必要基礎。把挫折和成敗一概歸因於外部因素的人，固然不能對行為做自我控制和自我調節，面對挫折會感到無能為力和束手無策，從而不能盡自己的最大努力去克服困難和改變失敗的處

境;但是,把挫折和失敗統統歸結於個人的努力不足,過多地責備自己,也是不現實的,同樣不能對自己的行為結果負起合理的責任,有效地改變逆境。

(4)降低目標,改變行爲

當一種動機經一再嘗試仍不能成功,達不到預定目標時,個體調整目標,變換方式,由別的方法和途徑實現目標,或者把原來制訂的太高而不切實際的目標往下調整,改變行為方向,則有可能成功,滿足某種需要。

(5)改換目標,取而代之

這是指個體確定的目標由於自身條件或社會因素的限制,不能實現並受到挫折時,可以改變目標,用另一目標來代替,以使需要得到滿足;或由另一種活動來彌補心理的創傷,驅散由於失敗而造成內心的憂愁和痛苦,增強前進的信心和勇氣。

總之,在挫折面前要保持理智。挫折對人來說未必都是消極的,因為逆境只是給人造成了不利的環境條件,但條件是可以利用和改變的。客觀條件一旦被認識就可以做出行動規劃,利用有利條件,弱化或消除不利條件。

經過主觀努力,往往會改變事物變化之勢,而使逆境變為順境,逆境常常使強者做出在順境中不能做出的業績,而這一切必須以理智作為前提,才有可能實現。

162. 保持快樂的健康處方

俗話說:「笑一笑,十年少。」那麼,怎樣才能使自己生活得快樂呢?心理學家認為,要想讓自己快樂,必須

注意以下幾點。

(1)淡化自我

要想使自己與快樂為伍，首先要不斷驅除心理上的煩惱與憂愁。而要做到這一點，最重要的便是淡化自我，樹立正確的人生觀。清代學者陳自崖曾說：「事能知足常愜意，人到無求品自高。」這對於淡化自我、驅除煩惱、保持快樂來說，堪稱至理名言。

(2)培養愛好

人的愛好多，生活就會變得豐富多彩，如集郵、種花、養鳥、垂釣、跳舞、下棋、看書、繪畫等，這些愛好可使生活多姿多彩。

人的生活倘若陷入單調沈悶的「老調」，就不易感到快樂；而如果能去參加某項新的活動，則不僅可擴展自己的生活領域，而且還可以帶來新的樂趣。

(3)要有彈性

看問題要有彈性，要懂得「金無足赤，人無完人」的道理，對任何人和事都不可太苛刻，否則就會給自己帶來煩惱。

(4)學會寬容

是指處理人際關係要豁達大度。在生活中，人與人之間磕磕碰碰的事難以避免，但只要你能嚴於律己、寬以待人，你的人際關係自然進入良性循環。

(5)學會達觀

所謂達觀，就是要懂得社會人生變化的辯證關係，萬事如意只是一種良好的祝願，實際上萬事都按自己的主觀願望發展是不可能的。

163. 把壓力轉化為動力

生活中到處充滿著壓力，為了不讓自己陷入痛苦和不幸之中，就需要把壓力轉化為動力。不妨試一試以下方法。

① 「放鬆」可以改變不良壓力的影響，使你的身體得到改善。

② 補充營養，把飲食作為控制壓力計劃的一部分。

③ 找到可陶醉自己的玩耍項目。

④ 控制時間是一個很有用的方法。工作時由你來控制時間，而不是時間控制你和威脅你。

以上是解決壓力的一些理論性的方法，下面有一些具體的方法。

⑤ 家庭商討。讓家人幫助自己找到解決壓力的辦法。

⑥ 吃飯時間是家庭全體成員能聚在一起的時間，所以此時的重點在於營造舒適的氛圍。

⑦ 經常讓自己笑一笑。笑話、幽默、喜劇等，都可以達到這一目的。

⑧ 休假。改變環境，遠離「壓力源」，使自己得到放鬆。

⑨ 興趣和愛好。比如你應該冒一次險去更換一個工作或回到學校中繼續深造。

⑩ 自信心。意味著你可以保障自己的權益，而不會損害別人的利益。

⑪ 散步。經常散散步，即使只有 5 分鐘，也能使你的身體恢復清爽和愉快。

⑫ 工作環境的舒適。舒適的工作環境可減低工作中的

壓力。

⑬ 明確報償。工作壓力雖然很大，但想到會給自己帶來的回報，就會減小許多。

相信這些方法會讓你輕鬆走出壓力，在壓力中體會人生的意義。

164. 培養好心情的八種妙法

每個人都有不順心或遇到挫折的時候，這時，悲傷、憤怒、抑鬱、憂愁等損害健康的惡性情緒便會紛至遝來。但是，沒有人喜歡受到這種情緒的影響，如何儘快儘早地積極化解壞情緒？心理學家給你推薦了以下幾種方法。

(1) 多做運動

跑步、游泳、散步等體育活動，都是化解不良情緒行之有效的措施。

(2) 曬太陽

美國著名精神病專家繆勒指出，適當的陽光照射可改善抑鬱病人的病情。

(3) 吃香蕉

香蕉中含有一種可以幫助人腦產生 5- 羥色氨的物質，它可減少不良激素的分泌，吃後使人感到安靜、愉快。

(4) 大聲哭喊

找個僻靜的地方，盡情地大聲哭喊。心理專家研究發現，這種哭喊可使壓抑的心理得到盡情宣泄，同時，由不良情緒產生的毒素也可由哭喊釋放出來。

(5)聽音樂

音樂可使人的大腦產生一種鎮靜安神的物質，但要注意選擇「對路」的音樂，不當的音樂反而更加影響情緒。

(6)睡好覺

睡眠有助於克服惡劣的情緒，使人穩心定神，一覺醒來，心情也會自然而然地好起來。

(7)觀賞花草

花草的顏色和氣味有調解情緒的作用。

(8)遊覽山水

外面的高天流雲，還有綠樹青草紅花，都會伸出魔法之手，讓你從壞心情中慢慢走出來。想不通的事情也許能想通，看不透的事情也許能曲徑通幽，心胸也會變得豁達豪放起來。

165. 心理養生操

專家提醒，如果心理始終處於一種失衡狀態，這對我們的健康非常不利。那麼，如何才能使自己的心理處於一種健康而良好的狀態中呢？以下幾點建議或許能對你有所幫助。

(1)對自己不要過分苛求

每個人都有自己的理想和抱負，但卻不是每個人都能實現，尤其是一些不切實際的理想，無論你怎麼努力可能也無法達到，這樣便會終日憂鬱；還有些人，做人做事都要求十全十美，對自己的要求近乎吹毛求疵，結果受害的最後還是自己。因此，為了消除這種挫折感，還自己快樂

的心情，平時就應該把目標定在自己的能力範圍之內，這樣就可以盡心盡力地做事，當達到自己的目標時也會感到由衷地高興，心情自然就會舒暢了。

(2)事前加以自制

當我們勃然大怒時，就會做出很多錯事或失態的事，事後便後悔。其實事後後悔，倒不如事前加以自制，發怒時不做任何決定不失為一種好方法。

(3)找人傾訴

當有煩惱的時候，不要把所有的煩惱都埋藏在心底，要找人傾訴一下，否則只會加劇自己的苦惱。而如果把內心的煩惱告訴給你的知己或朋友，心情就會頓時舒暢。

(4)做自己喜歡的事

在生活受到挫折時，不妨先暫時將煩惱放下，去做你喜歡做的事，如運動、睡眠或看電視等，等到心情平靜後，再重新面對自己的難題。

(5)改變做事的方法

不要企圖在一段時間內做很多事，這樣只會給自己增加負擔。學會在一定的時間內只做一件事，減少自己的精神負擔，這樣完成以後，也會很有成就感。

(6)助人為樂

從小我們就知道，助人為快樂之本，幫助別人，給別人帶來歡樂，也可使自己忘卻煩惱，並且能夠證明自己的存在價值。

(7)表現自己的善意

我們經常被人排斥，其實這主要是因為別人對我們有戒心。如果你能夠在適當的時候向他人表現自己的善意，

多交朋友，少樹「敵人」，心情自然也就平靜了。

(8)不要處處與人爭

處處以他人為競爭物件，這會使自己經常處於緊張的狀態之中。其實，只要你不把別人看成對手，別人也不會與你為敵。處處與人爭，只會讓你感到「惶惶不可終日」。

166. 維護健康心理四法

健康心理的維護是現代人所必須注重的一項心理教育內容，也是預防心理異常的最好方法。下面介紹一些維護心理健康的方法：

(1)認識自己，悅納自己

自信自強者對自己的動機、目的有明確的瞭解，對自己的能力有正確的估計，從不隨意說「我不行」，也不隨便說「不在話下」。他們對自己充滿自信，對他人也深懷尊重，他們認為在認識自己的前提下，是沒有什麼不可戰勝的。於是他們走上了「我行」、「你也行」的康莊大道，其結果是充分認識自我，發揮最大潛力。

(2)面對現實，適應環境

能否面對現實是心理正常與否的一個客觀標準。心理健康者總是能正確面對現實。一則他們能發揮自己最大的能力去改造環境，以求外界現實符合自己的主觀願望；二則在力不能及的情況下，他們又能另擇目標或重選方法以適應現實環境。心理異常者最大的特點就是脫離現實或逃避現實。他們可能有美好的理想，但卻不能正確估計自己的能力，又置客觀規律於不顧，因而理想成了空中樓閣。

於是怨天尤人或自怨自艾，逃避現實。

(3)結交知己，態度積極

樂於與人交往，和他人建立良好的關係，是心理健康的必備條件。人是群居動物，與人群一起不只是可得到幫助和獲得資訊，還可使我們的苦、樂和能力得到宣泄、分享和體現，從而促使自己不斷進步，保持心理平衡、健康。

與人相處時，正面態度或情緒如尊敬、信任、喜悅等，應多於反面態度或情緒，如仇恨、嫉妒、懷疑、畏懼、憎惡等。人生是美好的，與人相處是有利於心理健康的。

(4)努力工作，學會休閒

工作的最大意義不限於由此獲得物質生活的報酬，從心理學的觀點看，它對個體還具有兩方面意義，一是工作能表現出個人的價值，獲得心理上的滿足。二是工作能使人在團體中表現自己，以提高個人的社會地位。

個人在團體中要得到接受和承認並提高自己的地位，而工作成績是與人比較的最好標準。另一方面，現代社會生活節奏緊張、工作忙碌而機械，不少人長期緊張而又不善於休閒調劑，也成了心理異常的一個原因。合理地安排休閒時間，使休閒日豐富多彩，真正成為恢復體力、調劑腦力、增長知識，獲得健康的時機。

二、病態心理

不健康的心理往往使人處於緊張狀態，從而導致神經興奮、血管收縮、血壓升高，使心理、生理

進入惡性循環……

167. 改變猜疑的心理

猜疑是許多人都有的不良心理。有的人好多疑，別人相互間講句悄悄話，便疑心他們是在講自己；別人心裏不高興，臉色不好看，就疑心是針對自己；別人無意間講句不滿的話，又疑心是指桑罵槐。

要知道，這種無端生疑的消極影響很多，既影響人際相處，又影響自己的情緒，還可能引起一系列錯誤的行為，輕則傷害了同事、朋友或夫妻的感情，重則給工作、學習和生活帶來嚴重的後果。

那麼，怎樣改變猜疑的心理呢？對此，專家給出了以下幾點建議。

(1) 別讓感情蒙蔽你的理智

多疑的人常常根據自己的一點印象就妄下結論，對多疑的事又常常不做深入的瞭解，儘管他們的看法與事實不符，也不合乎理智的判斷，卻還是感情用事地看問題。

因此，當你疑心別人諷刺你、輕視你的時候，不應該立即加以肯定。設身處地為對方想一下，看他的言行是否合乎情理。這樣一來，也許你會發現，事情常常和你猜想的不一樣。

(2) 用事實說話

英國哲學家培根說：「疑心的根源產生於對事物的缺乏認識，所以多瞭解情況是解除疑心病的有效方法。」要採取用事實說話的方法，逐步消除自己的猜疑心。用事實

說話,一定要保持冷靜客觀的態度,觀察、分析和思考問題。另外,凡事多往好處想,也可消除多疑心;許多事情,別人本來無心,你往壞處想,卻會想出問題來。

(3)開誠佈公,信任別人

通常,人們對自己信得過的人,不容易產生猜疑;反之,越是自己不信任的人,越容易疑神疑鬼,總以為別人在同自己作對。因此,疑心重的人應該特別注意同別人坦誠相處,有了彼此間的信任,猜疑的基礎就不存在了。

如果對某人一旦產生了猜疑,則更應如此,可以主動地與對方接觸,開誠佈公地談一談,互相交心。這樣不但可以消除誤會驅散疑雲,還能增進彼此之間的友誼。

(4)開闊心胸,自我解脫

多疑的人心胸狹窄,固執己見,因此,必須針對自己性格上的缺陷,加以克服鍛鍊,做到心胸開闊,達觀坦蕩,自我解脫。要達到這個目的,可以經常參加文體活動,經常到郊外遊山玩水,登高遠望,沐浴在大自然的懷抱裏,這樣會使自己心胸開闊,生活得輕鬆活潑、充實愉悅,根本無暇去思索那些毫無意義的閒言碎語。久而久之,自己會變得豁達大度、樂觀開朗起來,狹隘多疑的心態也會得以改變。

168. 化解嫉妒之心

嫉妒是一種令人痛苦並使人痛恨的情緒,它堆積在內心,會對自己的心靈造成折磨和傷害,而發泄出來,又會對他人造成攻擊和中傷。

英國詩人、文學批評家約翰‧德萊頓稱嫉妒心為「心靈的黃疸病」，所以嫉妒是一種應該在最大程度上予以化解的情感。

如果你產生了嫉妒的心理，也不用過於緊張，因為嫉妒是可以化解的。放下嫉妒的包袱，你會發覺自己的步子輕鬆而愉悅。因為寬容，你會心安；因為大度，你會無愧，這樣的人生才會充滿魅力，這個世界也會因此而更加美麗。

有嫉妒心的人要明白這樣的道理：每個人都有自己的長處，又都有自己的短處，萬事萬物不可能均衡發展，社會上不存在絕對的平均。對待自己覺得不公平的事，要努力調整自己的心態，樹立起競爭意識，由自己不懈的努力，尋找一切機會成就自己，使自己儘早被社會所承認。所以，正確的態度應是歡迎別人超過自己，學趕先進，與先進人物一起，同心同德，互幫互助，共同前進。

169. 克服浮躁的情緒

一個人為什麼會精神失常？恐怕至今沒有人知道全部的答案。據醫學專家和心理學家的觀點，大多數情況很可能是由於浮躁或憂慮造成的。那些焦慮和煩躁不安的人，多半不能適應現實的世界，而跟周圍的環境脫離了所有的關係，退縮到自己的夢想世界，以此來解脫自己心中的憂慮。

事情往往就是這樣，你越著急，你就越不會成功。因為著急會使你失去清醒的頭腦，結果在你奮鬥過程中，浮

躁佔據著你的思維，使你不能正確地制訂方針、策略以穩步前進。只有正確地認識自己，才不會盲目地讓自己奔向一個超出自己能力範圍的目標，而是踏踏實實地去做自己能夠做的事情。

當目標確定，你就不能性急，而要一步一個腳印地來。

如果能把浮躁的心態稍稍收斂，使它變成一種渴望，一種對成功的渴望，那麼，這種浮躁就是有益的，而你也必定能帶著它走向成功。當你控制了浮躁，你才會吃得起成功路上的苦；才會有耐心與毅力一步一個腳印地向前邁進；才不會因為各種各樣的誘惑而迷失方向；才會制定一個接一個的小目標，然後一個接一個地達到它，最後走向大目標。

總之，無論做什麼事，心煩意亂之下是難有所作為的。為了不煩，我們還得耐心一些，靜下心來，冷靜地把握機會，以長遠的眼光選擇適合自己的目標和道路。只有如此，我們才能踏踏實實地做好每一件事。

170. 走出抑鬱

抑鬱心理的特點是對任何事物都無興奮點，只是用壓制、消極的態度去對待；具有這種心理的人，性格內向，甚至冷漠，往往愛鑽牛角尖。

下面幾種方法，希望能對抑鬱的你有所幫助。

(1)合理安排日常生活

抑鬱的人對日常必需的活動會感到力不從心。因此，應對這些活動進行合理安排，以使它們能一件一件地完

成。以臥床為例，如果躺在床上能使人感覺好些，躺著無疑是一件好事。但對抑鬱的人來說，事情往往並非這麼簡單。他們躺在床上，並不是為了休息或恢復體力，而是一種逃避的方式。他們會為這種逃避而感到內疚、自責。並且，躺著使他們有更多的時間思考自己的困境。

床看起來是安全的地方，然而，長此以往，會變得更加糟糕。因此，最重要的是，努力從床上爬起來，按計劃每天做一件積極的事情。

(2)換一種思維方式

對抗抑鬱的方式之一，就是有步驟地制定計劃。儘管有些麻煩，但請記住，你正訓練自己換一種思維方式。

現在，儘管令人厭倦的事情沒有減少，但我們可以計劃做一些積極的事情，即那些能給你帶來快樂的活動。例如，如果你願意，你可以坐在花園裏看書、外出訪友或散步。有時抑鬱的人不善於在生活中安排這些活動，他們把全部的時間都用在痛苦的掙扎中，一想到衣服還沒洗就跑出來，便會感到內疚。

其實，我們需要積極的活動，否則，就會像不斷支取銀行的存款卻不儲蓄一樣。積極的活動相當於你有銀行裏的存款，哪怕你所從事的活動，只能給你帶來一絲絲的快樂，你都要告訴自己：我的存款又增加了。

抑鬱者的生活是機械而枯燥的。有時，這似乎是不可避免的。解決問題的關鍵，仍然是對厭倦進行診斷，然後逐步戰勝它。

(3)懂得珍惜

很少有抑鬱的人能夠意識到自己其實並非一無所有，

他們整天意志消沈、暴躁易怒，其實你大可不必如此，也許你為失去的東西而傷心、生氣，但你仍擁有令人羨慕的一切，你健康的身體，你的家庭，你所有的朋友等等這一切，都是你的財富，你千萬不能再抑鬱下去，否則，你很有可能失去這一切最美好的東西。

薩繆爾·約翰遜曾說過：「凡事往好的一面去想，這種習慣比收入千金還寶貴。」你需要做的是珍惜眼前擁有的一切，改變態度，繼續努力。

(4)克服抑鬱中的自責

抑鬱的時候，我們感到自己對消極事件負有極大的責任，因此，我們開始自責。

抑鬱者的自責是徹頭徹尾的。當不幸事件發生或衝突產生時，他們會認為這全是他們自己的錯。這種現象被稱作「過分自我責備」，是指當我們沒有過錯，或僅有一點過錯時，我們出現承擔全部責任的情形，跳出圈外，找出造成某一事件的所有可能的原因，會對我們有較大的幫助。我們應當學會考慮其他可能的解釋，而不是僅僅責怪自己。

171. 從自卑中掙脫出來

就自卑心理而言，自卑是一種消極的自我評價或自我意識，即個體認為自己在某些方面不如他人而產生的消極情感，是一種危機心理。

具有自卑心理的人總認為自己事事不如人、自慚形穢、喪失信心，進而悲觀失望、不思進取。一個人若被自

卑心所控制，其精神生活將會受到嚴重的影響，聰明才智和創造力也會因此受到束縛而無法正常發揮。

那如何才能克服自卑心理呢？下面的幾種方法不妨試一試。

(1)全面瞭解自己，正確評價自己

你不妨將自己的興趣、愛好、能力和特長全部列出來，哪怕是很細微的東西也不要忽略。然後再和其他人作一番比較。由全面、辯證地看待自身情況和外部世界，認識到凡人都不可能十全十美，人的價值主要體現在由自身努力，達到力所能及的目標。對自己的弱項，既認識清楚，又不看得過於嚴重，而是以積極的態度面對現實，這樣自卑便失去了溫床。

(2)轉移注意力

一個人既不可能十全十美，也不可能一無是處。不要總是關注自己的弱項和失敗，而應將注意力和精力轉移到自己最感興趣，也最擅長的事情上去，從中獲得的樂趣與成就將增強你的自信，驅散你自卑的陰影。

(3)由微小的成功樹立自信

一個人成功經驗越多，他的期望也就越高，自信心也越強。可見，由一次次微小的成功，可以使自信心得到增強和昇華。對於自卑的人來說，重要的是建立起符合自身實際情況的「抱負」，增加成功的經驗。這可以由小做起，確保首次努力的成功，形成良性循環。

(4)以勤補拙

當知道自己某方面有缺陷、不如人的時候，熱愛生活、想成為生活強者的人，懂得「以勤補拙」、「笨鳥先

飛」的道理。而要做到這一點，自信心很重要。因為只有自己相信自己，樂觀向上，積極進取，才能取得進步。

(5)借鑒名人的成功經驗

多讀些有關名人成功的書籍，尤其是那些曾被自卑感困擾的名人的事跡，從中獲得克服困難的經驗，進而鼓勵自己，增強自信，發揮所長，集中精力，矢志不移地達到目標。這樣，自卑就會不驅而去。

(6)運用潛能抑制自卑

心理專家認為，運用潛能能充分抑制自卑。方法是：配合腹式呼吸，集中精力想自己的長處。例如，生活中令人高興的讚美，就會擁有更多自信。不要羞於承認自己的長處，以零為基礎，不斷去增添它。

172. 摒棄貪婪之心

貪婪心理是一種較頑固，且易對患者自身造成損害（如直接導致患者犯罪入獄）的異常心理，必須予以高度警惕。

摒棄貪婪的具體方法如下。

(1)格言自警法

抄錄名人鞭撻或諷刺貪婪的詩文、格言，掛於室內以自警。

(2)二十問法

也是一種自我反思法，即在紙上連續二十次用筆回答「我喜歡……」這個問題。回答時應不假思索，限時二十秒鐘，待全部寫下後，再逐一分析哪些是合理的慾望，哪

些是超出能力的過分的慾望，就可明確貪婪的物件與範圍，然後對造成貪婪心理的原因與危害作較深層次的分析。分析清楚後，便下定決心：要堂堂正正做人，改掉貪婪的惡習。

(3)認知法

即做到知足常樂，便不會有非分之想，也就能保持心理平衡了。

應該知道，貪婪並非遺傳所致，是個人在後天社會環境中受病態文化的影響，形成自私、攫取、不滿足的價值觀、人生觀而出現的不正常的行為表現。你原來家境貧寒，或者生活中有一段坎坷的經歷，便覺得社會對自己不公平，一旦地位、身份改變，就利用手中的職權向社會索取不義之財，以補償以往的不足。

一個人對生活的期望不能過高。雖然誰都會有一定的需求與慾望，但這要與本人的能力及社會條件相符合。任何人的生活都有歡樂也有缺失，不能互相攀比。

173. 緩解易怒的心理

許多人常常大發脾氣，這樣不但對人際交往不利，長此以往，還會影響身心健康。

按照以下的方法去做，可以緩解易怒的心理。

(1)要避免生悶氣

控制憤怒，不但不要將憤怒表現出來，也不能在心裏生悶氣。從某些方面來說，生悶氣的危害，甚至大於將憤怒發泄出來。要知道，生氣、發怒是用別人的錯誤來懲罰自己。

(2)學會轉移注意力

一旦察覺到什麼會引起憤怒，應當儘量避開，而去做一些令自己愉快的事情。

(3)推心置腹的交談

交談可將心頭的怒火發泄出去，比如，找一位博學多識的朋友，對於某件令自己憤怒的事進行宣泄，大談一番，即使過火也沒有關係。這位朋友會對你進行分析勸導，從而使你的怒火得到化解，甚至可以引導你從另一個角度看待同一個問題或同一個人，從而改變你的某種看法，加強你的修養。

(4)忍耐10秒鐘

當你要動怒時，花幾秒鐘冷靜地描述一下自己的感受和猜測一下對方的感受，以此來消氣。最初10秒是至關重要的，一旦你熬過這10秒，怒氣便會逐漸消逝。

(5)設立一本憤怒日記

如果你是一個易於憤怒卻不善控制的人，建議你不妨設立一本憤怒日記，記下你每天的發怒情況，並在每週作一個小結，這會使你認識到：什麼事情經常引起你的憤怒，瞭解處理這些事情的合適方法，從而使你逐漸學會正確地疏導自己的憤怒。

除此之外，在飲食方面，應注意儘量避免暴飲暴食，或少吃甘甜、辛辣、油膩的食物。

174. 消除依賴心理

有依賴心理的人，總是把希望都寄託在別人身上，而

自己捨不得出一點力氣。依賴別人是人們普遍存在的一種不良心理。

要實現心理獨立，首先就得擺脫依賴他人的需要。請注意，這裏講的是「依賴的需要」，而不是「與人交往」。一旦你覺得需要別人，你便成了一個脆弱的人。

依賴別人使一個人失去精神生活的獨立自主性。依賴的人不能獨立思考，缺乏創業的勇氣，其肯定性較差，會陷入猶疑不決的困境，他一直需要別人的鼓勵和支援，借助別人的扶助和判斷。依賴者還會表現出剝削的性格傾向——好吃懶做，坐享其成。

依賴者會形成一些特有的症狀，他們缺乏社會安全感，跟別人保持距離。他們需要別人提供意見，經常受外界指使，自己好像沒有判斷能力。他們潛藏著脆弱，沒有發揮出機智應變的能力，較易失業。

我們可以採取下列方式消除依賴心理。

① 制定一份「自我獨立宣言」，並向他人宣告，你渴望在與他人的交往中獨立行事，徹底消除任何人的支配（但不排除必要的妥協）。

② 與你依賴的人談話，告訴他們你為何要獨立行事，並明確你出於義務而行事時自己的感受。這是著手消除依賴性的有效方法，因為其他人可能甚至還不知道你處於服從地位的感受如何。

③ 提出有效生活的 5 分鐘目標，確定如何在這段時間內同支配你的人打交道。當你不願違心行事時，不妨回答說「不，我不想這樣做」，然後看看對方對你的這一答覆的反應。

④ 當你有足夠的自信心時，同支配你的人推心置腹地談一談，然後告訴他，你以後願意由某個手勢來向他表明你的這種感覺，比如說，你可以摸摸耳朵或歪歪嘴。

⑤ 當你感到在心理上受人左右時，告訴那人你的感受，然後爭取根據自己的意願去行事。

⑥ 如果你覺得出於義務而不得不去看望某人，問問你自己：別人若處於某種心理狀態，你是否願意讓別人來看望你。如果你不願意，那就應該「己所不欲，勿施於人」。找這些人去談談，讓他們認識到僅僅出於義務的交往是有損於尊嚴的。

⑦ 堅持不帶任何條件的經濟獨立，不向任何人報賬。你如果得向別人要錢花，便會成為他的奴隸。

⑧ 不要繼續發號施令，控制別人；不要繼續受制於人，唯命是從。

⑨ 承認自己有保持私密的願望，不必把自己的所有想法和經歷都告訴某人。你是獨特而與眾不同的，應該有自己的秘密，如果事事都要告訴別人，那你便沒有選擇可言，當然也就成了不獨立的人。

⑩ 在晚會上，不要老是陪伴著你的夥伴，不要出於義務而一直陪著他。兩個人分開去找別人講講話，晚會結束之後再聚到一起。這樣，你們會成倍地擴大自己的知識和見聞。

⑪ 記住：你沒有讓別人高興的義務。別人自會尋求解脫和愉快。你可以在與別人的相處中得到真正的樂趣，但如果感到有義務讓別人高興，那你就失去了獨立性。

⑫ 不要忘記：習慣並不是做任何事情的理由。不錯，

你以前一直服從別人，但不能因此再繼續受人支配。

175. 克服恐懼心理

所謂恐懼心理，是在真實或想象的危險中，個人或群體深刻感受到的一種強烈而壓抑的情感狀態。

其表現為：神經高度緊張，內心充滿害怕，注意力無法集中，腦子裏一片空白，不能正確判斷或控制自己的舉止，變得容易衝動。

恐懼心理的產生與過去的心理感受和親身體驗有關。俗話說：「一朝被蛇咬，十年怕井繩。」有的人在過去受過某種刺激，大腦中形成了一個興奮點，當再遇到同樣的情景時，過去的經驗被喚起，就會產生恐懼感。恐懼心理還與人的性格有關。一般從小就害羞、膽小，長大以後也不善交際、孤獨、內向的人，易產生恐懼感。

那麼，怎樣才能克服恐懼心理呢？

主要是提高對事物的認知能力，擴大認知視野，判定恐懼源。認識客觀世界的某些規律，認識人自身的需要和客觀規律之間的關係，確立正確的目標判斷，提高預見力，對可能發生的各種變故做好充分的思想準備，就會增強心理承受能力。

其次要培養樂觀的人生情趣和堅強的意志，由學習英雄人物的事蹟，用英雄人物勇敢頑強的精神激勵自己的勇氣。在平時的訓練和生活中有意識地在艱苦的環境下磨練自己，培養勇敢頑強的作風。

這樣，即使真正陷入危險情境，也不會一時就變得驚

慌失措，而是沈著冷靜，機智應對。

另外，平時積極加強心理訓練，提高各項心理素質。比如，進行類比訓練危險情境，設置各種可能遇到的情況，進行有針對性的心理訓練，形成對危險情境的預期心理準備，就能夠有效地戰勝緊張和不安等不良情緒，提高心理適應和平衡性，增強信心和勇氣，以無畏的精神克服恐懼心理。

176. 擺脫內心的空虛感

在生活中經常會聽到有些人長吁短歎：工作學習雖然很緊張，但依然感到生活空虛無聊，內心十分寂寞。

那麼，如何才能擺脫這種空虛感，使自己的心理感到充實呢？

(1) 調整需求目標

空虛心理往往是在兩種情況下出現的：一是胸無大志，沒有理想與追求，而生活也就沒有內容，自然會覺得空虛；二是目標不切實際，使自己難以實現目標而失去動力。因此，擺脫空虛必須根據自己的實際情況，及時調整目標，從而調動自己的潛力，充實生活內容。

(2) 博覽群書

讀書是填補空虛的良方。由讀書使人能找到解決問題的方法，使人從寂寞與空虛中解脫出來。讀書越多，知識越豐富，生活也就越充實。

(3) 忘我工作

工作和勞動是人擺脫空虛的極好措施。當人集中精

力，全身心投入工作時，就會忘卻空虛帶來的痛苦與煩惱，並從工作中看到自身的價值，使人生充滿希望。

(4) 目標轉移

當某一種目標難以實現，受到阻礙時，不妨轉移目標，如除了學習或工作以外培養自己的業餘愛好（繪畫、書法、烹飪等），困擾的心便會平靜下來。當有了新的樂趣後，就會產生新的追求，有了新的追求就會逐漸完成生活內容的調整，並從空虛狀態中解脫出來，去迎接豐富多彩的生活。

177. 從空想中走出來

生活中有大量的辭彙用來指代空想：想入非非、胡思亂想、想當然……

人們對空想總是持一種鄙夷的、不屑的看法，但實際上每個人，從童年直到老年，誰也無法擺脫空想的糾纏。因為空想是人類的天性，因為空想能帶來暫時的心理上的滿足。

成功是誘人的，即便是空想中的成功也是引人入勝的。但在空想中是無法真正實現成功的。空想是一朵帶刺的玫瑰，必須懂得如何採摘，才能讓它散發出芬芳。

那麼，如何從空想中走出來呢？

(1) 正視現實

現實當然不比想像來得令人滿意，但現實就是現實，並非想像可以比擬。想像的東西只有落實到現實才有意義。如果一個人能正視現實，那麼，當想像不能實現時，

他便不會因此而灰心，而是繼續向著自己的目標、沿著成功的道路不斷地邁進。

(2)學會比較

比較，就是同別人或同以前的自己進行比較。只有不斷地比較，才能發現真正的自己與世界，才能正面看待眼前的現實。

(3)當空想實在不可抑制時，就去努力實現它

既然是空想，當然不能實現。但是，當你為了這個空想去做了，雖然不能實現這個空想，但你的行動本身，仍會給你帶來成功。這種成功的可能性，雖然不是百分之百，但一定比空想要實際得多。

(4)成功來自踏踏實實的努力，而非想入非非

一步一個腳印地努力，這樣的要求，雖說早已是陳詞濫調，可是，真理雖然樸素，卻總能發出光芒。

178. 矯治虛榮心理

虛榮心是一種為了滿足自己對榮譽、社會地位的慾望，而表現出來的不正常的社會心理。虛榮心較強的人，為誇大自己的實際能力或水準，往往採取誇張、隱匿、欺騙、攀比、嫉妒甚至犯罪等行為來滿足自己的虛榮心，其危害性於人於己於社會都很大，極有必要加以克服。

對虛榮心理的矯治，可採用如下方法。

(1)正確認識自己

只有正確認識自己，才不會因別人的讚美、恭維而迷失了方向，而不知道自己到底是誰。

(2)正確認識周圍的人

只有正確認識周圍的人，才不會被那些別有用心的花言巧語所迷惑，才能知道誰的讚美出於真心，誰的讚美出於假意。

(3)樹立正確的榮辱觀

即對榮譽、地位、得失、面子等要持有正確的認識和態度。

(4)把握好攀比的尺度

社會比較是人們常有的社會心理，但要把握好比較的方向、範圍和程度。

(5)學習良好的社會榜樣

從名人傳記、名人名言中，從現實生活中，以那些腳踏實地、不圖虛名、努力進取的人為榜樣，努力完善人格，做一個實事求是，不自以為是的人。

(6)對不良的虛榮行為進行自我心理糾正

如果個人已經出現自誇、說謊、嫉妒等不良行為，可以採用心理訓練的方法進行自我糾正。即當不良行為即將或已出現時，個體給自己施以一定的自我懲罰，例如用套在手腕上的皮筋反彈自己、讓自己罰站半個小時，以求警示與干預作用。養成習慣，虛榮行為會逐步減少。

179. 自我調節封閉心理

自我封閉是指個人將自己與外界隔絕起來，很少或根本沒什麼社交活動，除了必要的工作、學習、購物以外，大部分時間將自己關在家裏，不與他人來往。自我封閉者

很孤獨，沒有朋友，甚至害怕社交活動，因此是一種對環境不適的不良心理現象。

那麼，如何調節這種自我封閉的心理呢？

(1)樂於接受自己

在現實生活中，人們常會面對許多挫折，有些人習慣將失敗歸因於自己，總是自怨自艾。他們十分關注別人的評價，遇事忐忑不安。我們應學會客觀公正地尋找失敗的原因，不在乎別人說三道四，「走自己的路」，樂於接受自己。

(2)提高社會交往能力

現代社會要求人不僅要「讀萬卷書，行萬里路」，而且還要「交八方友」。交往能使人的思維能力和生活機能逐步提高並得到完善；交流能使人的思想觀念保持新陳代謝；交往能豐富人的情感，維護人的心理健康。

(3)開放自我

只有開放自我、表現自我，才能使自己成為集體中的一員，享受到人間的快樂和溫暖，而不再感到孤獨與寂寞。一個人的發展高度，決定於自我開放、自我表現的程度。誰敢於開放，誰敢於表現，誰就能得到更好的發展，因此要改變封閉狀態。

(4)精神轉移法

即將過分關注自我的精力轉移到其他事物上去，以減輕心理壓力。例如有一位嗅恐懼症的女孩子，身上本無異味，但總是心懷疑慮，認為有味，如口臭、狐臭、汗臭等。只要精神一緊張，自己就能「聞到」臭味，由此害怕見人。但精神放鬆或轉移注意力，這臭味便消失了。

這種情況可用精神轉移法緩解，例如練字、作畫、唱歌、練琴等。

三、心理健康自測

對下列各題作出「是」或「否」的回答，可以大致看出你的心理健康狀況。

是（1分）　否（0分）

1　每當考試或提問時，會緊張和出汗。　（　）（　）

2　看見不熟悉的人會手足無措。　（　）（　）

3　心理緊張時，頭腦會不清楚。　（　）（　）

4　常因處境艱難而沮喪氣餒。　（　）（　）

5　身體經常會發抖。　（　）（　）

6　會因突然的聲響而跳起來。　（　）（　）

7　別人做錯了事自己也會感覺不安。　（　）（　）

8　經常做噩夢。　（　）（　）

9　經常有恐怖的景象浮現在眼前。　（　）（　）

10　經常會發生膽怯和害怕。　（　）（　）

11　常常稍不如意就會怒氣衝衝。　（　）（　）

12　對自己的容貌缺乏信心。　（　）（　）

13　被別人批評時會暴跳如雷。　（　）（　）

14　別人請求幫助時，會感到不耐煩。　（　）（　）

15　做任何事都鬆鬆垮垮，沒有條理。　（　）（　）

16　你的脾氣暴躁焦急。　（　）（　）

17　一點不能寬容他人，對朋友也是這樣。

（　）（　）

18	你被別人認為是很挑剔的人。	（　）	（　）
19	你總是會被人誤解。	（　）	（　）
20	經常猶豫不決，下不了決心。	（　）	（　）
21	經常把別人交辦的事搞錯。	（　）	（　）
22	會因不愉快的事纏身，一直憂憂鬱鬱，解脫不開。	（　）	（　）
23	有些奇怪的念頭老是浮現腦海，雖知其無聊，但無法擺脫。	（　）	（　）
24	儘管周圍的人在快樂地取鬧，自己卻覺得孤獨。	（　）	（　）
25	常常自言自語或獨自發笑。	（　）	（　）
26	總覺得父母或朋友對自己缺少愛。	（　）	（　）
27	你的情緒極不穩定，很善變。	（　）	（　）
28	常有生不如死的想法和感覺。	（　）	（　）
29	半夜裏經常聽到聲響難以入睡。	（　）	（　）
30	感情很容易衝動。	（　）	（　）

評分及說明：

所有題回答完畢後，統計總分，你的總分是 。

1～5分：你的心理狀態很好。

6～15分：說明你的精神有些疲倦了，最好能合理安排工作、學習和生活，讓神經得到放鬆。

16～30分：你的心理不健康，有必要請心理醫生給以指導或診治。

四、心理年齡自測

1 決心做某事後便立刻去做。（　　）
   A. 是　　B. 否　　C. 中間

2 往往憑經驗辦事。（　　）
   A. 是　　B. 否　　C. 中間

3 任何事情都有探索精神。（　　）
   A. 是　　B. 否　　C. 中間

4 話慢而且囉嗦。（　　）
   A. 是　　B. 否　　C. 中間

5 健忘。（　　）
   A. 是　　B. 否　　C. 中間

6 怕煩心、怕做事、不想活動。（　　）
   A. 是　　B. 否　　C. 中間

7 喜歡計較小事。（　　）
   A. 是　　B. 否　　C. 中間

8 喜歡參加各種活動。（　　）
   A. 是　　B. 否　　C. 中間

9 日益固執起來。（　　）
   A. 是　　B. 否　　C. 中間

10 對什麼事情都有好奇心。（　　）
   A. 是　　B. 否　　C. 中間

11 有強烈的生活追求。（　　）
   A. 是　　B. 否　　C. 中間

12 難以控制感情。（　　）
   A. 是　　B. 否　　C. 中間

13 容易嫉妒別人，易悲傷。（　　）
　　A.是　　B.否　　C.中間
14 見到不合理的事不那麼氣憤了。（　　）
　　A.是　　B.否　　C.中間
15 不喜歡看推理小說。（　　）
　　A.是　　B.否　　C.中間
16 對電影和愛情小說日益失去興趣。（　　）
　　A.是　　B.否　　C.中間
17 做事情缺乏持久性。（　　）
　　A.是　　B.否　　C.中間
18 不願意改變舊習慣。（　　）
　　A.是　　B.否　　C.中間
19 喜歡回憶過去。（　　）
　　A.是　　B.否　　C.中間
20 學習新鮮事物感到困難。（　　）
　　A.是　　B.否　　C.中間
21 十分注意自己身體的變化。（　　）
　　A.是　　B.否　　C.中間
22 生活興趣的範圍變小了。（　　）
　　A.是　　B.否　　C.中間
23 看書的速度加快。（　　）
　　A.是　　B.否　　C.中間
24 動作不夠靈活。（　　）
　　A.是　　B.否　　C.中間
25 消除疲勞感很慢。（　　）
　　A.是　　B.否　　C.中間
26 晚上不如早晨和上午頭腦清醒。（　　）
　　A.是　　B.否　　C.中間

27 對生活中的挫折感到煩惱。（　　）

　　A. 是　　B. 否　　C. 中間

28 缺乏自信心。（　　）

　　A. 是　　B. 否　　C. 中間

29 集中精力思考有困難。（　　）

　　A. 是　　B. 否　　C. 中間

30 工作效率低。（　　）

　　A. 是　　B. 否　　C. 中間

　　評分及說明：

　　根據下表，把各題自己的得分相加，你的總積分是　　，再對照查出自己所屬的心理年齡範圍。

選項＼題號＼得分	(1)	(2)	(3)	(4)	(5)	(6)	(7)	(8)	(9)	(10)	(11)	(12)	(13)	(14)	(15)
A	0	2	0	4	4	4	2	0	4	0	0	0	2	2	2
B	2	0	4	0	0	0	0	2	0	2	4	2	0	0	0
C	1	1	2	2	2	2	1	1	2	1	2	1	1	1	1

選項＼題號＼得分	(16)	(17)	(18)	(19)	(20)	(21)	(22)	(23)	(24)	(25)	(26)	(27)	(28)	(29)	(30)
A	2	4	2	4	2	2	2	2	2	2	2	2	2	2	2
B	0	0	0	0	0	0	0	0	0	0	0	0	0	0	0
C	1	2	1	2	1	1	1	1	1	1	1	1	1	1	1

　　心理年齡範圍評估表：

積　分	心理年齡估計
76 分以上	60 歲以上
66～75 分	50～59 歲
51～65 分	40～49 歲
31～50 分	30～39 歲
0～30 分	20～29 歲

第8章
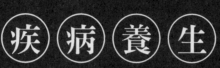

　　如今，由於生活方式等眾多因素的影響，肥胖、三高等發病率不斷攀高。養生專家提醒，健康不是以治病為本，因為治病還要經受肉體的痛苦折磨，人財兩空，健康是以養生預防為主，西方諺語：「一兩預防勝過一磅治療。」

一、肥胖症與養生

　　全世界的肥胖症以每 5 年翻一番的驚人速度增長，有可能成為 21 世紀的頭號殺手。它可由機體代謝的作用，引起全身多個系統的異常，如循環系統、消化系統、呼吸系統等，嚴重的危害了人類的身體健康和生命，成為多種疾病的「罪魁禍首」。

180. 減肥的營養知識

　　對於減肥而言，合理飲食非常重要。以下是營養專家提供的有關減肥的營養知識。

(1)減肥需多吃纖維食物

　　食物裏的纖維，有水溶性和水不溶性兩大類，對減肥和健康，都很重要。多吃高纖食物可預防疝氣、痔瘡、直腸癌、冠心病、肥胖症、糖尿病、高血壓、蛀牙和膽結石等「富貴」疾病。

　　纖維含量最高的食物是米麥等五穀的皮質，也就是米糠和麥糠，這種纖維不溶於水，在胃腸裏也不能完全消化，沒有熱量，含維生素 B，能把胃腸撐飽，是很有效而又安全的減肥食物。

　　其最大益處是促進大腸的蠕動，縮短食物在大腸裏停留的時間，並減少大腸裏的細菌把食物轉變成有毒物質的機會，同時能稀釋食物裏既存的有毒物質，減少大腸受害

的機會，預防大腸直腸癌和痔瘡的發生；食物中缺少這種纖維時得大腸直腸癌的機會就會增加。所以我們最好買糙一點的米吃，雖然不太好吃，但很健康。

另一種食物纖維能溶於水，雖然不能消化，卻能降低血糖和膽固醇，保護心血管，益處更大。常見的蔬果，如胡蘿蔔、芹菜、青菜、梨子、李子、柑橘、蘋果、西瓜、桃等以及五穀、豆類都含豐富的水溶性纖維，也都是高纖食物。

(2)蛋白質的選擇

如無其他疾病致使身體發胖，肥胖症通常是因食物熱量過剩而形成的，故節食是減肥的必要手段。節食最重要的是減少每天油脂和糖類的攝取量，但蛋白質不能減。

蛋白質是每天的副食，不是每天熱量的主要來源，但它卻是構成人體器官、荷爾蒙和免疫物質的主要原料，故蛋白質不能減，每人每天蛋白質的需要量是 80 克左右，運動量大的人則多一些。

在動物蛋白中，蛋類、牛奶的蛋白質是所有蛋白質食物中品質最好的，其原因是最容易消化，氨基酸齊全，也不易引起痛風發作。

蛋黃中蛋白質含量略高於蛋白一點點，但一個蛋黃可含高達 300 毫克的膽固醇，即使是心臟沒有病的人，也不宜多吃蛋黃，而蛋白的膽固醇含量是 0；蛋黃含大量油脂，蛋黃的熱量是蛋白的 6 倍，故蛋黃也是高熱量食物，是減肥的人需要節制的食物。

牛奶除供應蛋白質外，更重要的是它還提供豐富的鈣質，可預防缺鈣。脫脂奶粉的含鈣量最高，油脂含量幾乎

沒有,故脫脂奶粉泡成的牛奶,是成年人保持苗條身材的最佳蛋白質和鈣質來源。

在植物蛋白中最好的是大豆蛋白,大豆中含 35% 的蛋白質,而且非常容易被吸收,因此一直是素食主義者的最主要的蛋白質來源。

豆製品可降低膽固醇,還可抗癌,大豆蛋白中含有豐富的異黃酮,異黃酮是一種類似荷爾蒙的化合物,可抑制因荷爾蒙失調所引發的腫瘤細胞的生長。另外,食用菌也是瘦身族的主要蛋白質來源。

當然,蛋白質的攝入不能過量,因為人體會把多餘的蛋白質轉換成熱量,而且每天蛋白質吃多了會慢慢損壞腎臟。專家認為,每天蛋白質攝入量以不超過 150 克為宜。

181. 十一種有利於減肥的蔬菜

一般人都認為吃蔬菜不會發胖,因此對蔬菜的食用也不加選擇和控制。其實,過多地食用碳水化合物含量高的蔬菜,其中過剩的碳水化合物也會轉化為脂肪在體內儲存起來。

如果以油炸、炒、煎等烹調方式而不是蒸煮方式加熱蔬菜,那麼即使只吃菜,也還是會長胖。所以,正確選擇蔬菜和烹調方式才能有效減肥。

那麼,究竟哪幾種蔬菜最有利於人保持苗條身材呢?

(1)大 蒜

大蒜是含硫化合物的混合物,可以減少血中膽固醇和阻止血栓形成,有助於增加高密度脂蛋白質。

(2)韭　菜

韭菜除了含鈣、磷、鐵、糖和蛋白、維生素 A、維生素 C 外，還含有胡蘿蔔素和大量的纖維等，能增強胃腸蠕動，有很好的通便作用，能排除腸道中過多的營養，包括多餘的脂肪。

(3)洋　蔥

洋蔥含前列腺素 A，這種成分有舒張血管、降低血壓的功能。它還含有烯丙基三硫化合物及少量硫氨基酸，除了降血脂外，還可預防動脈硬化。

(4)香　菇

香菇能明顯降低血清膽固醇、甘油三酯及低密度脂蛋白水準，經常食用可使身體內高密度脂蛋白質有相對增加趨勢。

(5)冬　瓜

經常食用冬瓜，能去除身體多餘的脂肪和水分，分解過剩的脂肪，有通便、減肥作用。

(6)胡蘿蔔

胡蘿蔔富含果膠酸鈣，它與膽汁酸磨合後從大便中排出。身體要產生膽汁酸勢必會動用血液中的膽固醇，從而促使血液中膽固醇的水準降低。

(7)海　帶

海帶富含牛黃酸、食物纖維藻酸，可降低血脂及膽汁中的膽固醇。

(8)豆製品

豆製品含豐富的不飽和脂肪酸，能分解體內的膽固醇，促進脂肪代謝，使皮下脂肪不易堆積。

(9) 黃　瓜

黃瓜有助於抑制各種食物中的碳水化合物在體內轉化為脂肪。

(10) 白蘿蔔

白蘿蔔能促進新陳代謝，避免脂肪在皮下堆積。

(11) 綠豆芽

綠豆芽產熱少，不易形成脂肪堆積皮下。

除此之外，芹菜、青椒、山楂、鮮棗、柑橘以及紫菜、螺旋藻等，均具有良好的降脂作用。

182. 適合減肥族吃的五類肉

一般來說，肥胖的人，食慾都較好，也喜食肉類。因此，形成了既想吃肉又怕吃肉的矛盾心理，擔心吃肉會使身體進一步發胖。其實，胖人也是可以適當吃些肉類的。以下肉類較適合肥胖者食用。

(1) 兔　肉

兔肉與一般畜肉的成分有所不同，其特點是含蛋白質較多，每 100 克兔肉中含蛋白質 21.5 克；含脂肪少，每 100 克僅有 0.4 克；含有豐富的卵磷脂；含膽固醇較少，每 100 克只有 83 毫克。由於兔肉含蛋白質較多，營養價值較高，含脂肪較少，故是肥胖者比較理想的肉食。

(2) 牛　肉

牛肉的營養價值僅次於兔肉，也是適合肥胖者食用的肉類。每 100 克牛肉含蛋白質 20 克以上，牛肉蛋白質所含的必需氨基酸較多，而且含脂肪和膽固醇較低，因此，特

別適合肥胖者和高血壓、血管硬化、冠心病和糖尿病病人適量食用。

(3) 魚　肉

一般畜肉的脂肪多為和脂肪酸，而魚的脂肪卻含有多種不飽和脂肪酸，具有很好的降膽固醇作用。所以，肥胖者吃魚肉較好，既能避免肥胖，又能防止動脈硬化和冠心病的發生。

(4) 雞　肉

每 100 克雞肉含蛋白質高達 23.3 克，脂肪含量只有 1.2 克，比各種畜肉低得多。所以，適當吃些雞肉，不但有益於人體健康，還不會引起肥胖。

(5) 瘦豬肉

瘦豬肉含蛋白質較高，每 100 克高達 29 克，每 100 克脂肪含量為 6 克，但經煮燉後，脂肪含量還會降低，因此，也較適合肥胖者食用。

183. 餐前運動能減肥

傳統觀念認為，餐後運動可以減肥，事實上這種做法收效甚微。有關專家認為，在生理情況下，餐後血脂、血糖含量升高，脂肪酸從血液進入脂肪組織儲存，脂肪代謝合成大於分解，此時，即使是大運動量也不能有效地減少脂肪，達到減肥的目的。相反，人體在饑餓狀態，體內脂肪分解，脂肪酸被釋放進入血液，增加機體活動，能有效地消耗能量，減少脂肪，減輕體重。

進一步研究還證實：小運動量的鍛鍊，能高效率地減

少體內脂肪。隨著運動量增加，體內糖消耗率比值升高，脂肪的消耗率便開始下降。

所以，堅持飯前小運動量的鍛鍊，如散步、慢跑、騎車、登樓等，並且適當減少高脂肪及高糖食物的攝入，能保持苗條的身材和健康的體魄。

184. 減肥的運動處方

隨著人們物質生活水準的提高，肥胖者日益增多，肥胖症已成為當今重要的流行病之一，正嚴重威脅著人類的身體健康。那麼怎樣才能有效減肥呢？雖然時下各種各樣的減肥方法名目眾多，但經過實踐證明，防治肥胖症的最佳療法還是運動。

(1)肥胖兒童的運動處方

運動項目：宜進行以活動身體為主的運動項目，如長跑、散步、游泳、踢球、跳繩、接力跑、騎自行車和娛樂性比賽等。有條件者可在室內的跑步器或活動平板上鍛鍊。

運動強度：肥胖兒童由於自身的體重大、心肺功能差，運動強度不宜過大。以心率為標準，運動時應達到個人最高心率的 60%～70%，開始運動時心率可稍低些，如100～110 次／分；以耗氧量為指標，一般應取個人最大耗氧量的 50%～60%作為有氧運動強度。

運動頻率：對肥胖兒進行運動減肥，一是要減掉現在體內多餘的脂肪；二是要培養其長期堅持運動的良好習慣，以便成年後達到理想的體重。適當的運動頻率可使肥

胖兒不至於對運動產生厭惡或害怕的心理而中止運動，一般每週鍛鍊3〜4次為宜。

運動時間：根據肥胖兒的肥胖程度和預期減肥要求來安排運動的持續時間。一般而言，每次運動的時間不應少於30分鐘。運動前應有10〜15分鐘的準備活動，運動後應有5〜10分鐘的整理活動。此外，選擇運動時機也很重要，由於機體的生物節律週期性變化，參加同樣的運動，下午與晚間比上午多消耗20%的能量，因此晚餐前2小時進行運動鍛鍊比其他時間更能有效地減少脂肪。

(2)青年肥胖者的運動處方

青年肥胖者相對於兒童和中老年肥胖者來說，體力好、對疲勞的耐受性強，因此運動強度和運動量可適當加大。

運動項目：長跑、步行、游泳、划船、爬山等，也可練習有氧體操和球類運動等。

運動強度：一般運動強度可達本人最大吸氧量的60%〜70%，或最高心率的70%〜80%。

運動頻率：由於青年肥胖者多有減肥的主觀願望，自覺性較強，為提高減肥效果，運動頻率可適當增大，一般每週鍛鍊4〜5次為宜。

運動時間：每次運動時間不少於1小時，持續時間可視減肥要求而定。晚飯前2小時運動最佳。

(3)中老年減肥運動處方

由於年齡增大，中老年人的各器官機能相對衰退，肥胖者更是如此，特別是有些中老年肥胖者往往伴有不同的合併症，因此在制定中老年運動處方時更要注意安全性。

運動項目：長距離步行或慢跑、騎自行車、游泳、爬

山等，並輔以太極拳、乒乓球、羽毛球、網球、迪斯可健身操等。

運動強度：運動時心率為本人最高心率的 60%～70%，約相當於 50%～60%的最大吸氧量。一般 40 歲心率控制在 140 次／分；50 歲 130 次／分；60 歲以上以 120 次／分之內為宜。

運動頻率：中老年人，特別是老年人由於機體代謝水準降低，疲勞後恢復的時間延長，因此運動頻率可視情況增減，一般每週 3～4 次為宜。

運動時間：每次運動時間控制在 30～40 分鐘，下午運動最好。為了增強體質，提高健康水準，中老年人最好養成長年進行運動鍛鍊的良好習慣。

185. 堅持七天瘦下來

減肥不要相信過於奇特的方法，關鍵是要堅持。不要輕信只依靠局部外用品、內服減肥品的神話，減肥主劑是：飲食＋運動，其他都是輔助。嘗試下面的減肥方法，7天後即會出現令人驚喜的效果。

(1) 飲食調整

慢食。人會在吃飽以後才意識到飽腹感，所以要慢吃。最關鍵的是進食的前 5 分鐘，往往狼吞虎嚥，這時尤其應該注意。在優雅的公共場所進餐，手中拿本雜誌或報紙邊看邊吃都會有用。

選用低脂食品。如奶、沙拉醬、甜點、堅果和包裝食品的低脂品種。

選用新潮食油，如橄欖油、玉米油等。烹飪多採用蒸煮方式代替油炸煎炒，這樣你能嘗到更鮮美的食物原味，還可以營造開放式無煙廚房。

無糖飲料：一聽可樂等於多吃一碗米飯，而飲料沒有飽腹感，最容易給人什麼都沒吃的錯覺。如果實在不能忍受淡而無味，可選用無熱量的新型甜味劑。

聞味止餓：最新研究證明，食物的香味能使大腦產生已經吃過食物的信息，所以在家中常備一些香味四溢的食品，如鳳梨等，常聞一聞會有奇效。

吃新鮮食物：人工合成及加工食品往往加入過多的調味劑，某些成分會增加代謝負擔，所以在同一類食品中，應選擇新鮮食物，比如放棄炸薯條選擇鮮馬鈴薯。

限鹽：鹽攝入過量不僅會損害健康，更重要的是無形中加大了食量。

(2)運　動

這裏的運動是指有氧運動，而跑步機或腹部振動儀等不值得選擇。最好的減肥運動方式是：散步、慢跑、游泳、健身操等。

散步：中速散步，保持速度均勻是關鍵，每天 30 分鐘，可隨時進行。

慢跑：每天保持 30 分鐘，指連續的一次，晨跑是不錯的選擇。

游泳：每週一次 30 分鐘。

健身操：減肥主要針對部位是腰、腹、臀。每晚睡前，仰臥將腿伸直，每條腿為高各 20 次。然後俯臥，並腿屈膝，將臀部為高，儘量保持幾分鐘，做 30 次。

186. 快速減肥的八個小竅門

快速減肥也有竅門可循。以下就是快速減肥的 8 個小竅門：

(1)減少熱量的攝入

如果將每天的熱量攝入減少 100 千卡，那就可能在大約 5 個星期後減肥 4 公斤。

(2)改變食物結構

不減少飲食量，而相應改變食物的結構。用各種水果、蔬菜和穀物取代高脂食物。

(3)吃流質食品

用流質食品代替日常膳食，但要注意選擇的食品應充分提供所需的營養。

(4)步行減肥

堅持步行鍛鍊，每週至少 5 天，每天步行鍛鍊 45 分鐘，行程約 5 公里（保持一定的速度）。

(5)戶外運動

每週 3～5 次的戶外運動，是一種消耗體內脂肪、提高活力的好方法。但每次時間應在 30 分鐘以上。

(6)舉重運動

舉重能增加肌肉，肌肉越發達，人體新陳代謝就越快，如此，便能有效減掉多餘脂肪。但要注意安全，避免受傷。

(7)用水代替飲料

不喝太多飲料，用水代替飲料，有助於減肥。

(8)最佳減肥法

減少脂肪和熱量攝入的同時，進行運動。這種減肥方法在減輕體重的同時增強肌力，能促進心血管健康。

二、糖尿病與養生

糖尿病是影響人們健康和生命的常見病，屬於內分泌代謝系統疾病，糖尿病及其慢性併發症對人類健康的危害是十分嚴重的，已引起全世界醫學界的高度重視。

187. 糖尿病的主要症狀

糖尿病是指人體內胰島素的絕對或相對不足，引起糖、脂肪、蛋白質代謝紊亂，出現以血糖增高為主的一種全身的慢性代謝失調，並由此而產生一些併發症，受損害的一般是心腦血管、下肢血管、腎臟、視網膜及神經系統的慢性病變和各種感染。

糖尿病的主要症狀有：

(1)多　尿

糖尿病患者尿量增多，每晝夜尿量達 3000～4000mL，最高達 10000mL 以上。排尿次數也增多，有的患者日尿次數可達 20 餘次。因血糖過高，體內不能被充分利用。特別是腎小球濾出而不能完全被腎小管重吸收，以致形成滲透性利尿。血糖越高，尿量越多，排糖亦越多，如此惡性循

環。

(2)多　飲

由於多尿，水分丟失過多，發生細胞內脫水，刺激口渴中樞，以飲水來作補充。因此排尿越多，飲水自然增多，形成正比關係。

(3)多　食

由於尿中丟糖過多，如每日失糖 500 克以上，機體處於半饑餓狀態，能量缺乏引起食慾亢進，食量增加，血糖升高，尿糖增多，如此反覆。

(4)消　瘦

由於機體不能充分利用葡萄糖，使脂肪和蛋白質分解加速，消耗過多，體重下降，出現形體消瘦。

(5)乏　力

由於代謝紊亂，不能正常釋放能量，組織細胞脫水，電解質異常，故病人身感乏力、精神不振。

糖尿病的典型症狀為「三多一少」（多飲、多尿、多食及體重減少），但是，並非所有患者都是如此。有的患者以多飲、多尿為主，有的以消瘦、乏力為主，有的以急性或慢性並發症為首發症狀，總之，只有進行進一步檢查才能確診。

188. 十種人需定期做糖尿病檢查

專家提醒，由於有些糖尿病患者沒有明顯的「三多一少」症狀，一般不會主動去醫院檢查，在體檢或因患其他疾病去檢查時才被發現，這類病人不是沒有症狀，只是忽

視而已。

因此，專家呼籲，有以下情形者要及時到醫院求診，進行檢查，以瞭解自己是否患有糖尿病：

（1）體重減輕，找不到原因，而食慾正常者；

（2）婦女分娩巨大兒者；

（3）有過妊娠並發症，如多次流產、妊娠中毒症、羊水過多、胎死宮內、死產者（特別是有先天性畸形及屍檢發現有胰島細胞增生者）；

（4）年齡超過 50 歲者；

（5）肢體潰瘍持久不癒者；

（6）40 歲以上有糖尿病家族史者；

（7）肥胖或超重，特別是腹部肥胖者；

（8）有高血壓、高血脂者；

（9）有反應性低血糖者；

（10）會陰部瘙癢、視力減退、重複皮膚感染及下肢疾病或感覺異常而找不到原因者。

189. 糖尿病與肥胖程度成正比

肥胖與糖尿病有著十分密切的關係。據統計，我國每 100 人中就有一人患糖尿病，肥胖者中的糖尿病患者是非肥胖者的 4 倍。而且糖尿病的發生率隨著肥胖程度的增加而增加。在 40 歲以上的糖尿病病人中，約有 70%～80% 的人在患糖尿病之前就已經肥胖了。

糖尿病是人體胰島素不足，以致糖分在體內的利用受阻，血糖升高，並有大量的糖從尿中排出，同時還伴有脂

肪和蛋白質代謝紊亂的一種疾病。

胰島素是人體內唯一的降血糖激素，胰島素絕對或相對不足是導致糖尿病的主要原因。

對肥胖病病人進行血漿胰島素的檢測發現，有糖尿病的肥胖病病人，其血漿胰島素水準顯著高於體重正常的糖尿病病人，甚至高於正常人（體重正常無糖尿病者）；血糖正常的肥胖病病人，其血漿胰島素水準則更高，約為正常人的 4 倍。

病理檢查證實，肥胖者的胰島細胞（分泌胰島素的細胞）肥大增生，即是提示肥胖病病人體內胰島素的作用降低，存在胰島素抵抗。

進一步的研究發現：胰島素作用降低的主要原因是因為肥胖病病人脂肪細胞增大，使細胞表面接受胰島素的受體數目明顯減少或與胰島素的結合能力減退。由此推論，肥胖病病人發胖初期脂肪細胞增大後，使胰島素的作用降低，為維持血糖的正常水準，胰島細胞則增生肥大，增加胰島素的分泌量。長期肥胖，胰島細胞因過度負荷而受損，其結果則是導致胰島素分泌不足，誘發糖尿病。

可見，肥胖本身就是導致糖尿病的病因之一。臨床觀察中發現，肥胖病也往往是糖尿病的前期表現。如能儘早減輕體重，上述情況就可以得到明顯的改善，血漿胰島素的含量也能下降。

190. 飲食不當易患糖尿病

專家提醒，生活水準的提高，營養過於豐富，攝入熱

量過多，是引發糖尿病的重要原因。所以，生活中對飲食既要有所節制，避免「肥甘厚味」的食物，亦要懂得汲取均衡營養，令體魄強健。

(1)忌過食肥甘厚味

糖尿病在中醫學中被稱為消渴症。患者經常感到口乾、口渴，即使不斷喝水也無濟於事。這種缺水現象是由於自身腎陰不足所致，「陰」泛指身體內的體液及津液。

飲食不當是造成腎陰不足的主要原因。進食過多高脂肪、高熱量及糖類食品，會導致熱毒積聚，傷及臟腑，內熱若持久不散更會令津液乾涸。

身體燥熱之餘，往往亦因煩勞過度而甚為虛弱，最終會影響內分泌系統，引致新陳代謝紊亂。胰島素功能因而失常或分泌不足，令血糖過高。糖分流入尿液，產生「糖尿」現象。

(2)忌食甜食過量

一切糖類，如白糖、紅糖、冰糖、麥芽糖、巧克力、奶糖、水果糖、蜜糖，包括含糖的食物，如蛋糕、蜂蜜、糖製食品、霜淇淋、含糖飲料等，皆應少食，因為以上食品含糖量較高，食用易出現高血糖，經常過量食用易患糖尿病，糖尿病病人則更不宜食用。

(3)忌食鹽過量

現代醫學研究表明，過多的鹽，具有增強澱粉酶活性而促進澱粉消化和促進小腸吸收游離葡萄糖的作用，可引起血糖濃度增加，久之易導致糖尿病，還會使糖尿病病情加重。因此，日常生活中不能過量食鹽，正常人每天食鹽量應為 6 克左右，糖尿病病人應不超過 3 克。

191. 不良情緒可誘發糖尿病

科學研究發現，不良情緒也是導致糖尿病的一個重要原因。

大家知道，人的情緒主要受大腦邊緣系統的調節，大腦邊緣系統同時又調節內分泌和植物神經的功能，因而心理因素可由大腦邊緣系統和植物神經影響胰島素的分泌。

當人處於緊張、焦慮、恐懼或受驚嚇等狀態時，交感神經的興奮將抑制胰島素的分泌；同時，交感神經還將作用於腎上腺髓質，使腎上腺素的分泌增加，間接地抑制胰島素的分泌、釋放。

如果這種不良心理因素長時期存在，則可能引起胰島 β 細胞的功能障礙，使胰島素分泌不足的傾向性最終被固定下來，進而導致糖尿病。

但是，並不是所有的人都會因不良情緒和精神因素而誘發糖尿病，不良精神因素對胰島素分泌的影響主要限於中老年人，多因該年齡段患者的內分泌功能減退，胰島 β 細胞數量逐漸減少，功能下降，因而不良心理最容易使中老年人發生糖尿病；

也不是說一般的情緒不良，就能導致糖尿病，只有強烈的刺激，而且反覆、持久地作用於機體，同時機體的胰島 β 細胞及使血糖升高的其他內分泌腺對上述刺激又特別敏感時，才可能誘發糖尿病。

因此，作為糖尿病的易發人群——中老年人，應當把控制不良情緒，作為預防糖尿病和其他疾病的一個重要手段。

192. 糖尿病預防四要點

對於糖尿病的預防，有以下4要點。

(1) 多懂一點

即對糖尿病的知識多懂一點，對其危害多懂一點，對其防治措施多懂一點。

(2) 少吃一點

即讓攝取的總熱量少一點，不但主食要少吃，而且副食特別是高熱量的副食也要少吃。不要認為有吃就是福，有時吃也能吃出麻煩來，要適當地吃，科學地吃，有道理地吃，不能胡吃亂吃。

(3) 勤動一點

要經常保持一定的運動量。在控制飲食的同時，還要加強鍛鍊，體重就不至於過重。

肥胖是造成糖尿病的重要因素，避免肥胖，得糖尿病的機會就會減少。俗話說：「腰帶越長壽命越短。」所以控制體重是很重要的一點。

(4) 放鬆一點

即有一個好的心態。一個好的心態對糖尿病的預防有積極作用。因為進食多、鍛鍊少容易引起血糖升高，各種心理不平衡會進一步加重胰島負擔，促使糖尿病的發生。有這種情況，也許你原來還得再過兩年才會得糖尿病，只因為一次大的精神刺激，長時間愁眉不展，可能很快就得糖尿病了。

193. 堅持鍛鍊可防治糖尿病

　　專家提醒，堅持天天鍛鍊是遠離糖尿病的最佳方式。美國研究人員最近公佈的幾份研究報告都強調了運動的益處。在美國，久坐不動的人日益增多，體重超重者已經達到總人口的 1/3。

　　根據匹茲堡大學公共衛生學院發表的一份研究報告，每天運動 30 分鐘能夠大大降低患糖尿病的危險，無論體重是否過重。

　　流行病學教授在報告中說：「我們已經證實，有這種生活習慣的人患糖尿病的可能性低於久坐不動的人。」

　　流行病學家是在對有家族病史的 1728 名年齡為 15～59 歲的人進行研究後，得出上述結論的。

　　在 6 年時間裏，流行病學家對這些人的運動情況進行了觀察，結果發現，每天活動超過 30 分鐘的人能夠避開患糖尿病的危險。

　　運動促進血液循環，促進肌肉對糖的吸收利用。運動持續 20 分鐘以上時，肌肉細胞內的糖原幾乎耗盡，開始消耗血液中的葡萄糖和游離脂肪酸。隨著運動時間的繼續延長，體內消耗的能量來源逐漸轉向脂肪。

　　因此，每天 30 分鐘的運動有助於降低血糖減少皮下脂肪，從而避免肥胖、遠離糖尿病。

三、心血管疾病與養生

心血管疾病是危害人類健康的嚴重疾病。它是造成死亡的重要原因之一。它種類繁多，病因複雜。其中有些疾病，如動脈粥樣硬化和冠心病，高血壓病和心力衰竭等與營養因素關係密切，合理的膳食已成為防治這些疾病的重要措施之一。

194. 冠心病預防六要點

研究發現，體型肥胖、缺少體力活動、經常吸菸、長期精神緊張、容易衝動、長期的血壓升高等是導致冠心病的重要原因。因此，預防冠心病必須從這幾個方面入手。

(1)合理飲食

控制飲食的總熱量，防止肥胖。從食物中攝入的熱量以維持正常體重為度，40歲以上的人更應預防肥胖。

超過正常標準體重者，應減少每日攝入的總熱量，並限制酒和蔗糖以及其他含糖食物的攝入。提倡飲食清淡，多食富含維生素（如新鮮蔬菜、瓜果）和植物蛋白（如豆類及其製品）的食物。儘量食用植物油。

年過40歲的人即使血脂無異常，也應當避免經常食用過多的動物性脂肪和含膽固醇較高的食物，如肥肉、肝、腦、腎、肺等動物內臟和豬油、蛋黃、蟹黃、魚子、奶油及其製品，椰子油、可可油等。

以食用低膽固醇、低動物性脂肪食物，如魚肉、雞肉、各種瘦肉、蛋白、豆製品為宜。

(2)適當的體育鍛鍊

適當參加體育鍛鍊，對預防肥胖、鍛鍊循環系統的功能和調節血脂代謝均有益處，是預防冠心病的一項積極措施。體力活動量應根據自己的身體情況、體力活動習慣和心臟功能狀態而定，以不過多增加心臟負擔和不引起不適感覺為原則。

體育鍛鍊要循序漸進，不宜勉強做劇烈運動，對老年人提倡散步、做保健操、打太極拳等。

(3)合理安排工作和生活

生活要有規律，心態要平衡，保持樂觀、愉快的情緒，避免過度勞累和情緒激動，注意勞逸結合，保證充足睡眠。

(4)不吸菸

吸菸是心肌梗塞、腦中風等循環系統疾病的罪魁禍首。在歐美，高血壓、高膽固醇和吸菸被列為心臟病的三大元兇。有資料顯示，歐洲在使用降壓藥治療高血壓時，對於心臟病治療效果的認可只限於非吸菸者，而不包括吸菸者在內。對於吸菸的高血壓患者來說，戒煙的重要性要遠遠大於服用降壓藥。

(5)不飲烈性酒

通常人們對酒精致胃、腸、神經系統的傷害較為熟悉，而對酒精造成的酒精性心肌病卻不大瞭解。在國外，酒精性心肌病則早已引起重視。前蘇聯及東歐的發病原因主要是人們無節制地飲用烈性酒，而在西歐及美國，啤酒

是主要元兇。

國內近幾年飲酒人數也逐年增多，飲入量呈增加趨勢。酒精性心肌病發病率也就隨之有所增加。酒精性心肌病在治療上比較困難，更難徹底治癒。因此，不宜過量飲酒。如果飲酒，每餐飲酒酒精含量不得超過 15 克。

(6)積極治療與冠心病有關的一些疾病

與冠心病有關的一些疾病，包括高血壓、糖尿病、高脂血症、肥胖症等，應積極預防與治療。

195. 預防高血脂的小知識

高血脂是現代「富貴病」之一。隨著生活質量的提高，高蛋白、高脂飲食機會增多，加上運動量減少，血中的脂肪由於沒法燃燒消耗而積聚，從而導致高血脂的發生。

下面是預防高血脂的小知識。

① 肥胖者要控制飲食，控制熱量攝入，增加消耗，使體重逐漸恢復到標準體重。

② 飲食要以低脂、低膽固醇、適量蛋白質的食物為宜，少食動物內臟及一些含膽固醇高的食物，少食肥肉、黃油、雞蛋，增加家常食物，如瘦肉、魚。這樣可使人的血清膽固醇平均含量明顯降低。

③ 多吃新鮮綠色蔬菜和水果及含碘豐富的食物（如海帶、紫菜等），可防止動脈硬化的發生。

④ 多吃含纖維素高的蔬菜（如芹菜、韭菜等），少吃鹽和糖。

⑤ 每餐飲食要適當，不宜暴飲暴食，忌菸、限酒。

⑥ 積極治療原發病，如糖尿病、膽結石等。

⑦ 體育鍛鍊對防治高血脂症有相當大的作用。

⑧ 頑固而嚴重的高血脂症，可適當給予藥物治療，但要聽從醫囑。

196. 高血壓預防六注意

高血壓是以體循環動脈壓升高為主要表現的臨床綜合徵，分為原發性高血壓和繼發性高血壓，在高血壓患者中前者占 95％以上，後者不足 5％。中國是高血壓大國，目前高血壓患者已達 1.5 億以上。

那麼，如何預防高血壓呢？

(1) 限鹽飲食

研究發現，長期高鹽飲食可導致高血壓。因此，限鹽減少鈉的攝入是預防高血壓的主要手段之一。世界衛生組織建議，一般人群每日攝鹽量應控制在 6 克，而我國日常生活中人們膳食的含鹽量多為 10～15 克，因此，應力求減少日常鹽攝入量，嚴格控制在 6 克左右。

(2) 補鉀補鈣

研究發現，血壓與鉀排泄量呈反比，與尿鈉／鉀比值呈正比。專家指出，補充鉀的攝入由促進鈉排泄，抑制鈉的升壓效應而產生降壓作用。因此，補充鉀的攝入對高血壓預防確有效果。

補充鉀最現實的方法是由日常生活中多食用含鉀豐富的食物來增加鉀的攝入量。新鮮蔬菜中綠葉菜如菠菜、莧

菜、油菜、雪裏紅等含鉀較多；豆類中豌豆、毛豆以及馬鈴薯、甜薯等含鉀也較高。

此外蘑菇、紫菜、海帶、木耳、香菇等菌類含鉀量也很高。水果中橘子、香蕉、西瓜中含鉀也較高，因此，全國營養學會建議每人每天攝入 400 克蔬菜、100 克水果，則可預防高血壓。

(3)減輕體重

肥胖是高血壓的重要因素之一。因此，把體重控制在標準範圍內，無疑是預防高血壓的有效措施。減重方法應是限制熱量攝入和增加體力活動消耗熱量，而目前沒有減肥特效藥，因此最有效的措施就是節食和運動。

(4)儘量不飲酒

飲酒被公認為是高血壓的危險因素。血壓水準及高血壓患病率與各種飲酒劑量呈正比。據研究表明，重度飲酒者或每日飲酒者比不飲酒者或少飲酒者高血壓患病率高出1.5～2 倍。所以，預防高血壓應儘量不飲酒。

(5)保持精神愉快

研究發現，緊張、焦慮、失眠、激動、暴怒等會引起周身小動脈持續性收縮痙攣，使體內腎上腺素、兒茶酚胺等分泌過盛，導致血壓持續升高或異常波動，天長日久便引發高血壓病，因此，保持良好的健康心態，穩定情緒，緩解焦慮是預防高血壓病的重要因素。

(6)進行有氧體力活動

體力活動與高血壓關係極為密切，體力活動少者發生高血壓的危險性是經常參加體力活動者的 1.5 倍。體力活動分無氧運動和有氧運動。無氧運動如舉重等，因僅涉及

局限的肌肉運動，不影響血流動力學的改變，所以降壓效果不明顯。而有氧運動如快走、跑步、游泳、登山、騎自行車、滑雪等是一種耐力性有氧運動訓練，此種運動由於是大肌群或是全身的運動而影響血流動力學改變，因此具有明顯的降壓作用。

197. 遠離心臟病八要

心臟病是威脅人類健康的殺手之一。以下便是專家為我們提供的有效預防心臟病的幾種方法。

(1)要減肥

肥胖者患心臟病的比例遠遠高於正常體重的人，特別是「蘋果形」身材（腰臀肥胖）的人更危險。研究發現，老人只要減肥3～5千克，心臟健康狀況就會有很大改善。同時，專家告誡較胖的人，不要指望自己一下子變成超級模特，要由平衡飲食和鍛鍊逐漸達到減肥的目的。

(2)要少吃蛋黃

一個普通大小的蛋黃約含膽固醇 200 毫克。膽固醇較高的人，一週最多只能吃兩個蛋黃。

(3)要多運動

有資料表明，如果每週有4～5天堅持有氧運動（運動程度為吸氧量占最大吸氧量的50%，輕微喘息），血壓能下降幾個毫米汞柱。研究表明，經常運動能有效降低心臟病的發病率。經常運動的人群中高血壓病例要比不大運動的人群少30%～50%，可見堅持運動對降低血壓的作用是極其有效的。

(4) 要戒菸

吸菸者患心臟病的比例是不吸菸者的 2 倍。研究發現，戒煙 2～3 年後，患心臟病的風險就會降至與不吸菸者一樣的水準。

(5) 要注意飲食

日常生活中堅持吃低脂肪食品，如瘦肉和低脂乳製品等。

(6) 要適量飲酒

一週喝 3～9 杯酒對心臟有好處，但要注意別貪杯，因為飲酒過度會引發心臟病。

(7) 要當心糖尿病

有糖尿病的人患心臟病的比例是正常人的 4 倍。因此，要定期體檢，對糖尿病「早發現，早治療」。

(8) 要控制情緒

脾氣暴躁，遇到突發事件不能控制自己，也容易誘發心臟病。

198. 調理膳食保護心血管

膳食與心血管病的形成和發展有密切關係。傳染病是病從口入，心血管病也可以說是病從口入。

研究發現，膳食平衡失調是動脈粥樣硬化的主要根源。從幼年時開始，就要養成良好的膳食習慣，不能僅僅吃飽、吃好，更要吃得科學，切不可飲食無度，當然也不必機械地執行清規戒律。

食量因年齡和勞動強度不同而有所差異，總熱量大體

上有個合理的分配，一般按熱量計算（不是按重量）：脂肪 25%左右，蛋白質 20%左右，碳水化合物 55%左右。脂肪過多會出現肥胖、動脈易粥樣硬化。

每日三餐均衡，不可一餐過飽，一餐不足，早餐不可不吃，晚餐不可過飽。那麼吃什麼呢？主食除米麵之外，適當搭配雜糧及豆類。每日 200～300 克瘦肉，不吃或少吃肥肉，少吃動物內臟，但也不要絕對化，不時吃點肝是有益的，牛奶不限，正常人雞蛋一天吃一個沒問題。做菜用植物油，少用動物油。蔬菜水果經常吃，多吃有益，番茄可以天天吃，但不要加糖太多。豆製品應經常吃，花生米、核桃仁等也可常吃。

此外，注意減鹽、控酒、少喝含糖多的飲料，喝白開水和茶水最好。

199. 心血管保養六法

心血管病是威脅人類健康的重要因素之一，因此日常生活中注意心血管的保養顯得尤為重要。以下是保養心血管的 6 種好方法。

(1)保持心理平衡

強化心理優點，克服心理弱點，保持精神愉快、心情舒暢。緊張、焦急、憂鬱、煩惱、生氣等均可引起心動異常、心律不整、血壓升高，甚至心前區疼痛等。

(2)注意勞逸適度

用腦過度、過度緊張，易引發血管收縮。血液淤滯，易引發血栓形成，因此應調節好勞逸平衡。

(3)少吃高脂、高膽固醇食物和油炸食品

高脂、高膽固醇食物和油炸食品，含有大量飽和脂肪酸，易導致血脂增高、血黏度增高，而引發動脈硬化。因此，應少吃這方面的食品。

(4)少吃鹽

鈉離子在體內過多蓄積，會使血管的壓力增大，血壓升高。

(5)戒菸限酒

30%的冠心病和心肌梗塞的發作主因是吸菸，吸菸使血管狹窄、硬化，心跳加快和心律不整。

(6)保持動靜平衡

運動可使心血管收縮功能、植物神經系統及內分泌系統功能得以正常化。

四、癌症與養生

人類大約有 3／4 的癌症是由於外部環境因素引起的，主要是菸草、食物、感染以及有關化合物和射線等。要預防癌症，一是要增加自身的抗癌能力，二是要儘量減少與致癌因素的接觸。

200. 癌從口入

「病從口入」，癌症也不例外。飲食可以防癌，但也可以致癌，關鍵問題在於學習和運用科學的飲食。從我國

和美國城鄉癌症與飲食相關的研究中，就可知道飲食與癌症之間的密切關係。在我國農村癌症發病率最高的是胃癌，其次是食管癌、肝癌等，而肺癌、大腸癌、乳腺癌則較少；相反，在城市中肺癌、大腸癌、乳腺癌、肝癌等較多，而胃癌、食管癌相對較少。1998 年美國首次出現癌症下降趨勢，因為美國由戒菸、改變飲食習慣及提高 B 肝疫苗覆蓋率，使相關的腫瘤減少，但與高脂肪、高蛋白飲食有關的癌症卻增多了。生活方式的不同還使城市與農村的癌症排列順序有所不同。

從上述國內外城鄉發生的癌症變化情況來看，鄉村生活水準相對較低，人們進食新鮮蔬菜水果少，吃鹽醃製品和黴變食物多，所以胃癌、食管癌發病就多。

隨著生活水準的提高，新鮮蔬菜水果吃得多了，維生素 C 的增多能使亞硝胺致癌物難以起作用，這就是為什麼城市中胃癌、食管癌相對少的原因之一，也是為什麼美國此類癌症在 18 世紀較多，而其後則逐漸下降的原因之一；而隨著煙燻火烤食物和脂肪量攝入的增多，前列腺癌、大腸癌、乳腺癌、腎癌和胰腺癌發病率持續上升，這是近兩個世紀美國這類癌症不斷上升的原因，也是我國近年來此類癌症增多的根源。

201. 經常吸菸易患癌

吸菸是普遍存在的不良行為，危害極大，有 20％～30％的癌症與吸菸有關。煙霧中含有許多致癌物質。

統計資料表明，吸菸者患口腔癌、喉癌、食管癌、胰

腺癌、肝癌、胃癌、膀胱癌等的概率比不吸菸者高 2 倍，患肺癌的概率是不吸菸者的 8～12 倍。吸菸者死於癌症的人數是不吸菸者的幾倍甚至十幾倍，如喉癌為 5.4 倍、口腔癌為 4.4 倍、食管癌為 3.4 倍、胰腺癌為 5～6 倍、膀胱癌為 1.9 倍、肺癌為 18.4 倍。

長期吸菸還可以引起慢性支氣管炎、肺氣腫、高血壓以及冠心病。

在公共場所（包括在家裏）吸菸，還會對不吸菸者造成危害。在吸菸者所造成的煙霧環境中，不吸菸的人被迫吸入煙霧，長期下去也可致癌。不吸菸的婦女因丈夫吸菸所致被動吸菸患肺癌的死亡率，要比丈夫不吸菸的婦女高 1～2 倍。

研究發現，開始吸菸的年齡越小，患肺癌的危險越大，菸齡 60 年者的肺癌死亡率要比菸齡 20 年者高出 100 倍左右。

202. 晚餐不當是癌變的重要原因

研究發現，晚餐進食過多蛋白質和脂肪是癌變的重要原因。因此，要想遠離癌症，晚餐就不能過多進食蛋白質和脂肪，宜清淡。要糾正晚餐的不良飲食習慣。

晚餐進食過多的蛋白質，必然有一部分蛋白質不能消化，也有一些消化物因過剩而不能被吸收。這些物質在腸道內受厭氧菌的作用，會產生胺酶、氨、吲哚等有害物質，從而增加肝、腎的負擔和對大腦的毒性刺激，並可促進大腸癌發病率的增高。

　　另外，脂肪攝入過多，可使腸結膜「油膩化」，其中含有致癌物質在內的食物殘渣刺激腸道，引起排便功能紊亂，時間久了便可出現慢性炎症，而慢性炎症是癌變的重要原因。這就是說，高蛋白、高脂肪等豐盛的晚餐易引發癌症。

203. 燙食、濫用藥物易患癌

　　醫學研究發現，燙食、濫用藥物易患癌。

(1)燙食易患癌

　　不吃燙食，糾正常吃燙食的不良飲食習慣。

　　當食物溫度超過60℃時，易燙傷口腔、食管，甚至胃黏膜，因為食管、胃的耐受溫度為50～60℃。如果經常吃溫度超過60℃的燙食，這些部位將會在不斷燙傷、不斷修復的過程中發生癌變。

　　另外，醫學研究發現，經常飲用80℃以上的茶水，容易燙傷食管，而茶中的鞣質可在燙傷部位沈積，並不斷刺激食管上皮細胞，使之發生突變，最終可變成癌。

(2)濫用藥物可致癌

　　濫用藥物是較普遍的不良行為。1%～2%的癌症與醫藥有關，特別是與濫用藥物有關係。就拿治療傷風感冒、牙痛常用的 APC、去痛片、安乃近來說，如長期服用也有致腎盂癌或膀胱癌的可能。

　　藥，能治病，也能致病，甚至還可能致癌。因此不要自己濫用藥，要在醫生指導下用藥。

204. 睡眠在防癌保健中起重要作用

目前，醫學界對癌症發病機理有一個共識，即癌細胞是由正常細胞分裂產生的。這個共識，是預防癌症的突破口。人體正常細胞分裂多半是在夜間睡眠中進行並進入高潮的。入夜而眠，睡眠節律有序，睡眠時間充足，正常細胞分裂就處於正常運行狀態，有利於控制細胞分裂不發生突變，有利於增強免疫力。

據有關調查研究，一天睡眠不足，就可以導致第二天的免疫力下降，其中76%的人免疫力會大幅度下降。睡眠規律一旦發生紊亂，就很難控制住正常細胞不發生突變，如遇外部環境中致癌因素入侵，將會發生癌變。這就是說，睡好覺有助於保障正常細胞不發生突變。

睡好覺對防癌的第二個作用是，當睡眠節律正常有序時，人體產生大量抗體，使免疫系統的活力得到增強，從而有助於消除突變細胞，起到有力的防癌作用。

第三，按「生物鐘」作息，讓肝臟在睡眠中正常濾毒、清毒，以利於體內毒素在次日從便中排出體外，防止淤積於肝臟導致癌變。

總之，保證睡眠節律正常有序，積極治療失眠，是防癌極其重要的保健養生之道。

205. 科學養生分清致癌與防癌食物

醫學專家們認為，近1/3的腫瘤可由健康的飲食得到預防。這就是說，講究飲食，切斷致癌物質進入身體與將

防癌物質攝入身體是最有力的防癌保健措施。

那麼，能否將它們列出一個單子來呢？

常見的有致癌或可能有致癌作用的食物如下。

鹹魚、鹹肉、酸菜、泡菜、燒烤焦了的魚、肉、鍋巴、紅薯乾及罐頭類食品、臘肉、香腸、火腿、所有黴變食物……

常見的防癌或有助於防癌的食物有。

麥麩、全麥麵粉、大豆、紅薯、茶葉、蘆筍、花椰菜、捲心菜、花菜、芹菜、茄子皮、胡蘿蔔、芥菜、番茄、大蔥、大蒜、黃瓜、白菜、洋蔥、油菜、苦瓜……

多吃有防癌作用的食物，不吃有致癌作用的食物，這無疑是防癌保健的最關鍵之處。

206. 防癌的飲食原則

吃東西時遵循以下原則可以減少患癌的概率：

(1) 少吃鹽及醃製食品

成人每天鹽的攝入量應少於 6 克。

(2) 食物儲藏要防變質

在常溫下存放時間過長、可能受細菌毒素污染的食物不宜食用。

(3) 食物要新鮮

要用冷藏或其他適宜方法保藏食物。

(4) 注意食品安全

食品中的添加劑、污染物及其他殘留物含量，低於國家所規定的限量才安全。可採取沖洗、削皮、浸泡、加熱

等方法減少危害。

(5)烹調方法要科學

不吃燒焦的食物，直接在火上燒烤的魚和肉以及臘肉、燻肉只能偶爾食用。

207. 保持大小便功能正常

專家提醒，保持大小便功能正常可防癌。大小便排泄正常，可及時將體內垃圾排出體外。

一方面不使有毒有害物質滯留體內，減少引發癌變的外因作用。另一方面對維護體內其他功能正常具有良好的正面作用，有助於增強免疫系統的功能，對防癌有積極作用。

208. 經常運動可防癌

運動能夠增強肌肉和關節功能，改善和促進呼吸功能，增進消化系統功能，改善中樞神經系統功能。總之，經常運動能夠增強體質，提高抗病能力。

運動能夠有效地預防腸癌。這是已經被流行病學研究所肯定的，並給出了明確的解釋：當人體充分活動後，腸管蠕動便隨之進入亢進狀態，有利於排泄暢通，因而縮短了腸道內積物的滯留時間，從而減少了腸內積物中的各種致癌物質與腸黏膜的接觸時間，降低了腸黏膜細胞突變率。同時由於運動而提高了免疫功能，有助於殺滅癌變細胞。因此，運動能夠預防腸癌。

運動對預防腸癌以外的癌症也是有作用的，至少運動有助於消除肥胖，而消除肥胖就可以減少肝癌、子宮癌、乳腺癌等癌症的發生率。

209. 好心態勝過「保健藥」

過去認為精神因素與癌症無關，近年來越來越多的專家認識到心理與腫瘤之間有密切的聯繫。在物質條件差不多的人群中，為什麼有人得癌症而另一些人不患癌症？

在臨床上癌症的病理類型、病期和身體狀態等情況相似，治療方法相同的病人中，為什麼有的生存期短而有的生存期長呢？

美國哈佛大學醫學院的專家們研究發現：不良的情緒或悲觀的個性，比較容易患癌症，國外的心理學家曾用心理測驗的方法測試癌症患者的焦慮和抑鬱水準，結果發現，病情發展快的患者大多數有焦慮的、痛苦敏感的或自責的個性，而那些病情發展慢的，一般是積極面對病情的情緒樂觀者。所以，除了外界致癌因素在癌症發病中起關鍵的作用外，心理因素是一個重要的「促癌因子」。

因此，要想遠離癌症，必須在生活中保持良好的心態，擁有積極樂觀的人生態度。

五、患嚴重疾病的可能性自測

　　長期醫學實踐證明，人體患病時會出現異常的徵兆。請你從下列敘述中選取符合自己的答案，算出自己的得分，便可測知是否可能患嚴重疾病。

		是	否
1	不是由於節食，體重突然下降。	（　）	（　）
2	尿中帶血。	（　）	（　）
3	身體在某些部位出現硬塊。	（　）	（　）
4	便秘超過四個星期。	（　）	（　）
5	嚴重腹瀉超過 2 天不止，而原因不明。	（　）	（　）
6	持續性頭痛。	（　）	（　）
7	躺下時感到頭痛加劇。	（　）	（　）
8	看物體時出現雙重影像。	（　）	（　）
9	眼睛視物突然出現重影。	（　）	（　）
10	一般的暈眩。	（　）	（　）
11	嚴重的暈眩。	（　）	（　）
12	皮膚出現疹塊，色澤呈改變狀，長時間不消退，有痛灼的感覺。	（　）	（　）
13	咳嗽只出現在早晨。	（　）	（　）
14	入睡或晨起均咳嗽不止。	（　）	（　）
15	在體力勞動後咳嗽。	（　）	（　）
16	胸悶疼痛。	（　）	（　）

說明：

凡有以上徵兆中的任何一種，即只要你選擇了一個「是」，就應到醫院去做詳細的身體檢查，以免導致嚴重的後果。因為以上任何一種徵兆都有可能預示一種疾病的發生。

（1）可能與癌症、糖尿病、肺病、肝炎、甲亢及抑鬱症有關。

（2）可能與腎臟或膀胱腫瘤有關。

（3）可能是良性，亦可能是惡性腫瘤。女性出現在乳房上的軟塊，可能是乳房囊腫，並非乳腺癌。

（4）有可能是甲狀腺分泌不足或直腸腫瘤。

（5）可能是某種食品過敏。

（6）與高血壓有關。

（7）與腦腫瘤有關。

（8）有可能是白內障、偏頭痛、腦血管變窄，腿部肌肉萎縮及相關眼病。

（9）中風的徵兆。

（10）與疲勞、悶熱、細菌感染有關。

（11）可能是癲癇。

（12）有皮膚癌的可能。

（13）可能患有支氣管疾病。

（14）可能心臟衰弱。

（15）心臟或肺部有病。

（16）是猝發心臟衰竭的先兆。

六、致癌的危險程度自測

請根據自己的生活實際選擇最符合自己的答案。

	是	否

1　你是否保護你的皮膚不被太陽曝曬。　　（　）（　）

2　你是否戒菸或不使用任何形式的菸草。　（　）（　）

3　如果你年過四十，或你的家庭成員曾得過結腸癌,是否做過常
　規的直腸檢查。　　　　　　　　　　　（　）（　）

4　你是否採用營養平衡的飲食，包括適量的維生素 A、維生素
　B、維生素 C。　　　　　　　　　　　（　）（　）

5　如果你是女性，你是否做過例行的巴氏試驗及骨盆檢查。
　　　　　　　　　　　　　　　　　　（　）（　）

6　如你是男性且年過四十，你是否做定期的前列腺檢查。
　　　　　　　　　　　　　　　　　　（　）（　）

7　你是否有燒傷疤痕或慢性皮膚感染的經歷，你是否經常做檢
　查。　　　　　　　　　　　　　　　　（　）（　）

8　你是否不吸菸，忌食高鹽、醃製品及含亞硝酸鹽高的食物。
　　　　　　　　　　　　　　　　　　（　）（　）

9　如果你的工作使你暴露於石棉、輻射、鎘或其他環境公害
　中，你是否經常做檢查。　　　　　　　（　）（　）

10　你是否限制酒精的飲用量。　　　　　（　）（　）

11　你是否避免使用家庭太陽燈把自己曬成褐色。
　　　　　　　　　　　　　　　　　　（　）（　）

12　如果你是女性，你是否每月檢查你的乳房有異樣。
　　　　　　　　　　　　　　　　　　（　）（　）

13 你是否食用充足的蔬菜及其他富含纖維素的食物。

( ) ( )

14 如果你是男性，你是否經常進行睾丸的自檢。

( ) ( )

15 你是否在陽光下戴防護性的太陽鏡。 ( ) ( )

16 你是否採用低脂飲食。 ( ) ( )

17 你是否知道癌症的警告信號。 ( ) ( )

評分及說明：

以上問題選「是」得1分，選「否」得0分。

15分及以上：患癌症的可能性很小。

11～14分：有可能患癌症，要注意改善自己的生活方式。

10分及以下：要提高自己的警惕，改善自己的生活方式，定期檢查，否則很容易患癌症。

第９章
⑭性養生

現代醫學研究證明，兩性之間的親近和愛情，能促進個性的發展，有時還是奮發向上的力並源泉。許多人能從愛中獲得巨大力並，去克服各種困難。

一、男性養生

　　不少男性以「健壯的男子漢」自居，認為比女性剽悍、健壯。但隨著醫學的不斷發展，越來越多的資料表明，男性不但不比女性健壯，而且患病的機會多於女性，壽命普遍短於女性。這就決定了男性養生不僅有其必要性，更有現實性。

210. 吸菸是男性養生的大敵

　　吸菸對男性健康的危害是巨大的。概括而言，吸菸有以下幾大危害。

(1)吸菸能夠導致癌症

　　經科學調查表明，吸菸的人比不吸菸的人更容易患癌症，特別是口腔癌、食道癌、鼻癌、肺癌，其中吸菸的人的肺癌的發病率比不吸者要高10～20倍。

(2)吸菸會引發支氣管炎和肺氣腫

　　據調查，75%的支氣管炎患者都是由吸菸所導致。吸菸還會導致缺血性心絞痛和高血壓。吸菸還使人的感覺器官功能退化，嗅覺、聽覺、視覺等各方面能力降低。

(3)吸菸對神經系統和消化系統有害

　　吸菸能使人的神經系統受到麻痹。因此，容易引發神經炎和神經疼痛等。長期吸菸者，精神萎靡不振，從而食慾欠佳、腹瀉、便秘，各種消化系統的疾病都有可能產

生。

(4)吸菸損傷腎臟

研究發現，與不吸菸的男性相比，吸菸男性出現腎臟功能損傷的危險性要高出 3 倍。與不吸菸者相比，吸菸男性尿液中的蛋白水準相對較高，而這正是其腎臟功能受損的表現之一。一般而言，一個人吸菸的時間越長，他出現腎臟功能損傷的可能性就越大。

(5)增加骨骼變弱的危險性

儘管大多數關於吸菸與骨質疏鬆症的研究主要集中在女性重度吸菸者中，但是根據一項最新的研究結果證實，男性吸菸，即使每天吸菸量在 12 支以下，也會增加其骨骼變弱的危險性。

(6)吸菸殃及他人健康

一個人吸菸，還會殃及他人。吸菸者吸菸所產生的煙霧，可以使吸菸者身邊的人頭痛和噁心，嚴重者還可能引發慢性支氣管炎或者肺氣腫。在不知不覺吸入煙霧的人當中，其血和尿裏均有尼古丁。因此，即使我們不吸菸，也要避免二手煙的危害。

211. 健康養生須限酒

生活中，許多男性喜歡飲酒。但要知道，少量飲酒有益健康，而過量飲酒卻會危害健康。概括而言，過量飲酒的危害有以下幾個方面。

(1)急性酒精中毒

一次飲酒過量可引起急性酒精中毒。表現分為三期。

早期（興奮期）：血中酒精濃度達 50mg／dL。表現：語無倫次，情感爆發，哭笑無常等。

中期（共濟失調期）：血中酒精濃度 150mg／dL。表現：語言不清，意識模糊，步態蹣跚等。

後期（昏迷期）：血中酒精濃度 250mg／dL 以上。表現：昏迷，瞳孔散大，大小便失禁，面色蒼白。

(2)慢性酒精中毒

長期經常飲酒可引起慢性酒精中毒。表現：性格改變，精神異常，記憶力減退，末梢神經炎等。

(3)對人體各系統器官的危害

心腦血管：飲酒可使心肌纖維變性，失去彈性，心臟擴大，膽固醇增高。動脈硬化，發生冠心病、高血壓、腦血管意外等。

消化系統：飲酒可發生口腔潰瘍、食道炎、急慢性胃炎、胃潰瘍、慢性胰腺炎、急慢性肝炎、肝硬化等。

呼吸系統：飲酒降低呼吸系統的防禦機能，肺結核發病率比不飲酒者高出數倍。

神經系統：酒精可使大腦皮層萎縮，大腦功能障礙，出現精神神經症狀，意識障礙等。

對生育的影響：酒精可使男性血中睾丸酮水準下降，性慾減退，陽痿。精子畸形，精子的基因突變，產生「胎兒酒精綜合徵」等。

其他：酒精引起多個系統器官的癌症發病率增高，還可引起「酒精性貧血」等。

所以，專家提醒，健康養生必須限酒。

212. 豪飲啤酒當心「啤酒病」

生活中，大多數男性都喜歡喝啤酒。在酒類飲料中，啤酒的酒精含量最少。但近年的醫學研究發現，如果人們長期大量飲用啤酒，就會對身體造成損害，也就是人們所說的「啤酒病」。

(1)啤酒肚

由於啤酒營養豐富、產熱量大，所含營養成分大部分能被人體吸收，長期大量飲用會造成體內脂肪堆積，形成「啤酒肚」。

(2)啤酒心

如果無限制地飲用啤酒，累積的酒精就會損壞肝功能，增加心臟、腎臟的負擔，造成心室體積擴大、心肌肥厚、心臟增大，形成「啤酒心」。心肌組織中出現脂肪細胞功能減弱，引起心動過速。

(3)結石和痛風

萎縮性胃炎、泌尿系統結石、痛風等患者，大量飲用啤酒會導致舊病復發或加重病情。這是因為釀造啤酒的大麥芽汁中含有草酸、烏核苷酸等，它們相互作用，能使人體中的尿酸量增加一倍多，促使結石形成，誘發痛風。

(4)胃腸炎

大量飲用啤酒，易使胃黏膜受損，造成胃炎和消化性潰瘍，出現上腹不適、食慾不振、腹脹、噯氣和反酸等症狀。許多人夏天喜歡喝冰鎮啤酒，入口溫度僅 5～6℃，這種啤酒可致胃腸道溫度下降，毛細血管收縮，會使消化功能下降，嚴重者可致痙攣性腹痛和寒冷性腹瀉。

(5)癌　症

飲啤酒過量還會降低人體反應能力。美國癌症專家發現，大量飲啤酒的人患口腔癌和食道癌的危險性要比飲烈性酒的人高 3 倍。澳大利亞專家調查發現，每天飲 5 升以上啤酒的人最容易患直腸癌。加拿大研究人員發現，每週喝 4 罐啤酒的被調查者，患肺癌的風險會增加 20％；而每週喝 7 罐以上的被調查者，患肺癌的風險將會增加 50％。

213. 留鬍鬚對健康有害

生活中，有些男性喜歡留鬍子，以顯示男性的剛健。可根據醫學研究發現，留鬍子對人體的健康很不利。

科學家從留鬍鬚的人吸入的空氣中，發現了幾十種有毒物質，其中有酚、苯、甲苯、氨、硫化氫、丙酮、乙酸等。這些有毒物質大多是留鬍鬚的人自行呼出來的，它們被唇邊的鬍鬚吸附，在呼吸時，這些有毒物質又會隨著空氣被吸入到體內。

空氣中有毒物質的含量，通常用最大容許濃度有幾個單位表示。清潔空氣的污染指數小於一個單位；而嘴上留鬍子的人，吸入空氣的污染指數平均為 4.2 個單位；下巴留鬍鬚的人，吸入空氣的污染指數為 1.9 個單位；嘴上和下巴都留鬍鬚的人，吸入空氣的污染指數高達 7.2 個單位。對於經常吸菸的人來說，嘴上留鬍子時，吸入空氣的污染指數為 24.7 個單位。

因此，可以得出結論，留鬍鬚對身體健康有害處，而對吸菸的人來說，留鬍鬚的害處更要增加 4～6 倍，這還不

算吸菸本身的危害。

214. 男性常穿牛仔褲影響健康

牛仔褲以貼身為特點，穿上能體現出青年人的朝氣和美感，是許多男性青年所喜歡的。然而，從健康角度來看，牛仔褲不符合衣著衛生，長期穿能引起一些疾病，甚至能造成不育等不良後果。

牛仔褲的絕大多數款式都離不了立襠短和緊身的典型式樣。由於褲襠過短，褲腰過緊，穿上後褲腰勒在髖骨前上棘前緣，而這裏正是股外側皮神經從深處穿向淺層的部位，久之就會使神經受到損傷。此外，由於褲管太緊，大腿淺層組織經常受壓而供血不足，也可造成股外側皮神經發生缺血性損害，結果就會出現大腿外側麻木。如果不注意改穿其他式樣的褲子和及時治療，那麼，大腿外側皮膚失去知覺和麻木將難以恢復。

那麼，為什麼穿牛仔褲可能引起不育呢？對於男人來說，原因在於牛仔褲緊緊地把腹部、臀部裹住，使陰囊睪丸緊貼附於皮膚上。此外，牛仔褲的布料厚實，透氣散熱較差，而睪丸產生精子的適宜溫度應較體溫低 3～4℃，這樣就可能造成男性不育症。

215. 男性也要護膚

說到皮膚的保養與護理，人們都認為這是女性的事。其實，男性的皮脂腺和汗腺都比女性發達，皮膚酸度也比

女性高，分泌的皮脂和汗液多，臉上和身上的毛髮也比女性粗而濃。因此，男性更應該對皮膚進行科學、合理的護理和保養。

(1)堅持按摩

按摩可使皮膚表層的衰老細胞及時脫落，促進面部血液循環，改善皮膚的呼吸。

(2)正確剃鬚

選擇品質好、刺激性小的剃鬚膏或溫和的剃鬚水，剃鬚角、臉頰、脖子到嘴唇周圍及下巴，用溫水洗臉，再用涼水沖一遍，以利於張開的毛孔收縮復原。之後，塗些潤膚液、潤膚霜等，以營養皮膚，減少刺痛。

(3)不要吸菸

嗜菸如命的人，輕則面容灰暗乾燥，多皺紋顯蒼老，牙齒焦黃發黑，視力、聽力減弱，重則罹患癌症。

(4)防曬防凍

經常在戶外作業和活動的男士，夏日出門不要忘了準備些防曬油、防曬霜之類的防護品，以防皮膚曬傷。隆冬季節外出時要塗些油脂或防凍膏，以防面部被凍傷或皸裂。晚上臨睡前塗些潤膚霜，如果嘴唇乾裂，可塗點唇膏，使皮膚得到充分的營養而保持濕潤光澤。

216. 常洗桑拿易導致不育

洗桑拿浴有許多保健作用，如能加快血液循環，使全身各部位肌肉得到完全放鬆，達到消除疲勞、煥發精神的目的。並且由於身體經過反覆的冷熱乾蒸沖洗，血管得到

不斷的收縮與擴張，能達到增強血管彈性、預防血管硬化的效果。同時它對關節炎、腰背痛、支氣管炎、神經衰弱等也都有一定的功效。但是，醫學專家警告說，頻繁進行桑拿卻可能成為男子不育症的元兇。

男性睪丸的溫度一般要比人體溫度低3～4℃，這樣才能有利於精子的正常發育。精子對溫度的要求比較嚴格，必須在低於體溫的條件下才能正常發育，而桑拿浴的溫度卻要比體溫高出許多，不利於精子生長，或會造成精子活力下降和過多，從而導致不育。臨床統計，男子不育症中有相當一部分人是由於睪丸溫度高於正常溫度所致。

217. 男性養生的營養之道

營養專家提醒男性，降低脂肪、膽固醇攝入和適量增加蛋白質攝入，並非全部的營養之道，男性養生的營養之道還應具備以下知識。

(1)不在補鐵上動腦筋

男性中真正缺鐵的不多，因而不必在補鐵上費心思。與女性相比，男性不能承受鐵的超負荷補給。多數男性體內的鐵一旦處於「滿罐」狀態，對鐵的吸收就會停止，而女性則可以由月經解除過量負荷的鐵，男性卻沒有這種優勢。若有患有血色素沈著症的男性，因疾病使他們對鐵的吸收永無休止，過量的鐵就會沈積於組織器官中，造成嚴重的健康問題。

(2)應在增加抗氧化劑的攝入上下功夫

抗氧化劑特別是維生素E，能阻止自由基損傷血管

壁，從而預防膽固醇堵塞，有助於預防冠心病。粗糧、堅果、植物油，大多都含有維生素 E。因此，男性應多吃這類食物，還可以由柑橘類、深綠色蔬菜和橘黃色水果及蔬菜補充這類抗氧化劑。

(3)注意補充維生素B_6和葉酸

高半胱氧酸是近年來被發現心臟病和中風的危險因素之一，而有助於分解高半胱氧酸使之化險為夷的維生素，就是維生素 B_6 和葉酸。前者多見於雞、魚、粗糧和豆科植物中；葉酸大量存在於綠色蔬菜、柑橘類、豆類和發酵食物中。

(4)蛋白質補充應適可而止

為追求肌肉發達，當今男性多吃蛋白質食品。實際上，除了從事大強度健美運動的男子，多數男士並不需要額外再補充太多的蛋白質，每日中等量的肉、禽、魚或豆科植物，加上適量的低脂奶製品就已足夠。

(5)不可忽視補充微量元素鋅

鋅是機體內含量不多的微量元素，然而卻是全身酶的活性成分，對調整免疫系統、促進生長十分重要。因此，鋅的補充不可忽視。據美國最新的調查表明，不缺鋅的男子竟然不足 1/3，這種情況在全世界很普遍。體內對鋅的需要量並不很多，只要注意攝入海產品、瘦肉、粗糧和豆科植物就可以滿足。

218. 有害男性健康的五種壞情緒

專家提醒，以下是不可忽視的危害男性健康的幾種壞

情緒。

(1)憤　怒

食量大了，與能量代謝有關的 B 群維生素就會消耗得多，而維生素 B_1 缺乏會使人脾氣暴躁、健忘。研究發現維生素 B_3 缺乏與焦慮有關，維生素 B_6 的不足則導致思維能力下降。另外，肉類吃多了，體內的腎上腺素水準就會升高，也更容易使人發怒。

(2)敵　意

「敵視情緒」引發的焦慮、悲觀每上升 1 分，患心臟病的危險就增長 6 個百分點。因為「敵視情緒」長期鬱積會破壞男性身體的免疫系統，更能對心臟系統產生壓力，嚴重的還會導致心臟受損。「敵意」還讓體內炎症蛋白含量升高，引發冠心病。

(3)悲　傷

從科學的角度分析，人之所以會感到悲傷，是由於體內氨基酸的長期不平衡導致的。另外，如果身體中缺乏鎂元素也是男性悲傷不已的潛在原因。

(4)多　疑

多疑使心理安全指數降低，因多疑引發的猜忌更是誘發兩性戰爭的導火線。多疑還讓人寢食不安，因此，引起的食慾不振和營養問題也是疑心太重的惡果。

(5)鬱鬱寡歡

除了情感生活中的不幸，還有什麼能讓男性鬱悶起來？分析認為，血液中血糖不足能夠導致抑鬱。另外，汞中毒也是導致鬱鬱寡歡的重要原因，例如香菇頭、乾木耳中就可能殘留汞元素，足夠引發男人的情緒災難。

219. 男性乳房也須常保健

在青春發育期大約有 40%～50%的男孩會出現不同程度的乳房發育，出現乳房內結節、板滯疼痛、壓痛等情況。發現乳房這些症狀後，應該及時到醫院就診。

青春期男子的乳房發育大多數會在 1～2 年內自行消退，所以不必形成心理負擔，只要積極治療，精神放鬆，一定會在不久後恢復男子漢的雄風。

另外，青春期的男孩正在讀書，有時為了應對考試，取得好的成績，家長會給孩子買一些滋補品，而含有激素的滋補品，很有可能引起男孩的乳房發育，所以，應該謹慎服用各種滋補品。

中老年男子，由於內分泌功能下降會造成激素紊亂，容易出現乳房異常發育，而老年男子的乳房發育症，還有發展為乳癌的可能。

所以，老年朋友應該注意鍛鍊身體，防止肝病、內分泌系統以及其他疾病，謹慎服用其他各種藥物。經常注意自己乳房的變化，如有問題應及早診治。

也許是男性的乳房發育程度很低，所以被遺忘了，人們幾乎不會想到對乳房的保健。其實，乳房是位於體表的器官，男性也應該對它有所重視。

220. 男性養生的保腎秘訣

日常生活中，快節奏高強度的工作、殫精竭慮的競爭、無休止的壓力、長期的精神緊張……這些都是中年男

人沈重的負荷。加上人到中年生理功能由盛轉衰，不少人出現腰酸背痛、耳鳴、眩暈眼花、感到體力不支、性能力變弱或夜間尿頻等。

引起腎虛的因素很多，常見原因還是房事過頻、遺泄無度所致。正常的性生活對健康是無害且極有益處的，但是縱慾無度，不知愛護腎精，則會導致腎虛，有損健康。

「精」除了先天之精（即腎精），還包括後天從飲食中所攝取的營養。所以，應當把膳食營養納入生活日程，應適當增加些蛋白質、維生素和無機鹽等，以補償房事的消耗。

而用羊脊骨、羊腎及蔥薑作料煲成的羊脊骨湯，用中藥肉蓯蓉、菟絲子加大米、水煮成藥粥等，對因腎虛引起的腰痛、足膝萎縮、遺精陽痿等都有較好的治療作用。但補腎藥不宜過度使用，特別是壯陽藥品更不要濫用，否則造成惡性循環，反而使病情加重。

專家提醒，護腎除了適當用藥外，日常保養更為關鍵。如：性生活要適度，不勉強，不放縱。

飲食方面：無力疲乏時多吃含鐵、蛋白質的食物，如木耳、大棗、烏雞等；消化不良者多喝優酪乳，吃山楂；平日護腎要多吃韭菜、海參、人參、烏雞、家鴿等。

經常進行腰部活動，這些運動可以健運命門，補腎納氣。還可多做一些刺激腳心的按摩。

中醫認為，腳心的湧泉穴是濁氣下降的地方，經常按摩湧泉穴，可益精補腎、強身健體、防止早衰，並能舒肝明目，清喉定心，促進睡眠，增進食慾。

二、女性養生

　　女性要更好地呵護自己，特別是上班的白領女性，由於長期在辦公室工作，接觸自然光少，並且工作壓力大，使許多女性的健康出現了很多問題，因此必須懂得科學養生的知識。

221. 女性吸菸的五大特殊危害

女性吸菸會帶來以下 5 大特殊危害。

(1)吸菸導致月經不調

　　香菸中的尼古丁能降低性激素的分泌量，出現月經不調，據研究，吸菸的女性比不吸菸女性要提前 3 年停經，更年期綜合徵也會提前幾年出現。

(2)吸菸導致不孕症

　　美國婦產科雜誌報導，菸草中毒能使卵子與精子結合的機會減少 1/3。吸菸女性比不吸菸女性患不孕症的可能性高出 2.7 倍。

(3)吸菸導致子宮外孕

　　法國全國保健和醫學研究所研究結果表明，造成女性子宮外孕的首要原因是性病，其次就是菸草中毒。據統計，每 5 例子宮外孕就有 1 例是菸草中毒造成的。

(4)吸菸導致流產

　　女性孕期吸菸發生流產的可能性比不吸菸的女性高 10

倍；孕期菸草中毒還會導致胎兒在子宮內生長緩慢，胎兒出生時平均體重減少，胎兒出生前後的死亡率也偏高。

(5)吸菸導致孩子眼睛斜視

據報導，如孕婦是一位吸菸者，她生下的孩子眼睛斜視的可能性會比不吸菸孕婦的孩子可能性大很多。因為母親在懷孕期間，菸草裏的尼古丁和焦油對胎兒正在發育中的神經系統有一種直接的毒化作用。

222. 女性酗酒貽害無窮

近年來愛好飲酒的女性越來越多，飲酒量也越來越大，個別人甚至演變成酗酒。

過量的飲酒對女性有多方面的影響，最常見的是對容貌的影響，本來光滑白皙的皮膚變得粗糙，面部皺紋增加，明顯比同齡女性蒼老得多。

另一損害是影響卵巢功能，導致不排卵和無月經。如果女性在妊娠期大量飲酒則害處更大，不僅害己而且禍及胎兒。研究發現，妊娠的女性大量飲酒，生下來的胎兒容易出現器官功能障礙，這種障礙稱為「胎兒酒精綜合徵」，可分為 3 類：胎兒發育不良；智力發育障礙；畸形。據歐美專家統計，其發病率約占 1%。

223. 女性不宜多飲咖啡

生活中，有許多女性喜歡喝咖啡。殊不知，多飲咖啡對女性健康有諸多危害。

(1) 易引起骨質疏鬆症

咖啡因易與人體內的游離鈣結合，並經尿排出。游離鈣的減少必然引起鈣的分解，從而導致骨質疏鬆。美國加利福尼亞大學的研究人員對 980 名 50～80 歲的老年婦女進行了調查研究，結果發現，長期每天飲 2 杯以上咖啡而不飲牛奶的老年婦女，不管年齡、肥胖程度如何，其髖骨、脊椎的骨密度都會降低，且降低的程度與習慣延續的時間長短和飲用量的多少有關。

(2) 易引起糖尿病

芬蘭和美國的研究人員由調查分析發現，這兩個國家都是消費咖啡最多的國家，其結果是，這兩個國家中患糖尿病的人數也最多。其中，芬蘭人的咖啡消費量居世界之首，該國的糖尿病患者也是世界上最多的。其他北歐國家的咖啡消費量也大，患糖尿病的人數也多。相反，日本人的咖啡消費量在世界上是最少的，糖尿病患者也最少。研究者分析認為，咖啡飲料中含有的咖啡因可以透過胰臟而沈澱到胎兒組織中，尤其是胎兒的肝臟、大腦，使出生後的嬰兒可能患糖尿病。

(3) 增加心梗危險

美國波士頓大學公共衛生學院的醫學家們，對 858 例在 45～69 歲首次患心肌梗塞的婦女，以及 858 例從未患過心肌梗塞的婦女進行了為期 4 年的研究，結果表明，每日飲 5 杯或更多的咖啡，可使婦女患心肌梗塞的危險增加 70%，而且危險性隨著飲用咖啡數量的增加而增加。

(4) 易患不孕症

據美國科學家研究發現，每天飲 1 杯咖啡的女性比不

飲咖啡的女性更易患不孕症。有關專家曾調查了有飲用咖啡習慣的 104 名女性，其中約有 50 名女性不易受孕。也有些生育專家認為，這是小範圍內的調查研究，不能最後證實咖啡對生育的特殊作用。但是，研究人員強調指出，如果不能從醫學上說明不育症的原因，則應考慮不育症與咖啡因有關。

(5) 孕婦飲咖啡對胎兒不利

早在 20 世紀 80 年代初，美國食品與藥品管理局的考林博士即在實驗中發現，每天給小白鼠餵相當於成人飲12～24 杯濃咖啡的量後，妊娠鼠就會生育出畸形的小鼠。為此，研究者以美國食品與藥品管理局的名義告誡孕婦：應暫停飲用咖啡。

(6) 易引起妊娠高血壓綜合徵

妊娠高血壓綜合徵是孕婦特有的一種疾病，患者表現為浮腫、高血壓和蛋白尿，如不及時防治，可危及孕婦及胎兒安全。據澳大利亞一項研究結果表明，每日只飲幾杯咖啡就會使血壓升高。為此，孕婦不宜飲用咖啡。

224. 女性不宜喝茶的五個時期

喝茶有益健康，不過女性因為受到先天的生理條件限制，有些時候不宜飲茶。女性在以下五個時期不宜飲茶。

(1) 經　期

每個月經期來臨時，經血會帶走部分鐵，所以女性此時宜多補充含鐵量豐富的食品，如菠菜、蘋果、葡萄等，然而茶葉中含有高達 30%～50% 的鞣酸，會妨礙腸黏膜對

鐵的吸收利用,在腸道中極易與食糜中的鐵或補血藥中的形成鐵結石,產生沈澱。

(2)孕　期

孕婦不宜喝茶的原因是,濃茶中含咖啡鹼濃度高達10%,會加劇孕婦的排尿和心跳,增加孕婦的心、腎負擔,誘發妊娠中毒症等,不利於母體和胎兒健康。

(3)臨產期

臨產前喝太多濃茶會因咖啡鹼的興奮作用引起失眠,如果在產前睡眠不足,往往會導致分娩時筋疲力盡,陣痛無力,甚至造成難產。

(4)哺乳期

生產完後如欲哺母乳,則不宜大量喝茶,因為在此期間若大量飲茶,茶中的高濃度鞣酸被黏膜吸收進入血液循環,便會產生收斂和抑制乳腺分泌的作用,造成奶汁分泌不足。另一方面,茶中的咖啡鹼還可由乳汁進入嬰兒體內,影響嬰兒健康。

(5)更年期

由於女性約於 45 歲開始進入更年期,在步入更年期時,除了頭暈、乏力,有時還會出現心動過速,易感情衝動,還會出現睡眠不足,月經功能紊亂等症狀,如過量飲茶會加重這些症狀,不利於順暢度過更年期。

225. 女性美白的技巧

美白護理是現代女性的一種生活追求,也是一種無法抗拒的時尚。許多女性需要使用美白保養品,來強化皮膚

深層角質層的生理功能，抑制黑色素的生成，淡化角質層細胞的黑色素，使皮膚漸漸達到白裏透紅的顏色。表皮角質層細胞的黑色素減少以後，角質層變得透明了，皮膚就會漸漸轉白。

長效美白的保養需要天天做，每天早晚各一次。想保護好皮膚，得先明白皮膚類型，然後根據不同類型特點，結合美容人士的專業建議，制訂一個全面的護理方案。

油性皮膚本身毛孔粗大，皮脂分泌多，皮膚表面有光澤，但油膩感重，易長粉刺和小疙瘩，但不易起皺紋，不易衰老。膚色常為淡褐色、褐色、甚至紅銅色。

雖然冬季油性皮膚也會感覺乾燥，但春天到來時就要特別注意清潔，選用去油洗面乳，洗臉後不宜塗油脂含量較多的化妝品，以防止油脂堵塞毛孔，誘發粉刺和毛囊炎。

對於混合型皮膚，一般面頰部為中性皮膚，前額、鼻翼、下頜等部位則皮脂分泌較多，這類皮膚春季也應該按照油性皮膚對待。因為面部突出的部位容易附著污垢，也容易引發粉刺、毛囊炎。

過敏性皮膚春季問題最多，使用化妝品後，常會出現皮膚過敏、紅腫發癢現象，個別人還會產生刺痛。有的人第一次接觸某些化妝品時無不良現象，經過一段時間後才發生過敏反應。也有的人和這種化妝品多次接觸以後敏感性逐漸降低，但過一段時間後過敏現象重又出現。過敏性皮膚的人不宜過多使用化妝品，即使使用，也要儘量選用柔和有品質保證的保養品。

需要提示的是過敏性皮膚應避免在春季做皮膚治療，

如袪斑等，因為很容易感染，導致其他皮膚病變產生。

春季乾性皮膚的毛孔不明顯，皮脂的分泌量少而均勻，沒有油膩的感覺，角質層中含水量常在 10%以下，這類皮膚春天表現為不夠柔軟光滑，缺乏應有的彈性和光澤，在春季要特別注意保護，否則容易出現衰老現象。

226. 女性保養肌膚的六秘訣

幾乎所有的女性都想擁有嬌好的皮膚，可是並非所有的女性都知道保養皮膚的方法。以下便是女性保養皮膚的6秘訣。

(1)補充體內水分

飲用足夠的水，飲水量為每日 6～8 杯，同時還可飲用果汁等；可用蒸汽薰蒸面部，給面部補充水分；或用保濕護膚劑塗於面部，以減少面部水分散發。

(2)注意飲食調養

多喝豆漿、牛奶等飲料，多吃新鮮的蔬菜、水果、魚、瘦肉，戒菸、酒、咖啡、濃茶及煎炸食品。多吃些芝麻、核桃、蜂蜜、銀耳、梨等防燥滋陰的食物。

(3)選擇合適的護膚品

選擇溫和的洗面乳、不含酒精成分的化妝水、滋潤但不油膩的日霜及晚霜、有增白效果的軟性面膜等。配合使用含有松香油脂酸和維生素 A 的面部潤膚劑，可以促進血液循環，有效改善皮膚生理環境，減少皮膚皺紋。

(4)皮膚護理分白天和晚上

白天的護理，堅持每天做兩次面部清潔，讓皮膚潔

淨、滋潤，外出時要使用有防曬作用的日霜；晚上的護理，先用溫水、洗面乳徹底清潔面部皮膚，再用不含酒精的化妝水進一步潔膚及補充水分，然後在面部薄而勻地抹上滲透性強的滋潤晚霜，適當地熱敷，讓營養滲透到皮膚深層中去。

(5)保證足夠的睡眠

充足的睡眠，良好的起居習慣，是保養皮膚的最佳方法。

(6)保持良好的心態、規律的生活

保持平靜、良好的心態。恬淡的情緒，坦蕩的胸懷，會使肌膚柔嫩光滑。規律有序的生活方式，和諧的工作環境，舒適的居住環境，都十分有利於肌膚的新陳代謝。

227. 女性防皺有學問

除了年齡的增長，產生皺紋的原因主要有三方面的問題：一是皮膚缺乏正確的保養；二是沒有良好的飲食和飲水習慣；三是各種不良的生活習慣和面部表情。

預防皺紋要有針對性才能達到目的。你可以按照下面幾條建議去做，這樣一定會出現理想的效果。

(1)養成科學護理皮膚的好習慣

不用過熱的水洗臉，不用鹼性強的香皂淨面，不隨意按摩，不過多使用敷面劑，不濫用、雜用化妝品；不熱衷於濃妝，不要過量日曬等。

(2)每天堅持用抗皺洗面乳洗臉

洗臉時讓洗面乳在臉上停留幾分鐘，然後再用溫水或

涼水沖洗乾淨。選用特效防皺按摩乳進行面部按摩，每次10分鐘。再塗以保濕防皺為主要成分的營養霜，這對促進血液循環，增加皮膚抵抗力，使面部皮膚細膩滋潤，減輕皺紋都有獨特效果。

(3)注意飲食

在飲食上應該掌握清淡和平衡兼顧的原則，保證皮膚所需的蛋白質、維生素和各種微量元素的充分攝入。適量的脂肪特別是膠質可增加皮膚的潤澤。如果食入過量的糖和脂肪，會因皮膚分泌亢進引起皮膚的病變。

皮膚離不開水分，每天要飲6～8杯水才能保證皮膚對水分的需要。若飲水不足，可直接導致皮膚乾燥、起皺。要注意少飲用咖啡、濃茶、酒類等不利於皮膚健美的飲料，大力提倡飲用低鈉蘇打水、礦泉水、檸檬汁等「美膚飲料」。

應該強調一下，利用食物中某些強化彈力纖維來延緩皮膚的老化過程，是一種既方便又有效的方法。肉皮中富含膠原蛋白，並能改善皮膚的儲水功能，所以具有平順皺紋和使皮膚滋潤飽滿的作用；優酪乳中的氫氧酸等物質可使乾燥的皮膚軟化，並能去除死亡的角質層細胞，從而延緩皺紋的發生；魚軟骨和雞皮中富含硫酸軟骨素，是形成彈力纖維的重要物質；動物肝臟、魚、蝦、花粉等含有豐富的核酸，如果再攝入大量的維生素，可在短期內使皺紋明顯減退或撫平。

(4)克服不良習慣

不良習慣會給你的健康帶來許多麻煩。在人的一生中，喜悲交加的事是常有的，如果高興時欣喜若狂，開懷大笑；不順心時又是那麼悲悲戚戚，不能自抑，一臉哭喪

相，表情肌長時間活動過度，就會生出許多「哭笑紋」來。笑不露齒曾是我國古代女子所崇尚的一種典雅美，但是如果凡遇開心事都不啟朱唇，只是翹翹嘴角，時間長了，就會留下一道道翹嘴紋。

(5)說話要和氣一點

美國著名美容師埃比西奧·薩利內指出，說話的口氣也與皺紋的形成有關。經常用「硬」語言的人，由於表情肌緊張，面部肌肉收縮，久而久之就會「說」出許多深淺不等的皺紋來。而使用「軟」語言的人，因為表情肌自然，面部肌肉收縮較弱，因而較少出現皺紋。所以，女性平時說話，態度一定要和氣。

(6)改變不良的睡眠姿勢

如果你總是睡向一側或趴著睡覺，臉上會很容易出現皺紋，這是因為枕頭會隨著睡覺時的臉型而成型，因而會因壓力不均而形成皺紋。枕頭不適也會生皺紋，必須加以注意。

228.女性「經期」養生

經期是女性的一個特殊時期，由於在這段時期女性的生理情況比較特殊，注意以下養生細節對女性健康非常重要。

(1)調和情志

經期期間，內分泌波動幅度較平常大，情緒較容易激動。所以，女性應自我控制，保持心情愉快，避免悲、傷、惱、怒、憂、驚、恐等七情六慾的波動。

(2)調劑飲食

經期不注意飲食習慣，時日久了，將造成消化系統及

排泄系統出現問題。女性在月經來潮前應忌食鹹食。因為鹹食會使體內的鹽分和水分增多，在月經來潮之前，孕激素增多，易出現水腫、頭痛等現象。月經來潮前 10 天開始吃低鹽食物，就不會出現上述症狀。有不少喜歡喝含氣飲料的女性，在月經期會出現疲乏無力和精神不振的現象，這是鐵質缺乏的表現。因為汽水等飲料大多含有磷酸鹽，與體內鐵產生化學反應，使鐵難以吸收。月經來潮前也不要吃刺激性食物，如辣椒，還要少吃肥肉、動物油和甜食。辛辣生冷的食物有刺激性，容易引起盆腔血管收縮而引起經血量過少甚至突然停止。另外，菸酒等刺激性物質對月經也會有一定影響。如果不注意避免這些不良刺激，長此以往，會發生痛經或月經紊亂。

(3)調節生活

女性在經期全身各系統機能都比正常低，易疲勞，容易受到外在因素干擾。疲勞過度會導致能量大量消耗，影響身體系統的機能，也會造成月經過多、疲倦過度或經期延長。體質較弱者還應注意冷暖寒溫的問題。經期若過於貪涼，容易受寒引發疾病，如痛經、經期延長、月經不調等。為此，不要將空調溫度調得太低，不要久吹電風扇，尤其是在入睡之後。腹部注意保暖，以免受涼，導致痛經和延長經期。不要洗冷水浴，人體是由出汗來調節體溫，並排泄體內「廢物」的，洗冷水浴會使毛細血管驟然收縮，汗孔關閉，機體熱量無法向外排放，生理調節機能出現紊亂。經期時人體抵抗力較低，冷刺激易引起傷風、感冒、腰背酸痛、月經失調、陰道炎等病症。

經期的運動量不要過大，運動項目不要劇烈，不要游

泳和參加比賽。如有經期痛經、腰酸、嚴重經血量過多過少或經期紊亂等症狀，應立即停止鍛鍊，並要及時就醫。

229. 女性「更年期」養生

更年期女性要比男性來得早，一般來說，女性在 45～55 歲，男性在 55～65 歲，而且女性更年期的症狀要比男性明顯。那麼，女性在更年期應怎樣養生保健呢？

(1)瞭解更年期知識

女性自身應該瞭解一些更年期生理衛生知識，明白這是一個生理過渡時期，經過 1～2 年就可自然緩解，這有利於解除不必要的精神負擔。同時家庭成員、鄰居、朋友、同事們也應瞭解女性更年期的主要表現，在工作上、生活上給予她們關懷和體諒。此外，要避免過重、過累、過度緊張的工作勞動；避免精神過度緊張，盡可能避免不良精神刺激，給她們創造一個輕鬆愉快的環境。

(2)加強鍛鍊，注意休息

加強身體鍛鍊，但不能過度，不能太劇烈和緊張，要量力而行。多參加集體活動，包括娛樂活動。調整睡眠習慣，保證充分的休息時間。

(3)正確應對更年期綜合徵

更年期最常見的症狀是多疑。多疑心態的表現多種多樣，在不同文化層次和不同工作崗位上的人表現也不完全一樣，大體有以下幾種情況：

過分敏感，把發生在周圍的一些不愉快事件強行與自己聯繫，聽了風就是雨；特別關注流言飛語，在一些單位

裏，總有一些人喜歡傳播小道消息，某些更年期婦女就是這些傳播的積極參與者和受害者；行為動作關係，即對別人的某些行為和動作，作盲目聯繫；盲目懷疑，尤其對一些涉及到自身利益的事無端地盲目懷疑，如晉級、加薪等涉及到個人利益的問題。

對更年期綜合徵症狀較明顯的，可以採取適當的藥物治療，但最好還是請醫生診治。

(4)更年期疾病防治要及時

對一些心血管和內分泌系統的症狀及月經改變、陰道異常出血等情況，不要輕易用更年期綜合徵來解釋，而應當首先到醫院進行必要的檢查，排除器質性疾患後，再進行心理和對症治療，以免延誤治病。

(5)更年期體檢

更年期婦女每年進行一次全面身體檢查、婦科檢查和防癌檢查是非常必要的。

230. 女性「三期」如何運動

專家指出，女性在「三期」（月經期、妊娠期、更年期）怎樣鍛鍊，很有講究。

(1)月經期

只適宜進行一些較緩和運動，如原地投籃、托排球、打乒乓球、做廣播體操、打太極拳等。這類運動的好處是：可給人以欣快感，有利於減輕心情煩躁、易於激動等不良情緒，是一種鬆弛性健身運動：運動中能藉以改善血液循環，對子宮起到輕柔的按摩作用有利於經血短暫排

出，從而減輕經期小腹脹痛、下墜等不適感，又是一種「治療性」運動。

(2)妊娠期

應該說，適當運動對整個妊娠期婦女都有益處，但也應區別對待。

(3)更年期

這是所謂的女性「中年危機」階段。運動的原則是保持心情舒暢，注意勞逸結合，宜參加一些形式活潑、富於情趣又十分喜好的集體運動，如老年體操、老年迪斯可、划船、登山等充滿樂趣的運動，使身體、精神、情緒在運動中全面受益。

231. 女性不應將手機放在胸前當飾物

時下，有些女性將輕巧的手機配上彩貼、吊帶、墜鏈，裝扮成多姿多彩的美麗飾物放在胸前，如此佩帶手機已成為時尚。

但是，手機掛在胸前就使手機這個潛在殺手更具殺傷力。本來使用手機時貼近頭部，對大腦的危害最直接，現在又掛在胸前，靠近心臟，又增加了一個殺傷點。

專家認為，手機掛在胸口處，位置靠近心臟，對心臟的負面影響更加直接；還能破壞內分泌功能，造成月經紊亂，影響生育能力；對乳母，會影響哺乳功能的正常；對孕婦的影響尤其嚴重，手機的電磁輻射對胎兒骨骼細胞有嚴重影響，可造成胎兒骨骼發育缺陷，導致畸形。

手機的電磁輻射，對人體各系統都可能造成不可逆轉

的損傷，如破壞細胞防禦系統，導致引發癌症，特別對腦細胞生長與發育的負面影響巨大，誘發腦瘤的概率很大。

232. 尖頭皮鞋不宜穿

時下在復古風的影響下，「尖頭皮鞋」獨領風騷。但凡商場鞋櫃的最顯要位置，都被尖頭鞋佔領了。尖頭皮鞋成為時尚女性的新寵。

然而專家告誡，尖頭鞋會引起一種叫「拇外翻」的腳部疾病。據有關醫生的統計，過去接治的「拇外翻」往往是平足症引起的，但隨著近來尖頭皮鞋的流行，在門診中不乏年輕的女性病人，這多是因不顧腳型，長期穿著尖頭鞋造成「拇外翻」的惡果。

由於鞋頭尖，不能正常容納腳趾寬度，迫於鞋幫的壓力，大拇指不得不向內位移，同時大拇指的跟部則被擠向外側，由此形成「拇外翻」。嚴重的「拇外翻」會因為拇指根部凸出部位和鞋幫摩擦，而產生拇囊炎。拇囊炎是一種非菌性炎症，會紅腫、疼痛，甚至無法正常行走。

因此專家建議，在選擇皮鞋時，一定要根據自己的腳型，選擇舒適的鞋子。

233. 胸罩戴出健康來

胸罩既是生活實用品，又是健美裝飾品，在顯露女性美態中起著彌補和烘托的作用。然而，生活中常有些經常戴用胸罩的女性，出現一些肩胸背部不適症狀，檢查時還

可發現肩背部肌肉呈不同程度的萎縮以及頸椎肥大性改變。臨床上對於上述這些症狀稱為「胸罩綜合徵」。

這是由於長期使用狹帶式的胸罩，導致這些肌肉勞損、血液循環障礙而發生萎縮性改變。過緊的胸罩帶還會限制呼吸肌的運動，使胸廓舒縮不暢，影響呼吸功能，導致胸悶、氣促症狀。胸罩帶過緊，也可壓迫頸部肌肉、血管、神經，出現頸椎病樣症狀。如上肢麻木、頸部酸痛、頭暈、噁心等情況。

那麼，怎樣預防「胸罩綜合徵」呢？

首先應根據自己的胸圍尺寸，選購吊帶較寬些、大小適中的胸罩。平時也可以將狹帶胸罩和寬帶胸罩交替使用。戴用的胸罩不宜過緊（正處於發育階段的少女尤應注意），並要經常活動上肢和更換吊帶佩戴的位置，夜晚睡覺必須解去胸罩，以免對呼吸和乳房的血液循環產生不良影響。

234. 女性乳房保健

女性乳房是性感魅力及女性美象徵的器官。每一個女性都希望有一對豐滿而富有彈性的乳房，但是，很多女性對乳房的認識不足。只有掌握了科學合理的保護乳房的方法，才能擁有一對健美的乳房。女性乳房保健應注意以下幾點。

(1)避免束胸

束胸的危害有：影響乳房的正常發育；束胸影響肺的呼吸和心臟的跳動，使心肺功能受到損害，久而久之會引

起肺方面的疾病；束胸使本來應向外突出的乳頭擠壓埋入乳房組織內，而形成乳頭內陷異常，將來無法哺乳或哺乳時易造成乳頭皸裂。

(2)注意合理睡眠

睡覺前一定把胸罩鬆開或取下來，以免妨礙呼吸，影響睡眠的深度。

(3)不要濫用雌激素類藥物

不少醫生為青春期乳房發育不良的女性口服或局部注射雌性激素類藥物，少數用後會產生一些效果，但當藥物間斷後乳房又恢復原狀；多數人內分泌激素是正常的，用藥效果並不好。但用藥後均有不同程度的副作用，如月經紊亂，不規則陰道出血、水腫、乳頭乳暈變黑，用藥量大或經常使用還會促使子宮肌瘤生長，甚至誘發子宮內膜癌或乳腺癌。

(4)避免外力

避免外力（特別是較重的外力）碰撞和擠壓乳房，以防乳房及其周圍組織受損。中老年期乳房保健應經常進行體育鍛鍊，多做一些加強胸廓、背部的運動，如游泳（特別是蛙泳）、划船及體操等。

(5)保健按摩

對乳房進行充分按摩鍛鍊，可以使乳房組織受到刺激而逐漸發育膨脹。如以下幾種方法。

理療法：將雙手除拇指外的四指合攏挾在脊骨兩旁，頭向後仰垂，用指尖強壓，為一個動作。每10秒做5個動作。

撫摸法：用左手輕輕撫摸右側乳房，反之，用右手輕

輕撫摸左側乳房，共 3 分鐘。撫摸可以是旋轉的、縱向的、橫向的，三者可以交替進行，也可以是無特定線路的任意撫摸。這 3 分鐘的輕輕撫摸，在整個乳房按摩中都是極其重要的。

叩擊按摩法：取坐姿或仰臥，彎曲中指或者食指對乳房進行叩擊，力度先輕後重，再由重變輕，不可過重，以免造成不必要的損害。以乳房四周底部開始，邊圍繞，邊叩擊，直到乳暈，不可叩擊乳頭，共進行 5 遍。

235. 完美身材的六件事

每個女性都想擁有完美的身材，但要怎樣做才能使身材完美呢？

(1) 一定要吃早餐

早餐是每天的活力來源，若不吃早餐，便會整天無精打采，且白天多活動，比較容易消耗卡路里，假如在晚間才進食，反而較易令人發胖。

(2) 選擇合適的內衣

要保持完美的身材，必須選擇合適自己體型的內衣，如尺碼過大不易發覺自己變胖；尺碼過小會把贅肉擠出，使身材更難看。

(3) 不宜經常穿高跟鞋

很多人為了追求美感，每天均會穿高跟鞋，這會令走路時重心向外，不但對骨骼不好，且令身材變形，很容易使拇趾外翻及有雞眼等問題出現。

(4)不應蹺腳坐

很多人都有蹺腳坐或將腳交叉坐的習慣，長期蹺腳坐會對體型產生不良影響，很容易導致盆骨彎曲、肌肉附著不正確的位置，使身材變得相當難看。

(5)晚上11時前入睡

每晚入睡後，是人體各種荷爾蒙分泌最旺盛時，若於這時熬夜，會造成內分泌失調，若於熬夜時吃夜宵，會對身材及肌膚造成危害。

(6)應多浸浴

沐浴可促進新陳代謝及身心放鬆，浸浴尤其見效，全身浸於熱水中，效果是一般沐浴所無可比擬的，若有時間，可悠閒地浸浴，紓解所有壓力。

236.巧用養生遠離骨質疏鬆

骨質疏鬆症是中老年人一種常見的疾病。根據統計，1/3的女性及1/10的男性都有罹患骨質疏鬆症的危機，而且這個比例正逐年上升。

研究表明，人體內的骨骼大約每十年就會全部更新一次。當我們年輕的時候，骨骼持續的成長，並且越來越緊密和強壯，在25～30歲時，骨質密度達到高峰，但之後卻逐漸流失。而且隨著年齡的增長，骨質流失的速度也越來越快。骨骼中的空隙越來越大，骨骼也越來越脆弱。除非採取防範骨質流失的行動，否則骨質疏鬆幾乎難以避免的。特別是對女性而言，停經後女性荷爾蒙減少，骨質流失得更嚴重，手腕、脊柱及臀部的骨骼都容易受傷。

以下幾點有助於預防骨質疏鬆症的發生。

(1)飲食預防

注意營養均衡，多食含鈣豐富的食品，如牛奶、優酪乳、豆製品、芝麻、花生以及綠色蔬菜等。另外，可在醫生指導下服用檸檬酸鈣、硬脂酸鍶等，對預防骨質疏鬆也有一定作用。專家建議，絕經後女性每日服用 800mg 檸檬酸鈣，可以抑制骨密度的下降，減少骨質疏鬆症的發生。

(2)生活習慣的改善

吸菸、酗酒、過量飲用咖啡及碳酸型飲料，長期缺乏運動，以及拒絕日曬等，都會增加患骨質疏鬆的概率，所以應儘早改善這些不良的生活習慣。另外，過度節食減肥也會增加骨質疏鬆症的危險。

(3)運動預防

適當的運動有助於減少發生骨質疏鬆症的危險，可根據自身情況進行跳繩、舞蹈、散步、徒手體操、太極拳等運動。

三、女性更年期指數自測

請結合你的生活實際，看是否有以下症狀。

1 心跳很快或很劇烈。（　　）

　　A. 否　　　B. 經常有　　　C. 一直有

2 對許多事情不感興趣。（　　）

　　A. 否　　　B. 經常有　　　C. 一直有

3 頭痛。（　　）

A. 否　　B. 經常有　　C. 一直有

4　常常感到緊張或不安。（　　）

A. 否　　B. 經常有　　C. 一直有

5　總是抑鬱。（　　）

A. 否　　B. 經常有　　C. 一直有

6　肌肉或關節疼痛。（　　）

A. 否　　B. 經常有　　C. 一直有

7　入睡困難。（　　）

A. 否　　B. 偶爾有　　C. 一直有

8　莫名其妙地哭泣。（　　）

A. 否　　B. 偶爾有　　C. 一直有

9　手或腳麻木。（　　）

A. 否　　B. 偶爾有　　C. 一直有

10　容易興奮激動。（　　）

A. 無　　B. 經常有　　C. 一直有

11　無端發怒、想發火。（　　）

A. 否　　B. 偶爾有　　C. 一直有

12　感覺胸悶、呼吸困難。（　　）

A. 無　　B. 經常有　　C. 一直有

13　心悸。（　　）

A. 無　　B. 偶爾有　　C. 一直有

14　心暈目眩。（　　）

A. 無　　B. 經常有　　C. 一直有

15　潮熱。（　　）

A. 無　　B. 偶爾有　　C. 一直有

16　注意力難以集中。（　　）

A. 無　　B. 經常有　　C. 一直有

17　皮膚瘙癢。（　　）

　　A. 無　　B. 經常有　　C. 一直有

18　盜汗。（　　）

　　A. 無　　B. 偶爾有　　C. 一直有

19　感到疲乏或精力不濟。（　　）

　　A. 無　　B. 偶爾有　　C. 一直有

20　臉上出現色斑、皮膚鬆弛。（　　）

　　A. 無　　B. 經常有　　C. 一直有

21　對性缺乏興趣。（　　）

　　A. 無　　B. 經常有　　C. 一直有

評分及說明：

以上選項，選 A 者為 0 分；選 B 者為 2 分；選 C 者為 3 分。

13 分及以下：恭喜你，很正常。

14～22 分：雖然有進入「更年期」的跡象不太明顯，但也不可掉以輕心。

23 分及以上：你已經有提早進入「更年期」的跡象，要儘快看醫生。

四、男性更年期指數自測

	一直如此	經常	有時	沒有
體能問題：				
1　感到全身乏力	（　）	（　）	（　）	（　）
2　難以入睡	（　）	（　）	（　）	（　）
3　沒有食慾	（　）	（　）	（　）	（　）

4 骨骼和關節疼痛 　　（　）（　）（　）（　）

血管舒縮：

1 有潮熱 　　（　）（　）（　）（　）

2 出汗過多 　　（　）（　）（　）（　）

3 心悸 　　（　）（　）（　）（　）

精神心理症狀：

1 健忘 　　（　）（　）（　）（　）

2 注意力難以集中 　　（　）（　）（　）（　）

3 會無緣無故地恐慌 　　（　）（　）（　）（　）

4 易怒煩躁 　　（　）（　）（　）（　）

5 對以前喜歡做的事情失去興趣

　　（　）（　）（　）（　）

性方面的問題：

1 對性失去興趣 　　（　）（　）（　）（　）

2 對性感的東西無動於衷 　　（　）（　）（　）（　）

3 不再有晨勃 　　（　）（　）（　）（　）

4 性生活不再成功 　　（　）（　）（　）（　）

5 性生活時不能勃起 　　（　）（　）（　）（　）

評分及說明：

以上問題選「一直如此」得3分，選「經常」得2分，選「有時」得1分，選「沒有」得0分。

如果體能問題＋血管舒縮症狀≥為5或精神心理症狀≥4或性方面的問題≥8，您可能有更年期症狀，是由於部分雄性激素缺乏引起的，應當去看醫生。

第10章
四季養生

　　四季養生就是指按照一年四季氣候陰陽變化的規律和特點進行調養，從而達到養生和延年益壽的目的。科學掌握季節養生的保健知識，是健康生活的重要保障之一。《黃帝內經》裏所說：「故智者之養生也，必順四時而適寒暑。」「順四時而適寒暑」可以說是長壽的法寶。

一、春季養生

　　春天主生發，萬物生發，肝氣內應，養生之道在於以養肝為主，歷代養生學家將這一時期的養生原則總結為「三月養生重在陽」。

237. 三月養生重在陽

　　養生專家提醒，「三月養生重在陽」。具體而言，包括以下 4 個方面。

(1) 重在養肝

　　中醫學中，肝主疏泄氣機。春季養肝，首先要注意調暢情志，即要駕馭和調控好自己的喜、怒、憂、思、悲、恐、驚七情。如果思慮過度，憂愁不解，就會使體內氣機升降失常，從而導致臟腑功能紊亂而發生疾病。所以，春季應保持心情舒暢，順應肝的調達之性，才能達到祛病強身的保健目的。

(2) 宜常鍛鍊

　　春天，冰雪消融，萬木吐綠，正是運動鍛鍊的大好時機。人們應根據自身情況，選擇適宜的運動項目。或漫步於芳草小徑，或疾行於河畔林間，踏青問柳，遊山戲水，賞花行歌，登高望遠，身心融入大自然之中，對身體健康十分有利。

(3)飲食宜淡

春天應選擇既利陽氣升發又清淡可口的食物，如黃豆芽、綠豆芽、柑橘、蔥、蒜、香菜、蜂蜜等，還應多吃些新鮮蔬菜和野菜，如春筍、菠菜、韭菜、香椿、薺菜、柳芽等，以利體內積熱的散發。最好不要食用生冷、油膩、黏硬的食品，以免損傷脾胃陽氣。

(4)順應氣候

早春時節忽冷忽熱，乍暖還寒。所以人們應順應氣候特點，注意防寒保暖。特別是患有心腦血管病、糖尿病的中老年人，更應注意根據氣候變化調整衣著，以防卒中、急性心肌梗塞的發生。

238. 春季「春捂」很重要

春季是一年之中氣候最不穩定的季節，雖然氣溫回升，但仍然時不時地有回潮的小股冷空氣襲來，讓人們又暫時回到冬天。就是在一天當中，氣溫也是朝暮涼，白晝暖，午夜寒的變化，氣候多變，忽寒忽暖。

所以，當平均氣溫剛剛高於 10℃ 進入春季的時候，不要過早脫下棉衣，應本著「春捂」的原則，注意保持身體暖和，隨時增減衣服以順應氣候的變化。

那麼，如何進行「春捂」呢？

(1)穿得暖和些

穿衣服保持最佳舒適感的時刻，皮膚的平均溫度為 33℃。人的體內環境必須溫暖。身體溫暖，微循環才會正常，氧氣、營養及代謝等才會順暢，因此有助於肌肉、神

365

經、血管等功能不發生異常。也就是說，「春捂」首要的是全身都要「捂」。但是，不要「捂」到過熱發汗的難受程度。

(2)特別注重「捂」雙足

雙足著涼易引起腹痛、泄瀉、腿部痙攣、關節疼痛。中醫學認為，雙足位於人體末梢，氣血運行緩慢，對春寒十分敏感，如雙足受涼，易於讓人疲憊和增加感冒的機會。所以，一定要讓雙足始終處於保暖狀態。

(3)對頭部要「捂」

捂了一冬的頭就不要繼續像冬天那樣捂得嚴嚴實實的，而是略有鬆動，捂得輕一些，既不要凍著頭，又要讓頭捂得舒爽些。也就是說，以感到不冷不熱保持舒爽的程度為佳。

總之，「春捂」是順應氣候變化的養生之道。全身都要捂，重點捂雙足，輕度捂頭部。

239. 春季養生應先護肝

中醫學認為，肝臟與草木相似，草木在春季萌發、生長；肝臟在春季時功能也更活躍。因此，春季應特別注意養肝。下面介紹幾種春季養肝的良方。

(1)多飲水

初春寒冷乾燥易缺水，多喝水可補充體液，增強血液循環，促進新陳代謝，多喝水還可促進腺體，尤其是消化腺和胰液、膽汁的分泌，以利消化、吸收和廢物的排除，減少代謝產物和毒素對肝臟的損害。

(2)飲食平衡

不要暴飲暴食或經常饑餓，這種饑飽不勻的飲食習

慣，會引起消化液分泌異常，導致肝臟功能的失調。

所以，春季飲食要保持均衡，食物中的蛋白質、碳水化合物、脂肪、維生素、礦物質等要保持相應的比例；同時還要保持五味不偏；儘量少吃辛辣食品，多吃新鮮蔬菜、水果等。

(3)少飲酒

初春時節，寒氣較盛，少量飲酒有利於通經、活血、化瘀和肝臟陽氣的升發。但不能貪杯過量，要知道肝臟代謝酒精的能力是有限的，多飲會傷肝。

(4)適量運動

春季是萬物萌動的大好時節，也是體育鍛鍊的黃金季節。在春季開展適合時令的戶外活動，如散步、踏青、打球、打太極拳等，既能使人體氣血通暢，促進吐故納新，強身健體，又可以怡情養肝，達到護肝保健的目的。

(5)心情舒暢

樂觀使人健康。由於肝喜疏惡鬱，故生氣發怒易導致肝臟氣血淤滯不暢而成疾。

要想肝臟強健，要先學會制怒，即使生氣也不要超過3分鐘，要盡力做到心平氣和、樂觀開朗、無憂無慮，從而使肝火熄滅、肝氣正常生發。如果違反這一自然規律，就會傷及肝氣，久之，易導致肝病。

240.春季養生妙法──伸懶腰

春天暖洋洋的陽光讓人特別想睡覺，特別是下午，工作學習時間長了，人感到疲乏時。這時候伸個懶腰，就會

覺得全身舒展。即使在不疲勞時，有意識地伸幾個懶腰，也會覺得舒適。

為什麼這樣一個簡單的動作能有如此神奇的作用呢？

伸懶腰時可使人體的胸腔器官對心、肺擠壓，利於心臟的充分運動，使更多的氧氣能供給各個組織器官。同時，由於上肢、上體的活動，能使更多含氧的血液供給大腦，使人頓時感到清醒舒適。

人體解剖學、生理學告訴我們，人腦的重量雖然只占全身體重的 1/50，但腦的耗氧量卻占全身耗氧量的 1/4。人類由於直立行走等因素，身體上部和大腦較易缺乏充分的血液和氧氣。

久坐不動，加上大量用腦工作容易引起大腦缺血、缺氧症狀，頭昏眼花，腿麻腰酸，所以經常伸伸懶腰，活動活動四肢對消除疲勞是絕對有好處的。

241. 春季要注意防「風」

春天要注意防「風」。氣流即是風。一般認為，在氣溫大於 18℃時，室內微小氣流（0.1～0.2 公尺／秒）對穿衣者的體溫調節不起作用，氣流從 0.5 公尺／秒起開始影響人的體溫調節和主觀感覺。

低氣溫時，氣流能加強熱的傳導和對流，促使身體熱量散失增快。當氣溫在 36℃以上，氣流使人體皮膚溫度上升，並使汗液大量流失，致使體溫調節發生障礙。氣流還能影響人的神經精神活動。

春天氣候多變，寒暖無常。民間諺語：「春天天氣孩

兒臉，一天能夠變三變。」說的是一天中天氣會有急劇變
化，人們常說春二三月「神鬼天」，有時早晨旭日東昇，
春風送暖，中午或許陽光暴曬，氣溫驟升，但傍晚可能寒
流突至，冷氣逼人而易受寒。

　　所以，早春宜保暖，衣服宜漸減，不可頓減，防天氣
突變受寒。明代醫家汪綺石說：「春防風，又防寒。」感
受風寒，寒則傷肺，易發生上呼吸道感染，誘發傷風、流
感、急性氣管炎、肺炎等疾病；春天風寒入骨誘發關節
炎、手腳關節酸痛。

　　唐代醫家孫思邈說：「春天不可薄衣，令人傷寒、霍
亂，食不消，頭痛。」人們必須要隨著天時變化增減衣
著，這有預防疾病的科學道理。

242. 春季如何預防「春困」

　　春天風和日麗，但人卻感到困倦。疲乏、頭昏欲睡，
早晨也不醒，這種現象就是大家所說的「春困」。

　　春天犯困不是需要更多的睡眠，而是因體內血液循環
季節性差異，皮膚末梢血管血液供應增多，汗液分泌增
加，各器官負荷加重，供應大腦的血液相對減少造成的。

　　那麼，怎樣減輕與預防春困呢？

　　① 保證睡眠，充足的睡眠是防病養生的關鍵，並要克
服消極懶惰的心理情緒。

　　② 要積極參加鍛鍊和戶外活動，改善血液循環。

　　③ 要適當增加營養。研究證明，缺乏 B 群維生素與飲
食過量是引發春困的重要原因，故宜多吃含維生素 B 群豐

富的食品，吃飯不宜太飽。

④ 要保持室內空氣流通，少吸菸，如不太冷，適當減些衣服，或用冷水洗臉，都會使困意儘快消除。

243. 春季養生六要

春季多風，乍暖尚寒，晝夜溫差大，所以春季養生一定要掌握這些特點，順應春令舒暢生發之氣。注意氣候多變，從飲食、起居各方面加以調適。

(1)調養精神

春天陽光明媚，風和日麗，精神調攝應做到疏泄條達，心胸開闊，情緒樂觀，戒鬱怒以養性，假日去踏青問柳，遊山戲水，陶冶性情，會使氣血調暢，精神旺盛。

(2)防風禦寒

春天宜到室外多活動，舒展身體，使一天精力更加充沛。春天要特別注意防風禦寒，養陽斂陰。

根據初春天氣乍寒乍暖一日三變的特點，衣服不可頓減，過早脫去冬衣，極易受寒傷肺，引發呼吸系統疾患。根據「春捂」的原則，一定要隨氣溫的變化增減衣服，以適應春季氣候多變的規律。

(3)調節飲食

春天新陳代謝旺盛，飲食宜甘而溫，富含營養，以健脾扶陽為食養原則，忌過於酸澀，宜清淡可口；忌油膩生冷，尤不宜多進大辛大熱之品，如參、茸、烈酒等，以免助熱生火。

春天宜多吃含蛋白質、礦物質、維生素豐富的食品，

特別是各種綠色蔬菜。此外，還應注意不可過早貪吃冷飲等食品，以免傷胃損陽。

(4)運動鍛鍊

一年之計在於春，春天空氣清新，這種環境最有利於吐故納新，充養臟腑。春天多鍛鍊，會增強免疫力與抗病能力。

(5)晚睡早起

春天是人們最好的睡眠季節。但專家提醒，春天的正常睡眠，應是「夜臥早起」。專家指出，春天裏人要適應自然界的變化，要適當晚睡早起，到戶外散步，悠然自得地舒展肢體，把精神活動寄託於大自然之中。

(6)保健防病

春天溫暖多風，最適於細菌、病毒等繁殖傳播，易發生流感、肺炎、支氣管炎、流腦、猩紅熱、腮腺炎以及病毒性心肌炎等疾病。所以一定要講衛生，勤洗曬衣被，除蟲害，開窗通風，提高防禦能力，傳染病流行時少去公共場所，避免傳染。

244. 春季飲食宜與忌

飲食的宜忌，歷來也為人們所重視。那麼，春季的飲食宜忌是什麼呢？

唐代醫家孫思邈說：「春七十二日，省酸增甘，以養脾氣。」明代高濂《遵生八箋》中也記載：「當春之時，食味宜減酸增甘，以養脾氣。」意思是說，春季肝旺之時，要少食酸性食物，否則會使肝火更旺，傷及脾胃，此

時可以多食一些性味甘平的食品。

所以，春令時節可以多食：

(1)韭　菜

溫中行氣，溫腎暖陽。對腰膝酸軟、陽痿、遺精有較好的功效。韭菜溫而益人，以初春早韭最好。

(2)春　筍

除了富含蛋白質外，還含有豐富的礦物質，如鈣、磷、鐵和多種維生素，鮮食尤佳。

(3)山　藥

「溫補而不驟，微香而不燥」，具有健脾補胃，補虛弱的作用。

(4)豌豆苗

時令性蔬菜，對高血壓、糖尿病患者來說，榨取鮮汁飲用，最為適宜。

其他如扁豆、菠菜、菜花、芫荽、大棗、蜂蜜、豆奶製品、禽蛋、瘦肉及水果均適宜春季食用。

依據中醫理論，春季也有些應忌食的物品。如春三月忌吃羊肉、狗肉、鵪鶉、蕎麥、炒花生、炒瓜子、海魚、蝦及辛辣物等。

245. 春季吃洋蔥好處多

洋蔥對人體有很多益處。它的有益成分很多，除含有蛋白質、脂肪、糖類、胡蘿蔔素、維生素 A、維生素 B 和維生素 C 及鐵、鈣、磷、鎂等礦物質外，還含有揮發油，揮發油的主要成分為蔥蒜辣素，也叫植物殺菌素，具有較

強的殺菌或抑制細菌、病毒的功效。在春季呼吸道傳染病流行時，吃些生洋蔥即有預防作用。

醫學專家告訴我們，洋蔥有清散血管內瘀血塊的作用，能降低血液中膽固醇的含量，防止血液不正常的凝固，防治動脈粥樣硬化。

洋蔥還能刺激人體汗腺，有發汗排毒作用，也能刺激消化液的分泌，具有健胃功能。

春天，人體正處於除舊布新階段，此時吃洋蔥，能提高消化功能，有助於消除胃腸一年來積下的污垢和「邪氣」，可增強人體免疫能力，有強身健體之功。

科學研究發現，經常吃洋蔥不但能降低血脂、血糖和血壓，還可以補腦，因此，將洋蔥譽為腦力勞動者的「綠色補品」。

246. 春季運動良方

春季運動非常重要，所以，春季的健身計劃要精心策劃一番。

(1) 運動前要熱身

冬季帶給我們的除了寒冷還有身體僵硬。身體各器官如內臟、肌肉的功能都處於較低水準，骨骼和韌帶更是僵硬得很，貿然彎低身體、高踢腳尖，甚至是扭腰、跳繩，都容易造成運動損傷。進行劇烈的運動前，「熱身運動」尤其少不了，這是為了預防肌肉和骨骼遭受損傷。

(2) 時間很關鍵

我們常有這種錯誤觀念：每天早晨鍛鍊是最好的。然

而，眾多科學家的研究表明，傍晚是一天中的最佳運動時間，尤其是室外運動。

研究表明，一天內，人體血小板的含量是有一定的變化規律的，下午和傍晚的血小板量要比早晨低 20％左右，血液黏度降低 6％，早上容易造成血液循環不暢和心臟病發等問題，而下午這個危險則降低很多。且傍晚時分，人體已經經過了大半天的活動，對運動的反應最好、吸氧量最大，運動效果也更明顯。

(3)天氣很關鍵

春季多霧。專家認為，霧對人體健康危害很大。霧珠中含有大量的塵埃、病原微生物等有害物質，在霧氣中鍛鍊，人的呼吸隨運動量的增多而加速、加深後，會將霧氣中大量的有害物質吸入體內，一些霧氣中散佈的致病因素反倒讓鍛鍊成了無形殺手。

(4)鍛鍊後需「冷身」

對應於鍛鍊前的「熱身」，運動過後要注意「冷身」。運動能加速血液的循環，如果不能以一些節奏慢的簡單運動結束，血液不能突發性地自動適應身體的變化，血壓會猛然下降，心臟供血不足，引起昏迷甚至休克死亡。簡單的 5 分鐘左右的慢走，能夠有效地消除疲勞。

二、夏季養生

《黃帝內經》說：夏三月要夜臥早起，無厭於日，使志無怒，使氣得泄，若所愛在外。夏天主

長，萬物茂盛，心氣內應，養生應以養心為主。

247. 夏季養生在於「清」

專家提醒，夏季養生在於「清」。那麼，如何做到這個「清」字呢？這就需要做到以下幾點。

(1) 心情宜清靜

盛夏酷暑蒸灼，人容易悶熱不安和困倦煩躁。所以首先要使自己的心情平靜下來，神清氣和，切忌脾氣火暴，遇事一蹦三跳，因躁生熱，要防止心火內生。保持清淡的心態，則平和寧靜，避免焦慮、緊張等不良情緒影響正常生活，誘發各種疾病。

(2) 飲食宜清淡

炎夏的飲食應以清淡質軟、易於消化為主，少吃高脂厚味及辛辣上火之物。清淡飲食能清熱、防暑、斂汗、補液，還能增進食慾。多吃新鮮瓜果蔬菜，既可滿足所需營養，又可預防中暑。

主食以稀為宜，如綠豆粥、蓮子粥、荷葉粥等。還可適當飲些清涼飲料，如酸梅湯、菊花茶等。但冷飲要適度，不可偏嗜寒涼之品，否則會傷陽而損身。

另外，喝些醋，既能生津開胃，又能抑制殺滅病菌，預防胃腸道疾病。

(3) 遊樂宜清幽

炎夏不可遠途跋涉，應就近尋幽。早晨，曙光初照，空氣清新，可到草木繁茂的園林散步鍛鍊。傍晚，若漫步徜徉於江邊湖畔，那習習的涼風會使你心靜似水，神怡如

夢，洗盡心頭的煩悶，暑熱頓消。

(4) 居室宜清涼

早晚室內氣溫低，應將門窗打開，通風換氣。中午室外氣溫高於室內，宜將門窗緊閉，拉好窗簾。陰涼的環境，會使人心靜神安。

248. 夏季必須防中暑

在炎熱的夏天，外界的氣溫常常會超過人的體溫，如果在這種狀態下勞動，而散熱器官卻不健全的話，身體便會因為感覺太熱而忍受不住，頓時就會覺得頭痛、頭暈、發悶、發熱、兩眼發黑，隨即就會撲倒在地。有這些症狀就表示是中暑了。

中暑可以說是一種很嚴重的疾病，一般來說，必須立刻，送進醫院讓醫生診治，但是在醫生尚未到達之前應該及時施以急救。

一旦發現中暑的病人，應立即想辦法將他移送到陰涼的地方，解開身上的衣服，並且在他的身體皮膚的表面抹上一些涼水或是稀釋酒精，如果他仍能喝水的話，就應當給他一杯淡淡的鹽水。如果病患者的呼吸停止了，就應該立即施以人工呼吸急救法。

預防中暑的方法十分簡單，例如對於居屋，應該儘量使溫度減低，並且保持空氣流通。如需在室外工作或者運動，最好選擇早晨或傍晚，在工作或運動了一段時間後，就應該到陰涼的地方歇息一會兒。烈日下作業或行走，要戴帽子以擋住紫外線過度照射。高溫環境中工作要及時飲

用鹽開水、涼茶水、酸梅湯之類，以補充體液的消耗，還要補充一些具有清熱解暑的食物、水果、飲料，如西瓜、果汁、粥、銀花露等，或備一些藥物，如人丹、十滴水、藿香正氣液等，以防中暑。

總之，為自己身體的健康著想，對天氣的變化，早晚溫差的大小，都應隨時提高警覺，以免自己的健康狀況受損，甚至發生更為嚴重的不幸意外事件。並且，應該保持正常的作息時間，以及儘量避免直接受太陽光照射，隨時維持空氣的流通順暢。這樣，不但可以避免中暑的發生，還可以保持良好的身心健康。

249. 夏季養生要注意防曬

夏季驕陽似火，強烈的紫外線對皮膚會造成傷害。所以，炎炎夏日必須注意防曬。

(1)塗防曬霜

最好把裸露的皮膚全部塗上防曬霜。防曬化妝品一般由吸收或反射紫外線的方式達到防曬目的。

防曬化妝品的包裝上一般都標有防曬係數（SPF），係數越高，效果越好。當白天在戶外活動日曬超過 15 分鐘時，所有類型的皮膚都應選用 SPF15 以上的產品。所謂 SPF15，是指皮膚塗上防曬品後，出現灼傷所需的時間是未採取防護措施的 15 倍。

(2)衣服遮擋

衡量一件衣服是否遮陽，可把衣服放在光源附近，透過衣服的陽光越多，遮擋紫外線的效果就越差。目前，市

場上已有效果極佳的防紫外線服裝。

(3)飲食防範

自由基可破壞細胞中的脫氧核糖核酸，這是導致正常細胞惡化為癌細胞的第一步。由於茶葉中含有一種叫多酚的抗癌物質，能抑制自由基的活性，因此，喝茶可以防癌。維生素 C 和維生素 E 也能幫助抵抗日曬。

(4)呵護嘴唇

夏季嘴唇也需要細心的呵護，白天的高溫使唇部的水分蒸發得很快，更容易受到陽光的傷害，應塗上具有防曬和保濕雙重功效的護唇膏。

(5)避開紫外線最強的時間

避免在上午 10 時到下午 2 時在烈日下曝曬，因為這段時間陽光的紫外線最強，殺傷力也最大。

250. 夏季養生多食「酸」

夏季天氣炎熱讓人們普遍感覺不適，會引起人體代謝、內分泌、體溫調節等一系列功能失調。專家提醒，夏季多吃點酸味食品對健康有利。一般而言，夏季多食酸味食品，有以下 4 個方面的好處。

(1)斂汗祛濕

夏季出汗多而易丟失津液，需適當吃些酸味食物，如番茄、檸檬、草莓、烏梅、葡萄、山楂、鳳梨、芒果、奇異果之類，它們的酸味能斂汗止瀉祛濕，可預防流汗過多而耗氣傷陰，且能生津解渴，健胃消食。

(2)殺菌防病

夏季喜食生冷，用醋調味既可增進食慾，又能夠殺死菜中的細菌，可預防腸道傳染病。

(3)增強胃液殺菌能力

持續高溫下及時補充水分很重要，飲水可維持人體充足的血容量、降低血黏度、排泄毒物、減輕心臟和腎臟負擔。但飲水多了會稀釋胃液，降低胃酸殺菌能力。吃些酸味食品可增加胃液酸度，健脾開胃，幫助殺菌和消化。

(4)利於營養素的吸收

夏天最需全面均衡營養，在高溫環境裏，人體營養物質消耗相當大，除了一日三餐外，還要注意從蔬菜、水果、飲食中額外補充各種維生素，鈣丟失多的人還要補充優質鈣製劑。多吃點酸味水果和食品可以增加和幫助鈣等營養素的吸收。

251. 夏季補鉀很重要

夏季需補鈉，也需補鉀，皆由出汗過多引起。

鉀是人體必需的微量元素，占人體中元素的 0.35％。鉀在人體內參與維持細胞的正常代謝，調節體內酸鹼平衡，對維護動脈血管的正常舒縮功能及保護心臟具有重要作用。鉀是「心臟的保護傘」，還對維持神經和肌肉正常功能起重要作用。

夏天炎熱，人體大量出汗，因而帶走大量鉀元素，造成體內缺鉀。每 100 毫升汗液含鉀 14～22 毫克。假若每天出汗 2500 毫升的話，隨汗液排泄掉的鉀就有 350～550 毫

克。

人體體內缺鉀會對身體健康造成嚴重影響，如會使人四肢酸軟無力，精力和體力下降，熱耐受能力下降；若嚴重缺鉀，易導致體內酸鹼平衡失調，代謝紊亂，心律失常，還可能出現胸悶、心悸、腹脹、噁心等臨床症狀。臨床醫學證明：凡中暑病人均有血鉀濃度下降的現象，長期缺鉀或低血鉀的人，對高溫的熱耐受能力較差，容易發生中暑。在夏日炎炎的季節，一些老年人的血壓無緣無故地升高，其原因之一，是由缺鉀造成的。

夏季因出汗多而流失許多鉀，必須如數補回來才能維護身體健康。補鉀的主要途徑有：

① 多吃含鉀豐富的食物，如瘦肉、芹菜、油菜、香菜、馬鈴薯、番茄、西瓜、棗、梅子、蘋果、桃、蕎麥麵、玉米麵、毛豆、紅薯等。

② 夏季烹調食鹽用低鈉鹽補鉀。低鈉鹽含氯化鉀較多，按國家行業標準，低鈉鹽中氯化鉀含量為 25％左右。

③ 自製含鉀飲料。最簡易的自製含鉀飲料是用低鈉鹽配製淡淡的鹽開水。

252. 夏季養生須防「濕」

我國屬季風氣候，夏季的主要特點是氣溫高、降水多。一般而言，人們在夏季普遍注意防暑降溫，而對較為「隱蔽」的濕度卻關注不夠。其實，夏季較高的濕度對人體健康也有很大的負面影響。

夏季的高濕常常是伴隨著高溫天氣的，表現為「高溫

高濕」、「濕熱交加」，在這種環境中，人體就難以由水分蒸發而保持熱量的平衡，於是就出現體溫調節障礙，常常出現胸悶、心悸、精神不振、全身乏力等症狀。

如高濕是出現在陰雨天氣，人體內的松果腺素就會分泌較多，引起甲狀腺素及腎上腺素濃度相對降低，加之空氣中的負離子數量較少，氣壓較低，人們也會出現無精打采、頭昏腦脹、胸悶氣短等症狀。

此外，夏季如涉水淋雨、久臥濕地或居室潮濕，容易導致下肢潰瘍、濕性腳氣、婦女帶下等病。「濕邪」侵入關節，會導致風濕或類風濕性關節炎，表現為關節疼痛、伸屈不利、肌膚麻木等症狀。「濕邪」侵入脾胃，還會引起腹瀉、尿少、水腫、食慾不振、噁心等病症。

所以，夏季養生除了注意防暑，還要注意防「濕」。

(1)要改善居住環境，避免潮濕

夏季陰雨季節或霧天要少開窗戶，避免濕氣進入。而當室外豔陽高照時，要開窗通風。要經常利用空調的抽濕功能，保證室內空氣濕度不高於 60％。

(2)飲食要清淡，便於消化

要多食用消熱利濕的食物，使得體內濕熱之邪從小便排出，這些食物有綠豆粥、荷葉粥、小紅豆粥等。

(3)要避免外感濕邪

雨天要及時避雨，萬一涉水淋雨，回家後可飲服薑糖水，如有頭重、身熱等症狀，可服用藿香正氣丸等藥物；衣服汗潮後，要及時洗澡更衣；梅雨過後，一定要晾曬衣被，以驅潮消霉。

253. 夏季養生六要

專家提醒，夏季養生要注意 6 要。

(1)清晨要早起

清晨早起，深深呼吸幾口新鮮空氣。吸進空氣中的大量負離子，對人體中樞神經系統有良好的作用，新鮮空氣中的負離子還能促進人體細胞代謝活躍，增強人體抵抗力。

(2)膳食要素淨

夏季胃腸消化力較弱，飲食應以健脾、消暑、化津為主，如多吃些薏米、綠豆、豆腐、鯽魚、西瓜、南瓜和苦瓜等食品，不吃難以消化、過於肥膩及辛辣刺激的食物，以便減輕腸胃的負擔。

(3)瓜果要衛生

新鮮的瓜果，富含水溶性維生素和微量元素，對維持體液的酸鹼度平衡有很大作用。要注意食前洗淨或削去外皮。

(4)冷飲要少吃

各類冷飲，雖可解熱，但不宜多吃，以免引起腸胃失調，冰鎮汽水、雪糕、啤酒等對胃腸黏膜都會產生不良刺激，可使胃腸血液循環減慢，腸蠕動變弱，甚至出現痙攣現象，有消化道疾病的人，尤應注意。

(5)午睡要稍短

夏季晝長夜短，氣溫高，人的消耗也大，容易使人疲勞，加之夜間睡眠不足，因此中午睡上 1 小時，可使大腦和身體各系統都得到放鬆，有利於繼續工作和學習。但午睡時間不宜過長，一般以 1 小時左右為宜。

(6)精神要調養

夏季人們容易心煩易怒，睡眠不佳，甚至與他人發生口角，所以夏季應做到神清氣和，心情愉快，心胸寬廣，精神飽滿，切忌發怒，即所謂「心靜神自安」、「心靜自然涼」，以保持健康，度過炎熱的夏季。

254.夏季吃薑有益健康

薑，既是日常必備調味佳品，又是具有多種功效的良藥，還是極好的保健食物。「冬吃蘿蔔夏吃薑，不勞醫生開藥方」這句民諺形象地說明了薑能養生治病。

夏天吃生薑有益於健康的原因，就在於生薑的多種功能恰好在夏天對人的身體狀態和生活習慣可能引發的疾患有預防和治療作用。

(1)增進食慾、促進消化

夏季天氣炎熱，人的消化液分泌減少，食慾減退，而吃生薑，其中的薑辣素能刺激舌頭上的味覺神經，以刺激胃黏膜的感受器，因此有增進食慾、促進消化的功能。

(2)預防、治療疾病

夏季食品易受病菌污染變質，食之會引起噁心、嘔吐、腹瀉、腹痛病症，而吃生薑，其中所含揮發油（主要成分為薑醇、檸檬醛等）有殺菌解毒的效能，能對疾病起到預防和治療作用。

(3)溫中、散寒、止痛

夏季人們常吃冷食冷飲，如果食之過多，會導致脾胃虛寒，出現腹痛、腹瀉等病症，而吃生薑，則有溫中、散

寒、止痛的作用，可避免上述情況的發生。

(4) 促進血液循環、緩解疼痛

夏季酷暑難熬之時，人們難免要沖涼水澡或吹電風扇、空調，極有可能引起腰肩疼痛，而吃生薑，其中的揮發油可促進血液循環、疏風散寒、舒筋活血，能夠大大緩解疼痛。

(5) 提神醒腦、消夏解暑

夏季悶熱讓人頭暈、頭痛、疲乏、周身不適，而吃生薑則有提神醒腦的作用。我國傳統防暑中成藥——仁丹裏面就有生薑的成分，生薑具有消夏解暑的功效。

255. 夏季養生多吃四類蔬菜

夏日酷熱潮濕，各種疾病易乘虛而入，多吃下列 4 類蔬菜，對人體健康大有好處。

(1) 多吃含水量多的瓜類蔬菜

夏季氣溫高，人體丟失的水分比其他季節要多，需要及時補充水分。冬瓜含水量居眾菜之冠，高達 96%，其次是黃瓜、金瓜、絲瓜、南瓜、苦瓜、西瓜等。這就是說，吃了 500 克的瓜菜，就等於喝了 450 毫升高質量的水。另外，所有瓜類蔬菜都具有高鉀低鈉的特點，有降低血壓、保護血管的作用。

(2) 多吃清熱去濕的涼性蔬菜

夏季對人體影響最重要的因素是暑濕之毒。暑濕侵入人體後會導致毛孔張開，過多出汗，造成氣虛，還會引起脾胃功能失調，食物消化不良。吃些涼性蔬菜，有利於生

津止渴，除濕解暑，清熱瀉火，排毒通便。夏季上市的涼性蔬菜有苦瓜、絲瓜、黃瓜、菜瓜、西瓜、甜瓜、番茄、茄子、芹菜、生菜、蘆筍等。

(3)多吃解火敗毒的苦味蔬菜

科學研究發現，苦味食物中含有氨基酸、維生素、生物鹼、苷類、微量元素等，具有抗菌消炎、解熱去暑、提神醒腦、消除疲勞等多種醫療、保健功能。

現代營養學家認為，苦味食品可促進胃酸的分泌，增加胃酸濃度，從而增加食慾。常見的苦味蔬菜有苦瓜、苦菜、蒲公英、荷葉等。

(4)多吃抗炎殺菌的蔬菜

夏季氣溫高，病菌滋生蔓延快，是疾病尤其是腸道傳染病的多發季節。這時多吃些「殺菌」蔬菜，可預防疾病。這類蔬菜包括大蒜、洋蔥、韭菜、大蔥、香蔥、青蒜、蒜苗等。這些蔥蒜類蔬菜中，含有豐富的植物廣譜殺菌素，對各種球菌、桿菌、真菌、病毒有殺滅和抑制作用。其中，作用最突出的是大蒜。

研究查明，大蒜的有效成分主要是大蒜素。由於大蒜中的蒜酶遇熱會失去活性，為了充分發揮大蒜的殺菌防病功能，最好生食。

256. 盛夏運動養生

夏季進行體育鍛鍊，能保持運動的持續性效果，避免體能的衰退。它還能有效提高人體對高溫的適應能力，促進食慾，提高睡眠質量，增強機體對疾病的抵抗能力。

由於夏季運動會大量出汗，必須及時補充水分，最好是淡鹽水或礦物質飲料，以保持正常的機體代謝平衡。但不宜快速大量飲水，更不能運動後立即進食冷飲。

夏季高溫進行運動要講究科學，做到適時、適量和適地。

(1)適 時

即選擇好一天中合適的鍛鍊時段。為了避免強烈陽光對皮膚和身體的損傷，應該安排在早晚兩頭，儘量避免上午10點後至下午4點之間的戶外運動。

(2)適 量

即調整好運動量。人體在夏季消耗增大，睡眠和食慾下降，體能儲備相對較弱，因此提倡輕鬆運動，時間控制在20～30分鐘左右，強度適當減小，可選擇游泳、散步、慢跑、拳操、非對抗性球類等運動。

(3)適 地

即選擇適當的運動場所。儘量到戶外運動，選擇陰涼通風、環境幽雅的地方。即使在室內運動，也要適當打開門窗，保持空氣流通。

三、秋季養生

秋天主收，萬物收斂，肺氣內應，人體的生理活動也隨自然環境的變化，處於「收」的階段，陰精陽氣都處在收斂內養的狀態，故運動養生也要順應這一原則。

257. 秋季養生應防「秋燥」

　　秋季氣候乾燥，空氣溫度較低，空氣中相對溫度通常在60%以下，甚至30%左右，而人的皮膚、黏膜等所需的相對溫度大約是70%，低於這個數值，人便會感到乾燥，呼吸道黏膜及皮膚水分大量散失，容易產生咽喉乾燥、咽癢、乾咳、嘴唇乾裂、大便乾結等「上火」症狀。這就是中醫所說的「秋燥」。「秋燥」是秋季乾燥的氣候因素給人帶來的一種疾病。

　　中醫學將「秋燥」分為溫燥和涼燥。一般以中秋節為界線。中秋節以前，有暑熱的餘氣，天氣晴暖而乾燥時，多出現溫燥；中秋節之後，久晴無雨，氣候寒涼漸重時，多出現涼燥。

　　溫燥，有發熱，輕度怕冷，乾咳無痰，咽喉腫痛，口鼻乾燥，口渴心煩等症狀。

　　涼燥，有怕冷，輕度發熱，頭痛，鼻塞，咽喉發癢或乾痛，咳嗽，口乾唇燥，舌苔薄白而乾等症狀。

　　「秋燥」是一種「上火」的疾病，能夠影響患者的生活、學習、工作。因此，應該採取積極的預防措施。

　　秋季防「燥」，是秋季養生的重要一環，其簡單而有效的防秋燥措施如下。

　　① 注意飲食營養，多吃有利於養陰清燥的食物，如新鮮綠葉蔬菜、黃瓜、橙子、胡蘿蔔等。還可多吃有防燥作用的粥，如山藥大棗粥、栗子粥、梨粥、胡蘿蔔粥、玉米粥⋯⋯

　　② 加強鍛鍊，以增加體質，提高肺的生理功能及身體

耐受能力。

③ 保持科學的生活規律,早睡早起,按時作息,避免熬夜,定時定量進餐,不要為趕時間放棄一頓,也不為一席佳餚而暴飲暴食。

④ 營造溫度適宜的小環境。如在室內養些花草,經常灑水,以調節空氣溫度。

⑤ 保持平和的心態,避免情緒受到刺激而「上火」。

⑥ 不宜多吃辛辣食物、喝酒、抽菸,應注意保持口腔衛生,經常漱口,多喝水。

258.「秋凍」的養生之道

「秋凍」是古今養生學說都十分強調的養生之道。其核心是「秋不忙添衣」,即秋天氣候轉涼之後,不要一下穿得太多、捂得太嚴,就是晚秋也要有意識地讓身體略微「凍一凍」。

從社會發展的角度來說,「秋凍」已不限於「不忙添衣」,還應進行耐寒健身鍛鍊,增加適應寒冷氣候的能力,如在逆風中進行健身走路,接受冷空氣的空氣浴,提升鼻黏膜及皮膚的耐寒能力,加強肺臟的通氣、換氣功能;用冷水洗臉、擦鼻子,或者將臉浸入冷水中;如果身體條件允許的話,可洗冷水浴(用水溫在 $19\sim21°C$ 的冷水洗澡、擦身)。

「秋凍」在保養身體上有兩大突出的功效:一是順應了秋天陰精內蓄、陽氣內收的特點;二是使身體逐漸適應寒冷的氣候環境,增強禦寒耐受力,因而對由於寒冷而引

發的疾病有明顯的預防作用。

值得注意的是，「秋凍」僅僅是略微凍一凍，千萬不可凍過了頭，並且始終不要讓肚臍和後背凍著。如果凍過了頭，不僅不能給身體帶來好處，還會引發許多疾病，如傷風感冒、關節炎、氣管炎、消化道疾病等。

還要注意的是，並非人人皆宜「秋凍」，對身患哮喘、高血壓、冠心病的人就不宜「秋凍」，對患過心肌梗塞、腦中風的人更不宜「秋凍」。相反，應該及時增添衣服，盡可能保暖一些，以應付秋天變化多端的溫差、風速、大氣壓等氣候因素對身體的負面影響。

259. 秋季飲食養生

秋季養生必須注意飲食調養。以下是專家為我們提供的早秋、中秋、晚秋的飲食調養之道。

(1)早　秋

早秋的飲食，重點在於補償夏季體能和營養素的過度耗損，增加蛋白質攝入量，多吃些瘦肉、大豆及大豆製品等；多吃蔬菜，如花菜、芹菜、茄子、甜椒、紅薯、南瓜、苦瓜、香菇、海帶等；多吃水果，如甜瓜、西瓜、杏、奇異果、芒果、蘋果、山楂、葡萄、檸檬等；補充維生素，如維生素 B_1、維生素 B_2、維生素 C 等；補充礦物質，如鈉、鉀、鈣、鎂、鐵、磷等；還應多食醋，醋對增進食慾、幫助消化有良好的作用；少食油膩、燒烤食物。

(2)中　秋

中秋的飲食，宜多吃養陰、潤燥、止渴的食物，如芝

麻、蜂蜜、銀耳、百合、大棗等。中醫養生學認為，秋天處於陽消陰長的過渡階段，人體生理活動也隨之改變，側重陰精內收，以保護好體內陰精為秋季養生的重點。

在飲食上要多吃養陰清熱，潤燥止渴的食物，如芝麻、蜂蜜等，具有良好的養陰潤燥功效。還應該多酸少辛，多喝開水、淡茶水，以收養肝養血的功效。中秋的飲食原則，也是整個秋天的飲食原則。

(3)晚　秋

晚秋的飲食，要為越冬做好營養儲備。晚秋時節，人體體內精氣開始封藏，是飲食進補的最佳時機。應以膏粱厚味為宜，為身體積蓄些脂肪，以備抵禦嚴冬的寒冷，因為脂肪能夠防止熱量擴散，起保溫作用。按民間習俗，每年農曆八月十五，人們有品嘗鴨子美味的食俗，以突出補氣肥體之效。除了鴨子外，還有鵝、雞、兔、鱔以及牛羊肉均為晚秋菜餚可選之食物。

260.秋季當心三種疾病

秋季為「多事之秋」，夏末入秋的季節交替之時，一些疾病特別容易復發。專家提醒，夏秋之交應特別注意預防以下幾種疾病：

(1)腹　瀉

秋季為腹瀉的高發季節。研究表明，秋季腹瀉大多數是病毒污染所致，與一般飲食不潔引起的腸炎不同。經過炎夏的消耗，入秋後，人體的消化功能逐漸下降，腸道抗病能力也減弱，稍有不慎，就可能發生腹瀉。

　　預防秋季腹瀉主要是防止著涼，尤其是要防止疲勞後著涼，因為疲勞使身體免疫力下降，病毒容易乘虛而入。此類病人除了注意保暖之外，還應當進行體育鍛鍊，改善胃腸道的血液循環，減少發病機會，注意膳食合理，少吃多餐，定時定量，戒菸限酒，以增強胃腸的適應力。秋後也要格外注意飲食衛生，養成良好的衛生習慣。

　　(2)呼吸道疾病

　　秋季氣候多變，往往讓人不易適應，病毒乘虛而入，使人致病，其中最為常見的是呼吸道疾病。

　　秋季應加強鍛鍊抵抗呼吸道疾病。當然，鍛鍊要量力而行，老年人可以進行散步、打太極拳等活動。此外，還可以在夏秋季節用涼水洗臉，循序漸進地增加抗寒能力，減少支氣管炎、慢性氣管炎、風濕病等慢性病發作。同時早晚冷的時候也要注意增減衣服，以免受涼。

　　在飲食上，忌食油膩的食物，要戒菸，因為吸菸是引發慢性阻塞性肺部疾患的重要因素。

　　(3)感　冒

　　初秋時節，氣溫日差較大，這是秋季感冒的主要誘因。平時，我們的鼻腔、口腔黏膜周圍，都附著許多各種各樣的細菌，只因為身體有正常的抵抗力，它們無機可乘，故不能危害身體。可是當我們著涼時，身體的抵抗力大大下降，病菌病毒便乘機長驅直入，侵犯人的身體，從而導致感冒等疾病。

　　預防秋季感冒，在起居方面要有所注意。夜晚入睡時，一定要蓋上被子抵禦夜涼侵襲。另外，在感冒流行季節，房間的空氣要流通並服一些抗病毒的藥物。

當發生感冒時，既不必驚慌，也不可不當回事。應多休息、多飲白開水、多吃易消化的食物，症狀嚴重時，可在醫生指導下服用一些藥物，以改善症狀，減輕痛苦。

261. 秋季護胃五法

入秋以後，氣候漸涼，是胃病的多發與復發季節。中國醫學認為，胃腸道對寒冷的刺激非常敏感，如果防護不當，不注意飲食和生活規律，就會引發胃腸道疾病而出現反酸、腹脹、腹瀉、腹痛等症，或使原來的胃病加重。

那麼，秋季該如何護胃呢？以下就是秋季護胃 5 法。

(1) 保暖護養

秋涼之後，晝夜溫差變化大，患有慢性胃炎的人，要特別注意胃部的保暖，適時增添衣服，夜晚睡覺蓋好被褥，以防腹部著涼而引發胃痛或加重舊病。另外，胃病患者「秋凍」要適度，不要勉強挨凍而凍出病來。

(2) 飲食調養

胃病患者的秋季飲食應以溫、軟、淡、素、鮮為宜，做到定時定量，少食多餐，使胃中經常有食物和胃酸進行中和，從而防止侵蝕胃黏膜和潰瘍面而加重病情。

(3) 忌口保養

胃病患者要注意忌口，不吃過冷、過燙、過硬、過辣、過黏的食物，更忌暴飲暴食，戒菸禁酒。

另外，服藥時應注意服用方法，最好飯後服用，以防刺激胃黏膜而導致病情惡化。

(4) 平心靜養

專家認為，胃病、十二指腸潰瘍等症的發生與發展，與人的情緒、心態密切相關。因此，要講究心理衛生，保持精神愉快和情緒穩定。

避免緊張、焦慮、惱怒等不良情緒的刺激。同時，注意勞逸結合，防止過度疲勞而使胃病復發。

(5) 運動健養

腸胃病人要結合自己的身體狀況，加強適度的運動鍛鍊，提高機體抗病能力，減少疾病的復發，促進身心健康。

262. 秋季要護好肺

夏去秋來，一年之中，節氣的更替反映出氣候的變化，與人體健康息息相關。

秋天，夏季酷熱暑濕之氣漸去，氣溫漸涼，正如諺語：「白露秋分夜，一夜涼一夜。」此時，由於晝夜溫差大，空氣中濕度銳減，因此，出現秋涼乾燥的氣候。為此，中醫認為，秋季養生重在調養肺氣，肺的呼吸功能是否健全，直接影響著全身之氣的生成，由肺部呼吸，吐故納新，保障了人體新陳代謝的正常運行，若肺有病變，則會造成呼吸急促、胸悶、咳喘等症狀。

護肺飲食以「清淡」為宜：可適當多飲些白開水、淡茶、豆漿、牛奶等飲料；可多吃些蘿蔔、番茄、豆製品、銀耳、柿子、香蕉等。

同時應保持精神愉快，防止葉落悲秋的傷感，不急不躁，早睡早起，以順應陽氣的舒長，使肺氣賴以舒展；不

可終日足不出戶、入夜蒙頭而睡，要養成打開門窗而居，露頭睡眠的習慣，保持居室內空氣流通，不在室內吸菸，以減少呼吸道感染的機會。

263. 秋季護膚養顏

秋季，風大灰塵多，空氣十分乾燥。此時，人們暴露在外的面部皮膚有一種緊繃感。這是由於皮膚水分蒸發加快，皮膚角質層水分缺少的緣故。如果皮膚缺水嚴重，則會乾裂，有礙美容。所以，秋天的皮膚護理特別重要。

(1) 要選擇合適的護膚品

選擇護膚品的原則有二：一是根據皮膚屬性，二是根據時間和氣候。在秋季要選用不含酒精成分的化妝水、滋潤而不油膩的日霜及晚霜、有漂白效果的軟性面膜等。

(2) 要注意日常的皮膚護理

白天的護理：堅持每天做兩次面部清潔，還要使用護膚霜補充適當的油分和水分，讓皮膚潔淨與滋潤。外出時，如果陽光強烈就要用有防曬作用的日霜。

晚上的護理：潔膚一定要徹底，先用溫水和洗面乳徹底清潔面部，再用不含酒精的化妝水進一步潔膚及補充水分；然後在面部均勻地抹滲透性強的晚霜，並適當地熱敷，讓其營養滲透到皮膚深層中去。

(3) 每週做一次全套的皮膚護理

除了每日護膚外，每週還應做一次面部的全套皮膚護理，包括潔面、蒸氣美容、面部按摩及用軟性面膜敷面。這樣既能令面部的污垢及死皮得到進一步清除，又能令皮

膚的血液循環加速，並使皮膚從面膜和護膚霜中獲得水分及營養成分，使皮膚光潔柔軟、健康地度過乾燥的秋天。

(4)要注意飲食調養

宜多喝開水、豆漿、牛奶等飲料；多吃新鮮的蔬菜、水果、魚、瘦肉。儘量戒除菸、酒、咖啡、濃茶及煎炸食品。多吃些芝麻、核桃、蜂蜜、銀耳、梨等防燥滋陰食物，亦能較好地滋潤肌膚，美容養顏。

264. 秋季緩「秋乏」妙法

由夏入秋，這中間有一個生理適應交替過程。即人體在夏季大量出汗、食慾不振、睡眠相對不足，因而體能及營養素消耗過多，形成「夏耗」的生理「負債」現象。而入秋之後，氣候轉涼，出汗減少、食慾增加、睡眠相對充足，有了給「夏耗」以補的生理性休整條件，其表現為睡了還想睡，醒來懶洋洋，提不起精神，這種休整性狀態就是「秋乏」。

從積極意義上講，「秋乏」是人體補償「夏耗」體能及營養素過度消耗的保護性反應，是氣候由熱轉涼的正常生理現象。

從消極方面講，「秋乏」會使人體免疫力有所下降，有使人罹患傷風感冒以及呼吸系統和消化系統疾病的可能性有所增加。

對待「秋乏」的正確的態度是，順應由熱轉涼時期的生理適應性的交替過程。

首先要加強營養，用秋季的膳食去補償「夏耗」。即

增加蛋白質的攝入量；多吃些蔬菜水果，以補充維生素、礦物質、食物纖維素；多吃些防燥潤肺的食物，如芝麻、核桃、蜂蜜等。

其次，充分注意勞逸結合，保證足夠的睡眠時間，早睡早起，規律生活。早睡以順應「陽氣之收」，早起以使肺氣得到舒展。

最後，積極主動地進行體育鍛鍊，增加身體適應能力，讓生理性休整在運動中順利完成，並為迎接嚴冬的到來做好準備。

265. 秋季養生三法

秋季養生，除要注意飲食調養、適度增減衣物、護膚養顏外，還要注意以下 3 點：

(1) 居室通風

秋季氣候乾燥，容易導致口乾咽燥、便秘等症，所以要注意保持室內的溫度和濕度。室內可以養些花草，勤灑水，以調節室內濕度。夜間睡覺要關好門窗，入睡後腹部要蓋一些衣被，以防腹部受涼，誘發感冒、腹瀉。不過，秋季也要注意室內通風。

由於秋季氣溫下降，不少家庭關門閉窗以保室內溫度，這樣做可能使室內污染嚴重，造成上呼吸道疾患以及頭痛、頭暈、鼻竇不適、畏光、流涕、噁心和胸悶等症狀。因此，天涼也要多開窗通氣，保持室內空氣清新。不要在居室內吸菸，以減少污染，防止呼吸道疾病的發生。廚房最好安裝排風扇或抽油煙機，使油煙及時排出室外。

(2)心境平和

秋季氣溫變化不定,冷暖交替,給人的生理、心理帶來一定影響,尤其是萬物開始蕭條,人們情感容易悲傷,如再遇上不順心的事,極易誘發消沈的心緒。因此,人們的情緒通常不太穩定,心情煩躁。

研究發現,秋冬季節也是抑鬱症和精神分裂等症易高發的季節。所以,要注意精神調養,培養樂觀情緒,保持內心寧靜。在日常生活中,必須注意心理上的調適,正確把握自己,學會自行解脫,保持心情舒暢。可與親朋好友到戶外參加如郊遊、登高賞景等有意義的活動,也可參與一些有趣的體育活動,以豐富生活的內容。

(3)調攝房事

對房事而言,秋季要有所收斂,房事應有所減少。總之,秋燥當令,房事應有所收斂,以養神氣。

266. 秋季運動宜與忌

秋天是人們戶外活動、鍛鍊的黃金季節。做操、打拳、散步、跑步等適量的體育鍛鍊,對人體健康大有益處。適當增強鍛鍊可以適應氣溫的變化,增強抗病能力。以下就是秋季運動的宜與忌。

秋季運動4宜:

(1)宜做好準備

秋季氣溫開始降低,人體關節的活動幅度減小,韌帶的伸展度降低,神經系統對肌肉的指揮能力也會有所下降,鍛鍊前如果不做好充分的準備活動,會造成關節韌帶

拉傷、肌肉拉傷等。

(2) 宜循序漸進

有的人覺得運動量大身體才能鍛鍊好，抵抗力才能增強，其實不然，運動跟吃飯睡覺一樣，都是適度才好。運動量過大或過小都對健康沒有好處，只有適當的運動才能起到健身防病的作用。

不運動身體容易變胖，體內各個器官的機能都會下降，直接引起身體的抵抗力和應激能力降低，導致各種疾病；運動過度則會大量消耗體力而得不到恢復，日子久了反而積勞成疾。

(3) 宜選擇合適的運動項目

人們可以根據自己身體的狀況，選擇一些適合自己的戶外活動，身體好的可以選擇爬山、釣魚、郊遊等活動，而身體較差的則可以選擇一些活動量較小的項目，如戶外散步、打太極拳、氣功等。

不同年齡層次的人，可選擇不同的鍛鍊項目，如青年人可以打球、爬山、游泳等，年老體弱者則可以打拳、慢跑、散步、做操等。

(4) 宜補水

秋季雨水少，氣候乾燥，運動前後要多喝些水，注意補充體內水分以保持上呼吸道黏膜的正常分泌，提高口鼻黏膜的防禦機能，促進周身血液循環。如果運動過程中流汗過多，還應該注意喝些淡鹽水，以補充體內鈉的流失。當然，一次補水不能過多，應少量多次。

秋季運動2忌：

(1)忌穿單衣

秋季和夏季不同，清晨的氣溫已經開始有些低了，鍛鍊時一般出汗較多，稍不注意就有受涼感冒的危險。所以，千萬不能一起床就穿著單衣到戶外去活動，而是要給身體一個適應的時間。

出去鍛鍊時應該多穿件寬鬆、舒適的外套，等準備活動做完或鍛鍊一會兒身體發熱後，再脫下外衣，免得室內外溫差太大，身體不適應而著涼感冒。

(2)忌在馬路邊鍛鍊

秋天在林陰大道上慢跑，呼吸清新的空氣有利於人體健康。但是如今城市中，馬路上車水馬龍，不少人為了省事，就在馬路邊慢跑來鍛鍊，其實這是很不利健康的。因為秋季氣候乾燥，灰土容易飛揚起來，使空氣受到污染。運動時肺活量增加，在馬路邊跑步會吸入更多的灰塵和汽車排出的有害氣體，無形中增加了對身體的損害。

所以，鍛鍊最好選擇在公園等安靜又乾淨的地方進行，而不宜在馬路邊慢跑。

四、冬季養生

冬天，大地收藏，萬物皆伏，腎氣內應而主藏，人體的陰陽消長代謝也處於相對緩慢的水準，所以，冬季養生要著眼於藏，即要保持精神的安靜。此外，就是要防止冬季性失調症。

267. 冬季養生在於「藏」

冬三月由於人體陽氣閉藏後，人體新陳代謝相應就較低，因而要依靠生命的原動力──「腎」來發揮作用，以保證生命活動適應自然界變化。

冬季時節，腎臟機能正常，則可調節機體適應嚴冬的變化，否則，即會使新陳代謝失調而產生疾病。因此，冬季養生很重要的一點是「養腎防寒」，以下幾點是貫徹這一原則的要點。

(1)精神調養

除了重視保持精神上的安靜以外，在神藏於內時還要學會及時調攝不良情緒，當處於緊張、激動、焦慮、抑鬱等狀態時，應儘快恢復心理平靜。同時，在冬季還要防止季節性情感失調症的發生。

所謂季節性情感失調症，是指一些人在冬季易發生情緒抑鬱、懶散嗜睡、昏昏沈沈等現象，並且年復一年地出現。這種現象多見於青年，尤其是女性。預防的方法是多曬太陽以延長光照時間，這是調養情緒的天然療法。

(2)飲食調養

冬季飲食養生的基本原則應該是以「藏熱量」為主，因此，冬季宜多食的食物有羊肉、鵝肉、鴨肉、蘿蔔、核桃、栗子、白薯等。同時，還要遵循「少食鹹，多食苦」的原則：冬季為腎經旺盛之時，而腎主鹹，心主苦，當鹹味吃多了，就會使本來就偏亢的腎水更亢，從而使心陽的力量減弱。所以，應多食些苦味的食物，以助心陽。冬季飲食切忌黏硬、生冷食物，因為此類食物屬「飲」，易使

脾胃之陽氣受損。

(3) 起居保健

《黃帝內經》裏指出：「早臥晚起，以待日光。」意思是，冬天要早睡、晚起，起床的時間最好在太陽出來後為宜。冬季起居養生應注意以下幾點：

首先，穿衣要講「衣服氣候」，指衣服裏層與皮膚間的溫度應始終保持在 32～33℃，這種理想的「衣服氣候」，可緩衝外界寒冷氣候對人體的侵襲；

其次，要注重雙腳的保暖，由於腳離心臟最遠，血液供應少且慢，因此腳的皮溫最低，中醫認為，足部受寒，勢必影響內臟，可引致腹瀉、月經不調、陽痿等病症；

第三，冬季定時開窗換氣有利於身體健康。

(4) 鍛鍊強身

俗話說：「冬天動一動，少生一場病；冬天懶一懶，多喝藥一碗。」事實證明，冬季多參與室外活動，使身體受到適當的寒冷刺激，可使心臟跳動加快，呼吸加深，體內新陳代謝加強，身體產生的熱量增加，有益健康。

268. 冬季護膚秘訣

冬季要特別注意皮膚保養，以下就是冬季皮膚保養的秘訣。

(1) 科學洗浴

冬季洗浴有 4 忌：忌太勤、忌水過燙、忌揉搓過重、忌香皂鹼性太強，否則，極易破壞皮膚表層原本不多的皮脂，讓皮膚更為乾燥，因而也更易發癢、皸裂。洗浴後可

擦些甘草油、止癢霜、潤膚膏等，以保持皮膚濕潤，防止皮膚表層乾燥、脫落。

(2)保溫防寒

冬季氣溫低，皮膚裸露部位極易凍傷，如手部、頭部、頸部等。其他如腳部也易受凍，因而應注意這些部位的防寒保溫，即可圍圍巾，戴手套、耳套，穿棉鞋等，還可用摩擦雙手和耳朵來保暖，適時鍛鍊。忌穿潮濕的衣服、鞋襪，同時，手臉洗後要揩乾後才可外出。

(3)穿著宜柔和

冬寒穿衣較多，如不注意穿著，更易感覺皮膚瘙癢。這是由於身體與衣服、衣服與衣服間不斷發生摩擦產生靜電，靜電刺激皮膚所致。

因而，冬季應盡可能地選用純棉、真絲之類不易產生靜電的衣物做內衣、內褲、襯衫等。同時還要注意衣服搭配，穿了滌綸襯衫就不要再穿腈綸（有機化合物一類，通式 R-CN）毛衣，裏面穿了合成纖維的衣服，外面就不宜再穿絕緣性的滌綸外衣，以防止產生靜電為宜。

(4)進行皮膚鍛鍊

加強皮膚的鍛鍊，增強皮膚的適應能力，以適應寒冷的環境。可進行冷水浴、空氣浴、日光浴、按摩等，或者堅持洗冷水臉，冷水擦身。

(5)注重食物保健

當人體缺乏維生素 A 時，皮膚會變得乾燥，有鱗屑出現，甚至使皮膚出現棘狀丘疹，因而冬季宜多吃些富含維 A 的食物，如豬肝、禽蛋、魚肝油等。還可常吃芝麻、黃豆、花生等食物，它們含有不飽和脂肪酸，如亞油酸等。

人體缺乏亞油酸，皮膚會變得乾燥，鱗屑增厚。同時，有的食物，會使原本患有某種皮膚病的人病情加重，如化膿性皮膚病人宜少吃甜食、酒類等，辣椒、蔥、蒜、酒、濃茶可使患瘙癢性神經功能障礙性皮膚病的人癢的症狀加劇，海帶、麵食可使患疱疹性皮炎病的人發生碘過敏。

269. 冬季戴帽勝過穿襖

冬天，很多人身上穿得很多，卻不注意頭部的保暖，這很不科學，俗話說：「冬季戴帽，勝過穿襖。」這是有一定道理的。

不戴帽子會破壞人體的熱量平衡，試驗結果表明，氣溫5℃時處於靜止狀態而不戴帽子的人，從頭部散發的熱量，為人整體產生熱量的1/3；在0℃時，為1/2；0℃以下時，為3/4。這說明氣溫越低，從頭部散發的熱量越大。

不戴帽子還會增加「熱債」量，在熱生理學中，把散熱量多於產熱量稱為「熱債」。一般來說，在「熱債」不大於25千卡時，人體基本維持舒適狀態；達到80千卡時，人體就會有不舒服的冷感；當「熱債」達到150千卡時，人體便會出現激烈的寒戰。

所以，冬天防寒最好是戴帽子，這對於兒童和老年人來說尤其重要，哪怕是薄薄的一頂帽子，對全身性保暖都會有裨益。

由於製帽材料的物理性能（導熱性、吸濕性、透氣性和保溫性）以及帽子的造型，對維護身體的熱平衡均有影響，因此選購帽子時，宜選擇透氣性、保暖性強的棉帽和

皮帽等。帽子的造型以戴上後能包住前額，又能護住耳朵的形狀為好。

270.冬季保健三法

以下保健 3 法，是養生專家公認的冬季養生秘訣。

(1)溫水刷牙

醫學專家對牙齒生態的調查顯示，人的牙齒在 35～36.5℃的口腔溫度下能進行正常的新陳代謝。若經常給牙齒以驟冷驟熱的刺激，長久會引起牙髓出血和痙攣，甚至導致牙周炎、牙齦炎等病症。因此用 35℃左右的溫水含漱，不僅有利牙齒健康，還利於清除齒縫內的食物殘渣和細菌，達到護牙潔齒、減少口腔疾病的目的。

(2)冷水洗臉

冬季，面部皮膚由於氣溫低的刺激，毛細血管呈收縮狀態。用熱水洗臉，當時會感覺溫暖，一旦熱量散失，毛細血管又恢復原狀，這樣一漲一縮，易使面部皮膚產生皺紋。而晨起用冷水洗臉，頓時就有頭清眼明的感覺。

冷水的刺激既能改善面部血液循環，又可增強皮膚彈性。其冬令保健作用還在於：增強機體禦寒能力，預防感冒、鼻炎，對神經衰弱的神經性頭痛者亦有益。當然，冷水溫度不能太低，以略高於 10℃為宜。

(3)熱水泡腳

睡前用 55～70℃的熱水泡腳，既解乏，又有助於睡眠。人體的足部穴位很多，在熱水的浸泡下，舒筋活絡，加速血液循環，起到防病治病的作用。

271. 冬季須保四暖

冬季氣候寒冷，人們容易受寒邪侵襲，尤其以頭、腹、背、腳為首要。因此，專家提醒，冬季必須保 4 暖。

(1)頭　暖

頭部暴露受寒冷刺激，血管會收縮，頭部肌肉會緊張，易引起頭痛、感冒，甚至會造成胃腸不適等。

(2)腹　暖

老話常說，冬季裏戴個圍脖好比多穿件衣服，腹部受寒之後，易折傷體內陽氣，從而引發心臟病的發作。此外，還可以誘發胃腸病的發生，所以，腹部保暖也是不容忽視的環節。

(3)背　暖

寒冷的刺激可由背部的穴位影響局部肌肉或傳入內臟，危害健康。除了引起腰酸背痛外，背部受涼還可通過頸椎、腰椎影響上下肢肌肉及關節、內臟，促發各種不適。

(4)腳　暖

寒從腳下起，腳離心臟最遠，血液供應慢而少，皮下脂肪層較薄，保暖性較差，一旦受寒，會反射性地引起呼吸道黏膜毛細血管收縮，使抗病能力下降，導致上呼吸道感染，因此，腳部保暖必須重視。

272. 冬季宜多曬太陽

俗話說：「不常曬太陽，疾病找上門。」陽光是一切生物和人類生存必不可少的，特別是冬季更是如此。

有的人到了冬季，情緒低落，容易疲倦，這與冬季太陽的照射隨地球角度變化，光照強度及時間減少，以及冷暖交替，特別是陰天較多，有很大的關係。

醫學研究表明，在人的大腦底部，有個叫松果體的腺體，對光線非常敏感，它的神經纖維與眼睛聯繫，在陽光強度增強時腺體抑制，松果腺體分泌減少，反之，在陽光強度減弱時，松果腺體興奮，其激素分泌增加。

國外科學家做過一個實驗而驗證了這一點，用黑布蒙住老鼠眼睛，使它看不見光，7 小時後，分析老鼠血液，結果老鼠松果激素增加了 3 倍。

科學家研究指出，松果腺體分泌的激素，有調節人體其他激素含量的機能，松果激素分泌多，則腎上腺素和甲狀腺素分泌減少，血中濃度降低。

而腎上腺素和甲狀腺素是喚起人體細胞積極工作的一種激素，在其含量相對減少時，細胞就會處於抑制狀態，因而整個人體機能也就處於抑制狀態，情緒低落，感覺疲憊，精神不振。

當我們知道這個道理以後，就不必單純依賴看大夫和買高檔補品了。冬季多曬曬太陽，加上生活有規律，按時作息，上述症狀便會緩解。

273. 冬季飲食養生

在嚴寒的冬季，禦寒是平安越冬的第一大事，辦法之一是常吃能夠禦寒的食物，讓身體自身增加禦寒能力。常見的禦寒食物如下。

羊肉：性熱味甘，含有豐富的脂肪、蛋白質、鈣、磷、鐵等營養素。羊肉有暖中補虛、開胃健脾、益腎養肝、禦寒祛濕之功效。羊肉是冬季禦寒和進補的佳品。

牛肉：性溫熱，味甘。具有健脾胃、益氣血、強筋骨、消積滯等功效，對腰膝酸軟、筋骨不健有很好的食療作用，冬季多吃牛肉有助於禦寒。

豬五花肉：豬五花肉含脂肪 37.3%，蛋白質 9.5%。脂肪和蛋白質都是冬季進補所必需的營養素，它們能夠提供禦寒的熱能。脂肪還能攜帶或幫助吸收脂溶性維生素 A、維生素 D、維生素 E、維生素 K。總之，豬五花肉的脂肪和蛋白質含量比接近人體內產熱的比例，表明豬五花肉是冬季保養品之一。

生薑：性微溫，味辛，有溫肺暖胃的作用。薑含薑辣素，能夠刺激中樞神經反射，引起血管擴張和中樞神經興奮，促進血液循環，使周身產生溫熱感，起祛風散寒的作用。

蔥白：性溫，味辛。蔥白含揮發油，具有發汗、解表、消腫等功效，對風寒感冒有顯著的預防和治療作用。蔥白和羊肉配菜，是冬季滋補禦寒的一道佳餚。

大蒜：性溫，味辛辣，具有消炎、殺菌、利尿、降壓、祛痰等功效。冬季多吃大蒜有很好的進補保健作用。大蒜能夠降脂抗凝，因此能防止腦血栓的形成，能預防心肌梗塞。總之，大蒜是溫熱性食物，是冬季進補的最普通最經濟的食物。

蘿蔔：冬吃蘿蔔，對身體大有益處。首先是蘿蔔能夠提供豐富的維生素 C、鈣、磷、鐵。維生素 C 具有保護血

管和改善血液循環的作用，是冬季人體最需要的維生素之一。其次蘿蔔含有豐富的食物纖維素和芥子油，這些成分都能夠促進腸道蠕動，有助於大便排泄。最後，蘿蔔中的芥子油能夠促進脂肪在人體內的新陳代謝。

胡蘿蔔：以富含胡蘿蔔素為特徵。胡蘿蔔素在人體內能夠轉化為維生素 A，有明目養神，防治呼吸道感染等作用。胡蘿蔔具有暖下部除寒等功效，是冬季應該多多食用的集「果、蔬、藥」於一身的食物。

274. 冬季多喝湯有益健康

冬季常喝熱氣騰騰的湯，既暖身又進補，還補水。湯，具有良好的保健養生作用，任何一種熱湯都有解除鼻塞的作用。宜多烹用的湯如下。

(1) 蘿蔔羊肉湯

羊肉是禦寒佳品，蘿蔔是冬季保健性食物，具有抗感冒的功能，由它們配成湯菜是冬季頗有助陽和祛寒抗感冒等作用的一道好湯。

(2) 海帶湯

海帶含有豐富的碘元素，碘有助於甲狀腺素的合成，具有產熱效應，能減輕寒冷感。海帶可禦寒。

(3) 鮮魚湯

鮮魚湯中含有豐富的具有抗炎作用的特殊脂肪酸，可預防和抑制呼吸道炎症，並能防止哮喘發作，尤其對兒童和老年人哮喘的防治有很好的作用。

(4)雞　湯

雞湯尤其是母雞湯，可加快咽喉及支氣管黏膜的血液循環，增強黏膜分泌功能，及時清除呼吸道黏膜上的細菌和病毒，可緩解咳嗽、咽乾、喉痛等症狀，對感冒、哮喘等疾病有治療作用、特別有利於老弱、病者過冬。雞湯還可以增加身體的熱量，補充營養，提高人體免疫力，是冬季最理想的湯菜。

(5)骨頭湯

經常喝骨頭（豬、牛、羊的骨頭）湯，可以補充身體需要的類黏朊、骨膠原、鈣、磷等營養素，能夠增強骨髓造血功能，增強抵抗力，有利於平安過冬。

275.冬季應定時開窗換氣

冬臨大地，寒氣襲人。有些人為了保證室內溫暖，不注意打開門窗換氣。一些居住在鄉村的居民，為了取暖、做飯兩不誤，更是把煤爐也請進了臥室，一邊做飯、一邊取暖，看似生活氣息挺濃，其實有損身體健康。

人可三日不吃飯，卻不可一刻無空氣。空氣，看不見，摸不著，卻是生活中不可或缺的必備之品。為維持正常的生命活動，人體日夜不停地與外界進行著氣體交換，吸入氧氣，呼出二氧化碳。因此，長期關閉門窗，不注意引進室外新鮮空氣，用不了多久居室內有限的空間就會被汗液蒸發、廢氣排放甚至油煙飯味兒等攪得一塌糊塗。

冬季是許多傳染性疾病的多發季節，流感、肺炎、腮腺炎等疾病的病原體，大都寄生於人體的呼吸道黏膜上。

在人們咳嗽、打噴嚏、大聲說笑時，這些細菌、病毒就會趁勢飄浮到空氣中。因此，如果房間內有人染病，則其他人在頻頻吸入帶有病原體的空氣後，很容易受到傳染。

所以，從科學衛生的角度來講，即便天氣寒冷，也應該定時開窗換氣，以使室內保持空氣新鮮。這一點，對於一般家庭如此，對於集中的辦公室、長期使用的會議室也尤為重要。

當然，對於那些自然通風條件較差的房間，甚至不具備自然通風條件的房間（如地下室等），開窗換氣有一定困難，這時，不妨安裝排風扇或吸氣扇「人工換氣」，新鮮空氣的迎面撲來使你的生活更加絢麗多彩。

276. 冬季鍛鍊三注意

冬季鍛鍊，可以增強身體對低溫的適應能力，增強抵抗力，使身體保持健康。但是，冬季鍛鍊要注意以下 3 點。

(1)注意熱身運動

氣候寒冷，人體各器官系統保護性收縮，肌肉、肌腱和韌帶的彈力和伸展性降低，肌肉的黏滯性增強，關節活動範圍減小，再加上空氣濕度較小，所以使人感到乾渴煩躁，感到身體發僵，不易舒展。如果不做熱身運動就鍛鍊，往往會造成肌肉拉傷、關節扭傷。所以在冬季進行健身鍛鍊時，首先要做好充分的熱身運動。

(2)注意保暖

冬季進行健身運動，開始要多穿些衣物，穿著衣物要輕軟，不能過緊；熱身後，就要脫去一些厚衣服。鍛鍊

後，如果出汗多應當把汗及時擦乾，換去出汗的運動服裝、鞋襪，同時穿衣戴帽，防止熱量散失。

另外，在室外進行健身鍛鍊更要注意保暖，鍛鍊完後身體發熱較多，總想涼快一下，但切不可站在風大的地方吹風，而應儘快回到室內，擦乾汗水，換上乾淨衣服。

(3)注意鍛鍊方法

由於冬季寒冷，身體的脂肪含量較其他季節有所增長，體重和體圍相應增加，這雖然對瘦人增重長胖有益處，但肌肉輪廓、線條和力度的發展不夠理想。

因此，冬季健身要提高鍛鍊的強度和力度，增加動作的組數和次數，同時增加有氧鍛鍊的內容，相應延長鍛鍊時間，用以改善機能，發展專項素質，消耗體脂，防止脂肪過多堆積。

另外，注意鍛鍊間隙要適當短一些，尤其在室外應避免長時間站立於冷空氣中。如果間隙時間過長，體溫下降，易使肌肉從興奮狀態疲憊下來，黏滯性增大，這樣不但影響鍛鍊效果，而且再進行下組練習時容易受傷。

五、生活方式健康度自測

1 你對明天上班所需要的東西是這樣準備的：（ ）。
  A. 當天晚上準備好
  B. 家中所有的東西都放得井井有條，隨時即可拿取
  C. 每天早上要花很多時間去找
2 如果你打算明天早點起床，你是這樣做的：（ ）。

A. 預先上好鬧鐘

B. 請家人喊醒

C. 自己相信到時能醒來

3 你早上醒來後總是：（ ）。

A. 從容起床，做些輕微鍛鍊，再著手從事要做的事情

B. 立刻跳下床開始工作

C. 估計時間還來得及，在被窩裏再「舒服一會」

4 你的早餐是這樣安排的：（ ）。

A. 有稀有乾，細嚼慢嚥

B. 不管冷熱乾稀，吃幾口就走

C. 因時間來不及，下頓再補

5 你動身上班的時間是這樣掌握的：（ ）。

A. 提前一點時間到達

B. 不快不慢準時到達

C. 慌慌張張，有時遲到

6 不管任務多重，工作多忙，你和同事們也能開開玩笑，說說笑話：（ ）。

A. 有時如此

B.每天如此

C.很少這樣

7 你如果和朋友、同事對某一問題的認識出現分歧，你打算這樣解決：（ ）。

A. 你認為沒必要爭論而免開尊口

B. 表明自己觀點，但不再爭論

C. 堅持己見，爭論不休

8 你的業餘時間和節假日是這樣度過的：（ ）。

A. 事先有安排，例如買好電影票、戲票或會朋友等

B. 事先無打算，憑即興想法度過

C. A、B 兼有

9　你每天晚上就寢的時間是：（　　）。

A. 把事情做完之後

B. 大體在同一時間

C. 憑自己興趣

10　你對文體活動的態度是：（　　）。

A. 只是以一個旁觀者身份參加

B. 只要有可能，從不放過

C. 不感興趣，從不沾邊

11　假如自己和身體出現不適時：（　　）。

A. 自己隨便找些藥服用

B. 趕緊看醫生，瞭解病情並得到及時治療

C. 不當一回事兒，等挺不住才去看醫生

12　接待來訪客人、會見朋友對你來說意味著：（　　）。

A. 浪費時間

B. 增進瞭解，活躍生活

C. 增加不快和煩惱

評分及說明：

選擇 A 者得 3 分，選擇 B 者得 1 分，選擇 C 者得 5 分。你的總分累積為　　　　　　。

12～22 分：生活方式健康。你能科學地安排生活，這對你從事工作、學習都會產生積極影響。

23～46 分：生活方式接近健康。但在生活緊張、情緒不佳時會出現手忙腳亂的情況，要想使自己的精力能更好地適應高效率的工作，還應對生活方式做些調整。

47～60 分：生活方式不健康。你應儘早糾正不良的生活習

慣，使自己幸福快樂。

六、慢性病知識自測

1 什麼是慢性病？（　　）
　A. 症狀嚴重的疾病
　B. 持續時間長或者經常復發的疾病
　C. 致命的疾病

2 哪種慢性病最常見？（　　）
　A. 痛風 B.高血壓 C.糖尿病

3 過敏症與不耐受某種食物的主要區別是什麼？（　　）
　A. 基本相同，但過敏症較嚴重
　B. 不耐某種食物可治癒，但過敏症根本無法治癒
　C. 過敏症患者血液中有一種與正常人不同的抗體

4 哪一項關於痤瘡的敘述是正確的？（　　）
　A. 吃巧克力和油膩的食物會使病情惡化
　B. 可用抗生素來治療
　C. 只有青少年才會患痤瘡

5 高血壓患者會出現什麼症狀？（　　）
　A. 臉色發紅和煩躁易怒
　B. 疲倦和肌肉痙攣
　C.沒有特別的症狀

6 潰瘍患者應避免什麼？（　　）
　A. 吸菸
　B. 辛辣食物
　C. 酸性食物

7　哪一項關於哮喘的敘述是正確的？（　　）

　　A. 運動不會對哮喘患者構成危險

　　B. 鄉村的空氣對哮喘患者較有益

　　C. 除非必要，哮喘患者不應使用霧化吸入劑

8　如膽固醇過高，注意哪一項最重要？（　　）

　　A. 不要使自己過度疲勞

　　B. 少吃奶酪、黃油和肥肉

　　C. 少吃高膽固醇的食物，如蝦和肝

9　哪種藥物可防止冠心病猝發？（　　）

　　A. 抗生素

　　B. 鎮靜劑

　　C. 阿司匹林

　　評分及說明：

　　以上每題選對一題得1分，所有題累積得分為。

1（B）　2（B）　3（C）　4（B）　5（C）　6（A）

7（A）　8（B）　　（9）C

　　8～9分：對慢性病非常瞭解，懂得如何防治。

　　5～7分：掌握知識較多，但仍須繼續努力。

　　4分及以下：慢性病知識欠缺，應多瞭解。

附錄：食物營養成分表

食物/100克	能量/卡	蛋白質/克	糖類/克	脂肪/克	水分/克	纖維/克	VA/微克	胡蘿蔔素/微克	鉀/毫克	鈉/毫克	鈣/毫克	鐵/毫克	鋅/毫克	銅/毫克
白菜	15	1.5	1.6	0.3	94.5	1.1	0	1680	178	73.5	90	1.9	0.51	0.08
白帶魚	127	17.7	3.1	4.9	73.3	0	29	0	280	150.1	28	1.2	0.7	0.08
白瓜子	574	36	3.8	46.1	4.1	4.1	0	0	672	15.8	37	6.5	7.12	1.44
白砂糖	400	0	99.9	0	0	0	0	0	5	0.4	20	0.6	0.06	0.04
百合	162	3.2	37.1	0.1	56.7	1.7	0	0	510	6.7	11	1	0.5	0.24
百頁	260	24.5	4.5	16	52	1	0	30	94	20.6	313	6.4	2.52	0.46
板栗	185	4.2	40.5	0.7	52	1.7	0	190	442	13.9	17	1.1	0.57	0.4
鯧魚	135	18.3	1.2	6.3	73.1	0	28	0	215	41.1	89	0.7	0.89	0.07
蠶豆	326	25.3	55.4	0.4	9.9	6.5	0	30	439	2.3	137	19.2	1.9	1.27
標準粉	344	11.2	71.5	1.5	12.7	2.1	0	0	190	3.1	31	3.5	1.64	0.42
冰棒	47	0.8	10.5	0.2	88.3	0	0	0	0	20.4	31	0.9	0	0.02
冰淇淋	126	2.4	17.3	5.3	74.4	0	48	0	125	54.2	126	0.5	0.37	0.02
冰糖	397	0	99.3	0	0.6	0	0	0	1	2.7	23	1.4	0.21	0.03
餅乾	572	10.8	42.9	39.7	5.5	0.3	0	0	99	113.5	0	1.9	0.73	0.23
菠菜	24	2.6	1.8	0.3	91.2	1.7	0	2920	311	85.2	66	29	0.85	0.1
菠蘿	41	0.5	9.5	0.1	88.4	1.3	0	200	113	0.8	12	0.6	0.14	0.07
薄荷	208	6.8	36.5	3.9	9.6	31.1	0	700	135	17.5	0	4.3	1.64	2.08
菜花（脫水）	286	6.5	63.6	0.6	9.8	13.2	0	0	554	264.3	185	6.4	2.15	0.79
菜子油（特級）	899	0	0	99.9	0.1	0	0	0	2.4	7	9	3.7	0.54	0.18
蠶豆	104	8.8	16.4	0.4	70.2	3.1	0	310	391	4	16	3.5	1.37	0.39
草菇	23	2.7	2.7	0.2	92.3	1.6	0	0	179	73	17	1.3	0.6	0.4

食物/100克	能量/卡	蛋白質/克	糖類/克	脂肪/克	水分/克	纖維/克	VA/微克	胡蘿蔔素/微克	鉀/毫克	鈉/毫克	鈣/毫克	鐵/毫克	鋅/毫克	銅/毫克
草莓	30	1	6	0.2	91.3	1.1	0	30	131	4.2	18	1.8	0.14	0.04
草莓醬	269	0.8	66.1	0.2	32.5	0.2	0	0	52	8.7	44	2.1	0.5	0.09
草蝦(塘水蝦)	112	16.6	0	5.2	77.3	0	11	0	312	46	38	0.8	0.87	0.05
草魚	112	16.6	0	5.2	77.3	0	11	0	312	46	38	0.8	0.87	0.05
茶水	0	0.1	0	0	99.8	0	0	0	6	3.9	2	0.1	0.03	0.01
茶葉(紅茶)	294	26.7	44.4	1.1	7.3	14.8	0	3870	1934	13.6	378	28.1	3.97	2.56
茶葉(花茶)	281	27.1	40.4	1.2	7.4	17.7	0	5310	1643	8	454	17.8	3.98	2.08
茶葉(綠茶)	296	34.2	34.7	2.3	7.5	15.6	0	5800	1661	28.2	325	14.4	4.34	1.74
茄子	19	1	3.5	0.1	93.1	1.9	0	180	136	6.4	55	0.4	0.16	0.07
長生果	298	12.1	5.2	25.4	48.3	7.7	0	10	390	3.7	8	3.4	1.79	0.68
腸(午餐腸)	261	2.9	24.9	16.6	52.4	0	65	0	102	552.8	2	4.7	2.24	0.25
炒肝	96	2.8	3.3	8	84.8	0	150	0	27	259.6	22	2.9	0.56	0.03
橙	47	0.8	10.5	0.2	87.4	0.6	0	160	159	1.2	20	0.4	0.14	0.03
臭豆腐	130	11.6	3.1	7.9	66.4	0.8	0	120	96	2016.3	75	6.9	0.96	0.16
臭乾	99	10.2	4.1	4.6	77.9	0.4	0	0	136	33.8	720	4.2	0.98	0.31
茼	31	2.1	4.9	0.3	90.6	0	0	0	351	262.1	17	6	1.25	0.04
大蔥(鮮)	30	1.7	5.2	0.3	91	1.3	0	60	144	4.8	29	0.7	0.4	0.08
大豆(黃豆)	359	35.1	18.6	16	10.2	15.5	0	220	1503	2.2	191	8.2	3.34	1.35
大黃魚	96	17.7	0.8	2.5	77.7	0	10	0	260	120.3	53	0.7	0.58	0.04
鯽魚	127	17.7	3.1	4.9	73.3	0	29	0	280	150.1	28	1.2	0.7	0.08
冬菇	211	20	30.1	1.2	12.3	31.6	0	20	464	11.2	83	10.5	8.57	1.03

食物/100 克	能量/千卡	蛋白質/克	糖類/克	脂肪/克	水分/克	纖維/克	VA/微克	胡蘿蔔素/微克	鉀/毫克	鈉/毫克	鈣/毫克	鐵/毫克	鋅/毫克	銅/毫克
冬瓜	11	0.4	1.9	0.2	96.6	0.7	0	80	78	1.8	19	0.2	0.07	0.07
豆腐	81	8.1	3.8	3.7	82.8	0.4	0	0	125	7.2	164	1.9	1.11	0.27
豆腐乾（燻乾）	153	15.8	8.5	6.2	67.5	0.3	0	10	136	232.7	173	3.9	1.8	0.22
豆腐腦	10	1.9	0	0.8	97.8	0	0	0	107	2.8	18	0.9	0.49	0.26
豆腐皮	409	44.6	18.6	17.4	16.5	0.2	0	0	536	9.4	116	30.8	3.81	1.86
豆漿	13	1.8	0	0.7	96.4	1.1	0	90	48	3	10	0.5	0.24	0.07
豆角	30	2.5	4.6	0.2	90	2.1	0	200	207	3.4	29	1.5	0.54	0.15
豆奶	30	2.4	1.8	1.5	94	0	0	0	92	3.2	23	0.6	0.24	5.57
豆油	899	0	0	99.9	0.1	0	0	0	3	4.9	13	2	1.09	0.16
番茄	19	0.9	3.5	0.2	94.4	0.5	0	550	163	5	10	0.4	0.13	0.06
泡麵	472	9.5	60.9	21.1	3.6	0.7	0	0	134	1144	25	4.1	1.06	2.03
海參（鮮）	71	16.5	0.9	0.2	77.1	0	0	0	43	502.9	285	13.2	0.63	0.05
海帶（浸）	14	1.1	2.1	0.1	94.1	0.9	0	310	222	107.6	241	3.3	0.66	0.03
海蝦	79	16.8	1.5	0.6	79.3	0	0	0	228	302.2	146	3	1.44	0.44
核桃（鮮）	327	12.8	1.8	29.9	49.8	4.3	0	30	0	0	0	0	0	0
黑豆	381	36.1	23.3	15.9	9.9	10.2	0	20	1377	3	224	7	4.18	1.56
黑木耳（水發）	21	1.5	3.4	0.2	91.8	2.6	0	0	52	8.5	34	5.5	0.53	0.04
黑芝麻	531	19.1	10	46.1	5.7	14	0	0	358	8.3	780	22.7	6.13	1.77
紅葡萄酒	68	0.1	0	0	0	0	0	0	8	2.6	12	0.2	0.03	0.02
紅麴	99	1.1	23.1	0.2	73.4	1.6	0	750	130	28.5	23	0.5	0.15	0.18
紅糖	389	0.7	96.6	0	1.9	0	0	0	240	18.3	157	2.2	0.35	0.15

食物/100克	能量/卡	蛋白質/克	糖類/克	脂肪/克	水分/克	纖維/克	VA/微克	胡蘿蔔素/微克	鉀/毫克	鈉/毫克	鈣/毫克	鐵/毫克	鋅/毫克	銅/毫克
胡椒粉	357	9.6	74.6	2.2	10.2	2.3	0	60	154	4.9	2	9.1	1.23	0.32
胡蘿蔔(紅)	37	1	7.7	0.2	89.2	1.1	0	4130	190	71.4	32	1	0.15	0.08
胡蘿蔔(黃)	43	1.4	8.9	0.2	87.4	1.3	0	4010	193	25.1	32	0.5	0.22	0.03
花生(炒)	589	21.9	17.3	48	4.1	6.3	0	60	563	34.8	47	1.5	2.03	0.68
花生(生)	298	12.1	5.2	25.4	48.3	7.7	0	10	390	3.7	8	3.4	1.79	0.68
花生醬	594	6.9	22.3	53	0.5	3	0	0	99	2340	67	7.2	2.96	0.45
黃酒(13度)	78	1.2	0	0	0	0	0	0	32	8.7	0	1.1	0.97	0
雞	167	19.3	1.3	9.4	69	0	48	0	251	63.3	9	1.4	1.09	0.07
雞翅	194	17.4	4.6	11.8	65.4	0	68	0	205	50.8	8	1.3	1.12	0.05
雞蛋黃	328	15.2	3.4	28.2	51.5	0	438	0	95	54.9	112	6.5	3.79	0.28
雞肝	121	16.6	2.8	4.8	74.4	0	10414	0	222	92	7	12	2.4	0.32
雞心	172	15.9	0.6	11.8	70.8	0	910	0	220	108.4	54	4.7	1.94	0.27
鯛魚	108	17.1	3.8	2.7	75.4	0	17	0	290	41.2	79	1.3	1.94	0.08
甲魚	118	17.8	2.1	4.3	75	0	139	0	196	96.9	70	2.8	2.31	0.12
煎餅	333	7.6	74.7	0.7	6.8	9.1	0	0	117	85.5	9	7	1.62	0.25
薑	41	1.3	7.6	0.6	87	2.7	0	170	295	14.9	27	1.4	0.34	0.14
豇豆	29	2.9	3.6	0.3	90.3	2.3	0	250	112	2.2	27	0.5	0.54	0.14
茭白	23	1.2	4	0.2	92.2	1.9	0	30	209	5.8	4	0.4	0.33	0.06
韭菜	26	2.4	3.2	0.4	91.8	1.4	0	1410	247	8.1	42	1.6	0.43	0.08
橘	43	0.8	9.7	0.1	88.6	0.5	0	490	128	0.8	24	0.2	0.13	0.11
開口笑	512	8.4	52.2	30	5.3	3.1	0	70	143	68.2	39	4.4	0.52	0.19

續表

食物/100克	能量/卡	蛋白質/克	糖類/克	脂肪/克	水分/克	纖維/克	VA/微克	胡蘿蔔素/微克	鉀/毫克	鈉/毫克	鈣/毫克	鐵/毫克	鋅/毫克	銅/毫克
烤鴨	240	22.4	0.1	16.7	59	0	37	0	142	472.3	25	1.7	1.38	0.1
空心菜	20	2.2	2.2	0.3	92.9	1.4	0	1520	243	94.3	99	2.3	0.39	0.1
空心果	451	6.8	71.8	15.2	5.6	0.2	0	0	40	5.8	114	4.9	0.56	0.13
苦瓜	19	1	3.5	0.1	93.4	1.4	0	100	256	2.5	14	0.7	0.36	0.06
葵花子油	899	0	0	99.9	0.1	0	0	0	1	2.8	2	1	0.11	0
葵花子仁	606	19.1	12.2	53.4	7.8	4.5	0	0	547	50	1	2.9	0.5	0.56
臘肉(熟)	587	13.2	23.6	48.9	10.9	0	0	0	0	0	0	13	0	0
辣醬(麻)	135	5.8	16.4	5.1	52.3	5	0	220	366	3222.5	186	13	1.21	0.26
辣椒(尖,青)	23	1.4	3.7	0.3	91.9	2.1	0	340	209	2.2	15	0.7	0.22	0.11
辣椒粉	203	15.2	14.2	9.5	9.4	43.5	0	18740	1358	100	146	20.7	1.52	0.95
辣椒醬	31	0.8	0.6	2.8	71.2	2.6	0	790	222	8027.6	117	3.8	0.26	0.12
辣油豆瓣醬	184	7.9	24.8	5.9	47.9	2.2	0	0	549	2201.5	66	9.9	1.43	0.28
梨	32	0.4	7.3	0.1	90	2	0	0	97	3.9	11	0	0	0.06
鯉魚	109	17.6	0.5	4.1	76.7	0	25	0	334	53.7	50	1	2.08	0.06
荔枝(鮮)	70	0.9	16.1	0.2	81.9	0.5	0	10	151	1.7	2	0.4	0.17	0.16
栗子(乾)	345	5.3	77.2	1.7	13.4	1.2	0	30	0	8.5	0	1.2	1.32	1.34
蓮子(乾)	344	17.2	64.2	2	9.5	3	0	0	846	5.1	97	3.6	2.78	1.33
鰻魚	102	17.8	0	3.6	77.8	0	20	0	277	57.5	53	1.4	1.17	0.06
煉乳(罐頭)	332	8	55.4	8.7	26.2	0	41	0	309	211.9	242	0.4	1.53	0.04
涼粉(帶調料)	50	0.3	11.2	0.5	87.8	0.1	0	0	0	0	9	0.8	0.21	0
涼瓜	19	1	3.5	0.1	93.4	1.4	0	100	256	2.5	14	0.7	0.36	0.06

食物/100克	能量/卡	蛋白質/克	糖類/克	脂肪/克	水分/克	纖維/克	VA/微克	胡蘿蔔素/微克	鉀/毫克	鈉/毫克	鈣/毫克	鐵/毫克	鋅/毫克	銅/毫克
鰻魚（罐頭）	399	30.7	8.5	26.9	27	0	0	0	480	2310	598	6.1	2.2	9
龍蝦	90	18.9	1	1.1	77.6	0	0	0	257	190	21	1.3	2.79	0.54
蠶蛹	18	1.4	3	0.1	93	1.9	0	100	213	3.1	10	1.4	0.41	0.07
海乾	336	14.5	31.8	16.7	32.4	1.6	0	0	134	40.9	731	3.9	3.61	0.57
海蜇雜	186	24.6	11	4.8	57.5	0	0	0	121	881.4	14	3	2.16	0.13
蟶纓（熱）	186	39	2.3	2.3	51.8	0	0	0	0	0	0	0	0	0
蟶肉（熱）	251	32.3	0	13.5	57.7	0	25	0	114	207.4	13	8.3	4.4	0.29
綠豆麵	330	20.8	60	0.7	9.6	5.8	0	90	1055	3.3	134	8.1	2.68	1.55
綠豆芽	18	2.1	2.1	0.1	94.6	0.8	0	20	68	4.4	9	0.6	0.35	0.1
蘿蔔	20	0.8	4	0.1	93.9	0.6	0	20	178	60	56	0.3	0.13	0.03
落花生	298	12.1	5.2	25.4	48.3	7.7	0	10	390	3.7	8	3.4	1.79	0.68
麻花	524	8.3	51.9	31.5	6	1.5	0	0	213	99.2	26	0	3.06	0.23
麻團	512	8.4	52.2	30	5.3	3.1	0	70	143	68.2	39	4.4	0.52	0.19
麻香糕	401	3.9	88.2	3.6	3.5	0.5	0	0	45	2.5	23	1.2	0.44	0.2
馬鈴薯丁（脫水）	337	5.7	77.4	0.5	11.4	3.3	0	0	267	22.6	39	2.4	0.41	1.31
麥乳精	429	8.5	77	9.7	2	0	113	0	355	177.8	145	4.1	1.56	0.26
鰻魚	181	18.6	2.3	10.8	67.1	0	0	0	207	58.8	42	1.5	1.15	0.18
芒果	32	0.6	7	0.2	90.6	1.3	0	8050	138	2.8	0	0.2	0.09	0.06
毛豆（青豆）	123	13.1	6.5	5	69.6	4	0	130	478	3.9	135	3.5	1.73	0.54
毛核桃（鮮）	174	12	16.3	6.7	57.6	5.4	0	0	0	0	0	0	0	0
奇異果	56	0.8	11.9	0.6	83.4	2.6	0	130	144	10	27	1.2	0.57	1.87

續表

食物/100克	能量/千卡	蛋白質/克	醣類/克	脂肪/克	水分/克	纖維/克	VA/微克	胡蘿蔔素/微克	鉀/毫克	鈉/毫克	鈣/毫克	鐵/毫克	鋅/毫克	銅/毫克
米粉	355	7.4	81.2	0.1	10.7	0.3	0	0	14	16.3	6	3.2	0.8	0.3
米粥(糙米)	46	1.1	9.8	0.3	88.6	0.1	0	0	13	2.8	7	0.1	0.2	0.03
麵包	312	8.3	58.1	5.1	27.4	0.5	0	0	88	230.4	49	2	0.75	0.24
麵條(乾)	355	11	77.5	0.1	10.5	0.2	0	0	100	60.9	8	9.6	1.5	0.04
木瓜	27	0.4	6.2	0.1	92.2	0.8	0	870	18	28	17	0.2	0.25	0.03
奶油	720	2.5	0.7	78.6	18	0	1042	0	2	29.6	1	0.7	0.12	0
南瓜	24	0.4	5.7	0	93	0.5	0	100	182	1.6	12	0.4	0.26	0.08
嫩黃瓜	32	1.7	5.6	0.3	81.3	1.8	0	0	220	3087.1	44	3.1	0.55	0.29
檸檬	35	1.1	4.9	1.2	91	1.3	0	0	209	1.1	101	0.8	0.65	0.14
牛肚	72	14.5	0	1.6	83.4	0	2	0	162	60.6	40	1.8	2.31	0.07
牛肝	139	19.8	6.2	3.9	68.7	0	20220	0	185	45	4	6.6	5.01	1.34
牛肉(肥)	190	18.1	0	13.4	68.1	0	9	0	211	57.4	8	3.2	3.67	0.13
牛肉乾	550	45.6	1.9	40	9.3	0	0	0	510	412.4	43	15.6	7.26	0.29
藕粉	372	0.2	92.9	0	6.4	0.1	0	0	35	10.8	8	41.8	0.15	0.22
排骨(豬)	278	16.7	0.7	23.1	58.1	0	5	0	230	62.6	14	1.4	3.36	0.17
皮蛋	171	14.2	4.5	10.7	68.4	0	215	0	152	542.7	63	3.3	1.48	0.12
枇杷	39	0.8	8.5	0.2	89.3	0.8	0	700	122	4	17	1.1	0.21	0.06
啤酒	36	0.5	0	0	0	0	0	0	117	24.9	0	0	0	0
蘋果	52	0.2	12.3	0.2	85.9	1.2	0	20	119	1.6	4	0.3	0.19	0.06
葡萄	43	0.5	9.9	0.2	88.7	0.4	0	50	104	1.3	5	0.4	0.18	0.09
葡萄乾	341	2.5	81.8	0.4	11.6	1.6	0	0	995	19.1	52	9.1	0.18	0.48

食物/100克	能量/卡	蛋白質/克	糖類/克	脂肪/克	水分/克	纖維/克	VA/微克	胡蘿蔔素/微克	鉀/毫克	鈉/毫克	鈣/毫克	鐵/毫克	鋅/毫克	銅/毫克
蕎麥	324	9.3	66.5	2.3	13	6.5	0	20	401	4.7	47	6.2	3.62	0.56
巧克力	586	4.3	51.9	40.1	1	1.5	0	0	254	111.8	111	1.7	1.02	0.23
人參果	308	1.2	74.5	0.6	20	2.9	0	10	23	222.8	106	4	0.16	0.43
山藥	56	1.9	11.6	0.2	84.8	0.8	0	20	213	18.6	16	0.3	0.27	0.24
鱔魚	89	18	1.2	1.4	78	0	50	0	263	70.2	42	2.5	1.97	0.05
燒餅	326	11.5	47.6	9.9	27.3	2.5	0	0	145	84.1	40	6.9	1.39	0.33
燒麥	238	9.2	25.6	11	51	2.3	0	0	69	0	10	2.1	1.09	0.08
蛇鯛（沙丁魚）	88	19.8	0	1.1	78	0	0	0	136	91.5	184	1.4	0.16	0.02
蛇鯛（沙梭魚）	122	20.8	0.4	4.2	73.5	0	0	0	304	118.4	117	0.3	0.58	0.04
什錦菜	34	2.9	4.6	0.5	78.9	1.6	0	0	399	4092.7	21	4.5	0.74	0.05
柿子椒	22	1	4	0.2	93	1.4	0	340	142	3.3	14	0.8	0.19	0.09
松子仁	698	13.4	2.2	70.6	0.8	10	0	10	502	10.1	78	4.3	4.61	0.95
粟雞絲糖	186	11.2	4.5	13.7	63.5	5.6	0	30	56	0	103	6	1.52	0.22
優酪乳	72	2.5	9.3	2.7	84.7	0	26	0	150	39.8	118	0.4	0.53	0.03
蒜苗（蒜苗）	37	2.1	6.2	0.4	88.9	1.8	0	280	226	5.1	29	1.4	0.46	0.05
桃	48	0.9	10.9	0.1	86.4	1.3	0	20	166	5.7	6	0.8	0.34	0.05
桃仁	429	0.1	22.5	37.6	7.8	28.9	0	0	0	3.3	0	0	0	0
桃酥	481	7.1	64	21.8	5.4	1.1	0	0	90	33.9	48	3.1	0.69	0.27
田雞	93	20.5	0	1.2	79.4	0	7	0	280	11.8	127	1.5	1.15	0.05
脫水馬鈴薯	343	5.2	79.2	0.6	10.1	3.3	0	0	80	21.1	41	3.4	0.39	1.54
脫脂優酪乳	57	3.3	10	0.4	85.5	0	0	0	156	27.7	146	0.1	0.51	0.01

續表

食物/100克	能量/千卡	蛋白質/克	糖類/克	脂肪/克	水分/克	纖維/克	VA/微克	胡羅蔔素/微克	鉀/毫克	鈉/毫克	鈣/毫克	鐵/毫克	鋅/毫克	銅/毫克
瓦罐雞湯	408	1.3	95.2	2.4	0	0	0	0	39	251.4	2	0.3	0	0.01
味精	268	40.1	26.5	0.2	0.2	0	0	0	4	21053	100	1.2	0.31	0.12
倭瓜	22	0.7	4.5	0.1	93.5	0.8	0	890	145	0.8	16	0.4	0.14	0.03
蒿苣	14	1	2.2	0.1	95.5	0.6	0	150	212	36.5	23	0.9	0.33	0.07
五香粉	348	1	68	8	12.4	5.3	0	0	1138	27.2	181	34.4	2.79	1.25
西瓜	25	0.6	5.5	0.1	93.3	0.3	0	450	87	3.2	8	0.3	0.1	0.05
西葫蘆	18	0.8	3.2	0.2	94.9	0.6	0	30	92	5	15	0.3	0.12	0.03
西蘭花	33	4.1	2.7	0.6	90.3	1.6	0	7210	17	18.8	67	1	0.78	0.03
銦米	195	43.7	0	2.6	37.4	0	21	0	550	4891.9	555	11	3.82	2.33
蝦仁	153	30.7	2.5	2.2	42.4	0	19	0	617	5057.7	991	6.7	1.93	1.08
香菜	31	1.8	5	0.4	90.5	1.2	0	1160	272	48.5	101	2.9	0.45	0.21
香腸	68	3.8	13	0.1	79.7	0	0	0	117	183.9	37	2.9	7.79	0.05
香瓜	26	0.4	5.8	0.1	92.9	0.4	0	30	139	8.8	14	0.7	0.09	0.04
香蕉	91	1.4	20.8	0.2	75.8	1.2	0	60	256	0.8	7	0.4	0.18	0.14
香油	898	0	0.2	99.7	0.1	0	0	0	0	1.1	9	2.2	0.17	0.05
小核桃	596	7.9	26.8	50.8	2.2	7.8	0	0	241	430.3	133	5.4	12.59	0.45
小黃魚	99	17.9	0.1	3	77.9	0	19	0	228	103	78	0.9	0.94	0.04
小粳	153	30.7	2.5	2.2	42.4	0	19	0	617	5057.7	991	6.7	1.93	1.08
蟹肉	62	11.6	1.1	1.2	84.4	0	0	0	214	270	231	1.8	2.15	1.33
杏	36	0.9	7.8	0.1	89.4	1.3	0	450	226	2.3	14	0.6	0.2	0.11
杏脯	329	0.8	80.2	0.6	15.3	1.8	0	940	266	213.3	68	4.8	0.56	0.26

食物/100克	能量/千卡	蛋白質/克	糖類/克	脂肪/克	水分/克	纖維/克	VA/微克	胡蘿蔔素/微克	鉀/毫克	鈉/毫克	鈣/毫克	鐵/毫克	鋅/毫克	銅/毫克
杏仁	514	24.7	2.9	44.8	5.6	19.2	0	0	106	7.1	71	1.3	3.64	0.81
杏仁霜	46	0.9	8.1	1.1	89.7	0	0	0	1	9.2	4	0	0.02	0
雪裡紅	24	2	3.1	0.4	91.5	1.6	0	310	281	30.5	230	3.2	0.7	0.08
雞翅	146	16.5	6.3	6.1	70.6	0	14	0	100	53.6	20	2.1	0.74	0
雞蛋	180	12.6	3.1	13	70.3	0	261	0	135	106	62	2.9	1.67	0.11
雞肝	128	14.5	0.5	7.5	76.3	0	1040	0	230	87.2	18	23.1	3.08	1.31
雞舌	245	16.6	0.4	19.7	62.6	0	35	0	44	81.5	13	2.2	0.65	0
鴨心	92	17.9	2.1	1.3	77.8	0	6	0	284	69.2	12	4.3	2.77	0.18
鹽	0	0	0	0	0.1	0	0	0	14	25127.2	22	1	0.24	0.14
燕麥片	367	15	61.6	6.7	9.2	5.3	0	0	214	3.7	186	7	2.59	0.45
羊肝	134	17.9	7.4	3.6	69.7	0	20972	0	241	123	8	7.5	3.45	4.51
羊肉串(熟)	217	18.3	10	11.5	57.4	0	40	0	297	580.8	38	4.2	3.84	0.12
羊舌	225	19.4	4.8	14.2	60.9	0	0	0	0	0	0	0	0	0.47
羊腎	90	16.7	0.1	2.5	79.2	0	152	0	255	195.2	9	5.2	3.58	0.47
洋蔥	39	1.1	8.1	0.2	89.2	0.9	0	20	147	4.4	24	0.6	0.23	0.05
銀鯧	142	18.5	0	7.8	72.8	0	24	0	328	62.5	46	1.1	0.8	0.14
銀耳	200	10	36.9	1.4	14.6	30.4	0	50	1588	82.1	36	4.1	3.03	0.08
櫻桃	46	1.1	9.9	0.2	88	0.3	0	210	232	8	11	0.4	0.23	0.1
油醋	399	7.9	40.4	22.9	24.8	2	0	0	106	572.5	46	2.3	0.97	0.27
油菜	23	1.8	2.7	0.5	92.9	1.1	0	620	210	55.8	108	1.2	0.33	0.06
油茶	94	2.4	19.1	0.9	76.3	0.9	0	0	46	19.6	22	1.1	0.42	0.05

續表

食物/100克	能量/卡	蛋白質/克	糖類/克	脂肪/克	水分/克	纖維/克	VA/微克	胡蘿蔔素/微克	鉀/毫克	鈉/毫克	鈣/毫克	鐵/毫克	鋅/毫克	銅/毫克
油豆腐	244	17	4.3	17.6	58.8	0.6	0	30	158	32.5	147	5.2	2.03	0.3
油豆角	22	2.4	2.3	0.3	92.2	1.6	0	160	240	3.3	69	1.9	0.38	0.61
魷魚	84	17.4	0	1.6	80.4	0	35	0	290	110	44	0.9	2.38	0.45
玉米（鮮）	106	4	19.9	1.2	71.3	2.9	0	0	238	1.1	0	1.1	0.9	0.09
圓白菜	22	1.5	3.6	0.2	93.2	1	0	70	124	27.2	49	0.6	0.25	0.04
棗仁	367	0.8	36.8	24.1	10.6	24.2	0	100	11.8	11.8	81	0.8	4.64	1.28
炸糕	280	6.1	36.1	12.3	43.6	1.2	0	0	143	96.6	24	2.4	0.76	0.1
榨菜	29	2.2	4.4	0.3	75	2.1	0	490	363	4252.6	155	3.9	0.63	0.14
豬肉（肥）	816	2.4	0	90.4	8.8	0	29	0	23	19.5	3	1	0.69	0.05
豬肉（瘦）	143	20.3	1.5	6.2	71	0	44	0	305	57.5	6	3	2.99	0.11
豬心	119	16.6	1.1	5.3	76	0	13	0	260	71.2	12	4.3	1.9	0.37
豬血	55	12.2	0.9	0.3	85.8	0	0	0	56	56	4	8.7	0.28	0.1
竹筍	19	2.6	1.8	0.2	92.8	1.8	0	0	389	0.4	9	0.5	0.33	0.09
紫菜	207	26.4	22.5	1.1	12.7	21.6	0	1370	1796	710.5	264	54.9	2.74	1.68

導引養生功

1 疏筋壯骨功＋VCD

定價350元

2 導引保健功＋VCD

定價350元

3 頤身九段錦＋VCD

定價350元

4 九九還童功＋VCD

定價350元

5 舒心平血功＋VCD
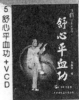
定價350元

6 益氣養肺功＋VCD

定價350元

7 養生太極扇＋VCD

定價350元

8 養生太極棒＋VCD
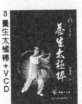
定價350元

9 導引養生形體詩韻＋VCD
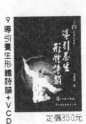
定價350元

10 四十九式經絡動功＋VCD
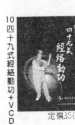
定價350元

張廣德養生著作　每冊定價350元

全系列為彩色圖解附教學光碟

輕鬆學武術

1 二十四式太極拳＋VCD
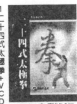
定價250元

2 四十二式太極拳＋VCD
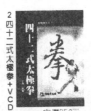
定價250元

3 八十八式太極拳＋VCD
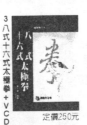
定價250元

4 三十二式太極劍＋VCD
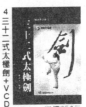
定價250元

5 四十二式太極劍＋VCD
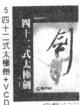
定價250元

6 二十八式木蘭拳＋VCD
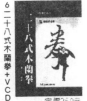
定價250元

7 三十八式木蘭扇＋VCD
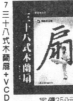
定價250元

8 四十八式太極劍＋VCD
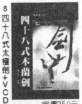
定價250元

彩色圖解太極武術

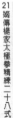

1 太極功夫扇

定價220元

2 武當太極劍

定價220元

3 楊式太極劍 56式

定價220元

4 楊式太極刀

定價220元

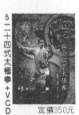

5 二十四式太極拳＋VCD

定價350元

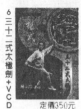

6 三十二式太極劍＋VCD

定價350元

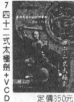

7 四十二式太極劍＋VCD

定價350元

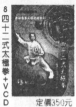

8 四十二式太極拳＋VCD

定價350元

9 楊式十六式太極劍拳

定價350元

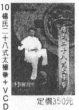

10 楊氏二十八式太極拳＋VCD

定價350元

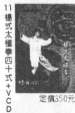

11 楊式太極拳四十式＋VCD

定價350元

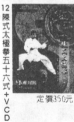

12 陳式太極拳五十六式＋VCD

定價350元

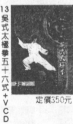

13 吳式太極拳五十六式＋VCD

定價350元

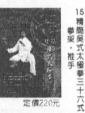

14 精簡陳式太極拳八式十六式

定價220元

15 精簡吳式太極拳架、推手三十六式

定價220元

16 夕陽美功夫扇

定價220元

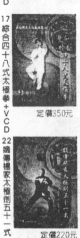

17 綜合四十八式太極拳＋VCD

定價350元

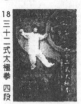

18 三十二式太極拳四段

定價220元

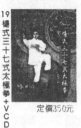

19 楊式三十七式太極拳＋VCD

定價350元

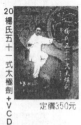

20 楊氏五十一式太極劍＋VCD

定價350元

21 嫡傳楊家太極拳精練二十八式

定價220元

22 嫡傳楊家太極劍五十一式

定價220元

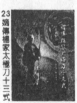

23 嫡傳楊家太極刀十三式

定價220元

養生保健　古今養生保健法 強身健體增加身體免疫力

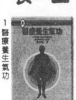

1 醫療養生氣功
定價250元

2 中國氣功圖諧
定價250元

3 少林醫療氣功精粹
定價250元

4 龍形實用氣功
定價220元

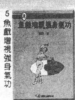

5 童龜增視強身氣功
定價220元

7 道家玄牝氣功
定價200元

8 仙家秘傳祛病功
定價160元

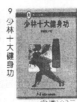

9 少林十大健身功
定價180元

10 中國自控氣功
定價250元

11 醫療防癌氣功
定價250元

12 醫療強身氣功
定價250元

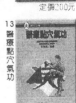

13 醫療點穴氣功
定價250元

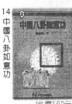

14 中國八卦如意功
定價180元

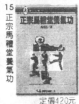

15 正宗馬禮堂養氣功
定價420元

16 秘傳道家筋經內丹功
定價300元

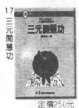

17 三元開慧功
定價250元

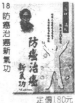

18 防癌治癌新氣功
定價180元

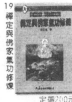

19 禪定與佛家氣功修煉
定價200元

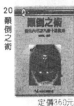

20 顛倒之術
定價360元

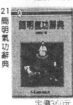

21 簡明氣功辭典
定價360元

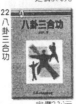

22 八卦三合功
定價230元

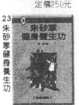

23 朱砂掌健身養生功
定價250元

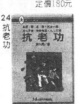

24 抗老功
定價230元

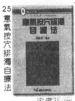

25 意氣按穴排濁自療法
定價250元

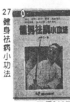

27 健身祛病小功法
定價200元

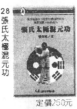

28 張氏太極混元功
定價280元

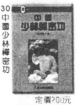

30 中國少林禪密功
定價200元

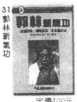

31 郭林新氣功
定價400元

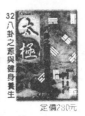

32 八卦之源與健身養生
定價280元

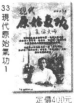

33 現代原始氣功1
定價400元

34 養生開脈太極
定價300元

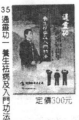

35 通靈功一養生祛病入門功法
定價300元

37 太極內功養生法
定價180元

38 無極養生氣功
定價200元

39 氣的實踐小周天健康法
定價200元

40 達摩易筋經
定價350元

太極跤

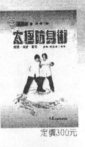
1 太極防身術
定價300元

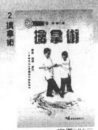
2 擒拿術
定價280元

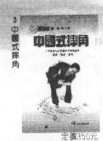
3 中國式摔角
定價350元

簡化太極拳

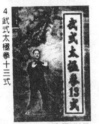
1 陳式太極拳十三式
定價200元

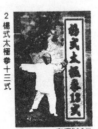
2 楊式太極拳十三式
定價200元

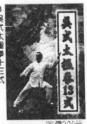
3 吳式太極拳十三式
定價200元

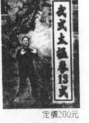
4 武式太極拳十三式
定價200元

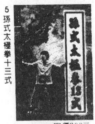
5 孫式太極拳十三式
定價200元

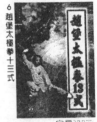
6 趙堡太極拳十三式
定價200元

原地太極拳

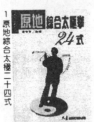
1 原地綜合太極二十四式
定價220元

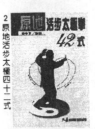
2 原地活步太極四十二式
定價200元

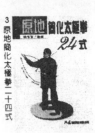
3 原地簡化太極拳二十四式
定價200元

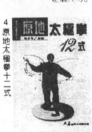
4 原地太極拳十二式
定價200元

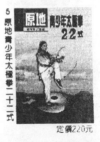
5 原地青少年太極拳二十二式
定價220元

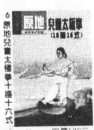
6 原地兒童太極拳十種十六式
定價180元

健康加油站

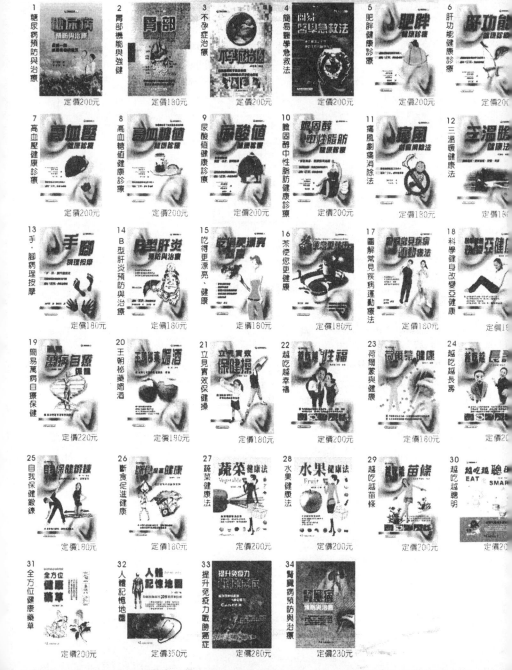

1 糖尿病預防與治療　定價200元
2 胃部機能與強健　定價180元
3 不孕症治療　定價200元
4 簡易醫學急救法　定價200元
5 肥胖健康診療　定價200元
6 肝功能健康診療　定價200元

7 高血壓健康診療　定價200元
8 高血糖值健康診療　定價200元
9 尿酸值健康診療　定價200元
10 膽固醇中性脂肪健康診療　定價200元
11 痛風劇痛消除法　定價180元
12 三溫暖健康法　定價180元

13 手・腳病理按摩　定價180元
14 B型肝炎預防與治療　定價180元
15 吃得更漂亮、健康　定價180元
16 茶使您更健康　定價180元
17 圖解常見疾病運動療法　定價180元
18 科學健身改變亞健康　定價

19 簡易萬病自療保健　定價220元
20 王朝秘藥媚酒　定價190元
21 立見實效保健操　定價180元
22 越吃越幸福　定價200元
23 荷爾蒙與健康　定價180元
24 越吃越長壽　定價

25 自我保健鍛鍊　定價180元
26 斷食促進健康　定價180元
27 蔬菜健康法　定價200元
28 水果健康法　定價200元
29 越吃越苗條　定價200元
30 越吃越聰明　定價

31 全方位健康藥草　定價200元
32 人體記憶地圖　定價350元
33 提升免疫力戰勝癌症　定價280元
34 腎臟病預防與治療　定價230元

國家圖書館出版品預行編目資料

科學養生細節／顧　勇　等編著
——初版，——臺北市，大展，2009〔民98.12〕
面；21公分 ——（健康加油站；37）
ISBN 978-957-468-721-3（平裝）
1.健康法　2.養生
411.1　　　　　　　　　　　　　　98018595

科學養生細節（養生在於細節）

編　　著／顧　勇
責任編輯／郭燕春　蕭志明
發 行 人／蔡森明
出 版 者／大展出版社有限公司
社　　址／台北市北投區（石牌）致遠一路2段12巷1號
電　　話／（02）28236031・28236033・28233123
傳　　眞／（02）28272069
郵政劃撥／01669551
網　　址／www.dah-jaan.com.tw
E - mail／service@dah-jaan.com.tw
登 記 證／局版臺業字第2171號
承 印 者／傳興印刷有限公司
裝　　訂／建鑫裝訂有限公司
排 版 者／弘益電腦排版有限公司
授 權 者／北京化學工業出版社
初版1刷／2009年（民98年）12月

定　價／350元

●本書若有破損、缺頁請寄回本社更換●

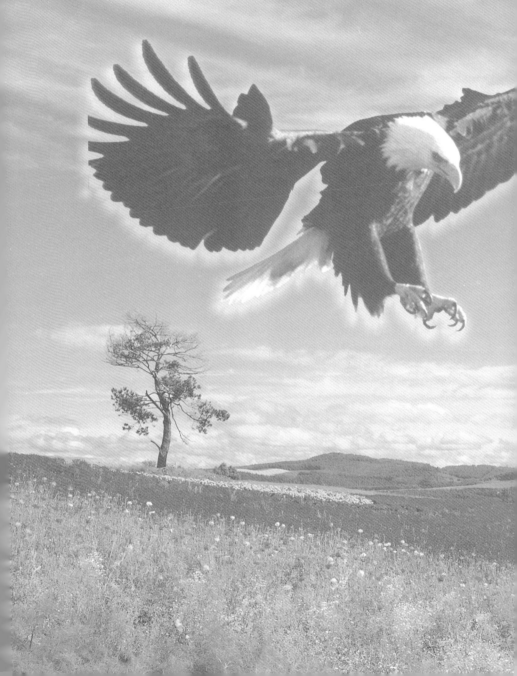

大展好書　好書大展
品嘗好書　冠群可期

大展好書　好書大展
品嘗好書，冠群可期